U0127856

三部六病翼

——学习《伤寒论》

康守义　著

全国百佳图书出版单位
中国中医药出版社
·北　京·

图书在版编目（CIP）数据

三部六病翼：学习《伤寒论》/ 康守义著 . —北京：
中国中医药出版社，2022.11
ISBN 978-7-5132-6734-2

Ⅰ . ①三… Ⅱ . ①康… Ⅲ . ①《伤寒论》—研究
Ⅳ . ① R222.29

中国版本图书馆 CIP 数据核字（2022）第 012371 号

中国中医药出版社出版

北京经济技术开发区科创十三街 31 号院二区 8 号楼
邮政编码　100176
传真　010-64405721
山东临沂新华印刷物流集团有限责任公司印刷
各地新华书店经销

开本 880 × 1230　1/32　印张 14.5　彩插 0.5　字数 337 千字
2022 年 11 月第 1 版　2022 年 11 月第 1 次印刷
书号　ISBN 978 – 7 – 5132 – 6734 – 2

定价　68.00 元
网址　www.cptcm.com

服 务 热 线　010-64405510
购 书 热 线　010-89535836
维 权 打 假　010-64405753

微信服务号　zgzyycbs
微商城网址　https://kdt.im/LIdUGr
官 方 微 博　http://e.weibo.com/cptcm
天猫旗舰店网址　https://zgzyycbs.tmall.com

如有印装质量问题请与本社出版部联系（010-64405510）
版权专有　侵权必究

内容提要

　　三部六病学说创始人刘绍武先生（1907—2004 年）亲传弟子康守义秉承刘老"立纲、归类、正误、补缺"八字诀，遵照"三部六病十二证"框架，重新编排《伤寒论》，并以三部六病理论逐条解读《伤寒论》，本书是三部六病医学流派研究《伤寒论》的重要著作。此外，书中以三部六病理论为指导，划分出急性六病与慢性六病，在刘老"小柴胡协调方"的基础上探索出"桂枝协调方"，并将腹诊作为重要诊断依据纳入诊疗体系，是对三部六病学说的进一步充实。

　　全书分为四篇，第一篇为三部六病概述，第二篇为三部急性六病的证治，以三部六病纲要解读《伤寒论》，此两篇旨在阐发刘绍武先生学术思想。第三篇为三部慢性六病的证治，主要为康守义先生对三部六病诊疗体系的充实，包括对慢性六病的划分、诊断治疗以及补充方剂。第四篇为杂论与病案举例，进一步阐发三部六病医学思想，总结经验，拓展思路。

　　本书为刘绍武、康守义师徒两代人探索三部六病的心血结晶，解伤寒之精微，合现代之原理，将《伤寒论》理法方药之机理系统化、条理化、现代化，读之发人深省、豁然洞明。万两黄金不卖道，十字街头赠知音，望有志岐黄者遇之，珍之，研之……

作者简介

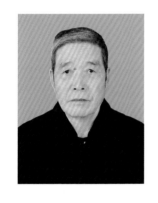

康守义：1948 年生人，山西榆次人。现任中国中医药信息学会三部六病医学分会学术顾问，曾任北京中医药大学三部六病学社校外指导老师、山西省晋中市榆次区中医药学会会长，榆次区首届名中医荣誉获得者。

早年习医，以中为主，兼习西医，虽有医名，但总觉难有质的飞跃，年逾不惑，得遇三部六病学说，大为震撼，随即拜师于三部六病创始人刘绍武先生门下研习三部六病学说和《伤寒论》，理论实践与日俱进。经三十多年临床实践以及对《伤寒论》深入研究，在三部六病理论指导下划分出"急性六病"与"慢性六病"，在刘绍武先生"小柴胡协调方"的基础上探索出"桂枝协调方"，并将腹诊作为重要诊断依据纳入临床诊疗，这些都是对三部六病学说的进一步充实。

曾多次受邀在北京中医药大学做三部六病学术汇报，反应强烈，影响者众。近年来有数十位高等医学院校学士、硕士、博士以及来自全国各地的中医从业人员慕名跟随，学习三部六病诊疗体系。

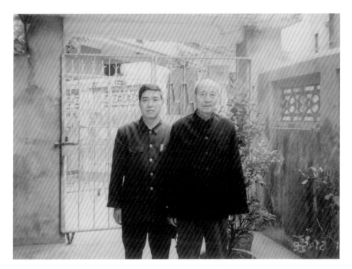

刘绍武先生与弟子康守义（左）合影

　　古往今来，学术是人类集体智慧的结晶，无古今，无中外，无尔我，以是者为是，非者为非，永远以先进代替落后。

——刘绍武

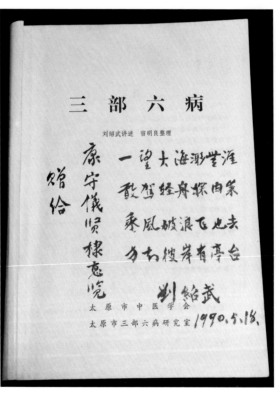

刘绍武先生题赠康守义85版《三部六病》

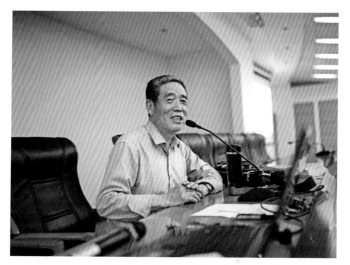

康守义应邀在北京中医药大学作三部六病学术汇报

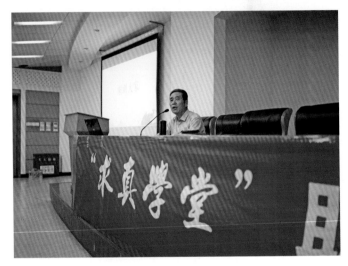

康守义应邀在北京中医药大学作三部六病学术汇报

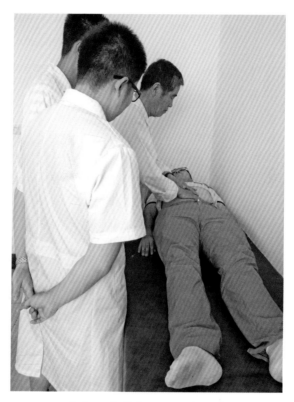

康守义为学生演示腹诊操作

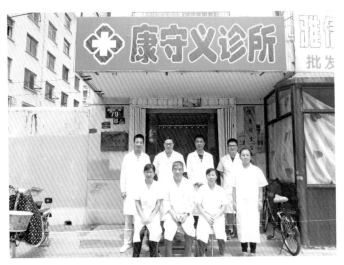

北京中医药大学三部六病学社成员赴榆次跟诊学习

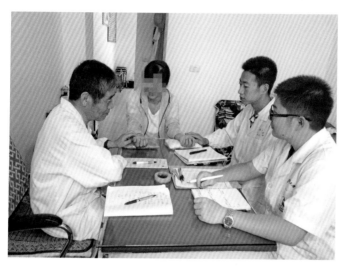

北京中医药大学三部六病学社成员赴榆次跟诊学习

苏　序

　　学术发展史表明，一门学科是在不断适应社会时代的需求中发展的，总是在实践中不断丰富发展已有的理论学说、实践方法，从而获得不断创新与发展，保持其学科理论的先进性与应用价值。

　　"三部六病学说"是当代著名老中医刘绍武先生在学习研究《伤寒论》的基础上，总结提出的以三部六病为核心的中医临床诊疗体系。先生少年学医，一生致力于《伤寒论》的研究，临床善用经方，继承又善创新，通过自己五十多年的学习和临床实践，以历史回顾现实，以东方审视西方，继承了古典精髓，摒弃了传统谬误，创新性地形成了以中为体，兼融中西医学的三部六病医学诊疗体系。该学说于20世纪30年代末期提出，又经临床不断实践、反复研究体会，理论框架于80年代趋于成熟，并在1984年"山西省经典著作学习班"上，先生应邀系统讲述了这一学说。该学说遵《伤寒论》旨意，将人体划分为表、半表半里、里三大部系，根据阴阳不同属性，每部系分别划分出阳性病及其系列阳性证候和阴性病及其系列阴性证候，每部分阴阳，以表、半表半里、里三部辨出六病，即三部六病，形成统括表里内外定位、阴阳寒热定性的临床辨证诊疗体系，为临床学习与应用《伤寒论》理法方药提供了新的思路，体现了刘绍武先生对中医学经典著作的继承与创新。

学说既出，随之在山西中医药界引起广泛影响，之后，拜师学习的弟子门徒众多，遍及省内外，有拜师亲授者，有仰慕私淑者，更有数百余名高等医药院校的学子追随其学说，学习者日益增多，学术影响日渐广泛，时已影响及三代人。近几年随着众多弟子学生的不断学习实践，内容不断丰富与发展，学术理论日益完善，学术体系逐渐成熟，形成了颇具规模的三部六病医学流派。

康守义医师乃先生入门弟子，早年习医，经刘老弟子臧东来医师引荐，投师于刘老门下，随痴迷于三部六病，通过多年的刻苦学习与临床实践，学有成就，终成一方名医。现总结学用先生理论学说之成就，著成《三部六病翼——学习〈伤寒论〉》一书，倾其心得，释己体会，且多有临床真知灼见，如桂枝协调疗法的应用、从气血论述三部生理病理机制的观点，以及对急性六病、慢性六病的划分等，确有羽翼三部六病之临床价值，反映了康医师扎实的专业功底和丰富的临床经验。是以此书既出，当对学习发展三部六病医学体系具有借鉴与启迪之重要影响，亦当丰富《伤寒论》现代研究的成果，故乐之为序。

苏庆民

于中国中医科学院

己丑年气立处暑

自　序

　　我刚步入青年就学习中医，同时也学习西医的一般知识。老师勤教，自己努力，数年间对中医理论有了较全面的了解，并走上了临床。随着认识能力的不断提高和临床实践的深入广泛，尤其在西医理论的参照下，我逐渐觉得中医理论在书本上条理分明，一到实践却如浓雾中观景，模糊不清难做定论，总需摸石过河。特别是对急性外感发热性疾病和一些器质性病变，常常不敢单靠中药。如此二十余年，虽经不懈努力稍有体会，但终难有质的飞跃。年至不惑遂生放弃钻研中医之念。

　　正值彷徨，极幸认识了著名中医刘绍武大夫的优秀弟子臧东来大夫。其随即荐我拜刘老为师，学习刘老创立的中医"三部六病"学说。刚一接触该学说，我即欣喜若狂，犹如漫漫长夜见到了曙光，多年困惑有了冰释之希望。该学说立足中医，中西贯通，辨证治疗规范准确，增强了中医的直观性和现代性。刘老崇高的品德和广博的学识，更令我折服。在品德修养上，总是以最高标准要求自己。如弟子登门求教，他总是平易相待，亲自斟茶，从不让你自斟；求教时，深求深教，浅求浅教，从无厌意，更无鄙意。他的医学知识，中西皆广而深，且相互贯通。特别是对《伤寒论》的研究和应用，其深度和熟度十分惊人。深度难测，熟度可见。全篇398条原文，你一提条文号，他就背诵讲解；你说到内容，他就点明第几条。试问杏林如此者能有几人？他的中医"三部六病"学说就是在深研屡用《伤寒论》的基础上，在易学思想的指导下，结合西医理论创立的。时刘老已退休在家，我频频上门求教。对《伤寒论》的学习，先是随意求教，后从第一条始，逐条学习，凡两次。每逢百思不解之问被刘老数语茅塞顿开时，我便兴奋不已，回家路上总要狂奔几下，以泄兴奋之情。

拜师后的学习和实践，又得益于可敬的臧东来师兄的辅导。臧师兄跟师年深，中医知识非常深广，思路宽广，思维活跃，对"三部六病"学说理解深，应用活。特别是对《伤寒论》的学习和应用，不仅深而熟，且常有独特见解。临床上不仅能轻起沉疴，更能力挽狂澜。他的真诚辅导，使我能较快地学习和应用"三部六病"学说和《伤寒论》。

在刘老的精心教导和臧师兄的真诚辅导下，经数年的努力，我对"三部六病"学说和《伤寒论》的学习与应用，有了很大提高。20世纪90年代初，刘老为进一步研究"三部六病"学说远去海南。此后的岁月里，我与臧师兄仍是相互切磋交流。他每有所悟必教于我，我偶有所得也急报于他。我每有疑问必请教于他，他偶有不决也商榷于我。如此我们渐渐对"三部六病"学说和《伤寒论》的学习与应用，有了较深的体会和认识。

"三部六病"学说是一个伟大的学说，其贯通中西古今，是中医现代化可行的一条路。将其发扬光大是刘老每个弟子的责任和义务。因此我将多年来学习应用的体会和认识整理成册，供同志者参考，为发扬"三部六病"学说尽心尽力。

此册成稿历经数年。此中臧师兄始终关心辅导，刘老的优秀弟子武连生、马文辉、武德卿等大夫从理论和实践上提了很多宝贵意见和建议。在此致以崇高的敬意和衷心的感谢！由于本人知识贫乏，愚钝少悟，加之跟师日浅，故错误和不足在所难免，诚望读者斧正。

康守义

2008 年 10 月

出版说明

《三部六病翼》一书是我的恩师康守义先生几十年临证理论、实践、经验的全面总结，该书基本反映了三部六病学说的理法方药以及核心学术观，是了解、学习三部六病诊疗体系不可或缺的著作。屈指算来，这本书出版已将近13年，原来印刷的书业已售罄，近年随着三部六病学说影响力的逐渐扩大，甚至到了一书难求的地步，因此很有必要再版。

从大二开始，我便接触了三部六病理论，随着了解逐步深入，我越发觉得三部六病是一个充满魅力的学说，从此我放弃了其他流派开始专攻三部六病，经过几年的刻苦学习，我基本掌握了三部六病的"协调疗法"。正当我自满意得的时候，新的困惑随之而来，刘绍武先生的三部六病学说源于《伤寒论》，自诩已经学会了三部六病的时候我还是看不懂《伤寒论》，我很疑惑为什么见不到用三部六病学术观点解读《伤寒论》的著作，这个疑惑在我心头萦绕了很久。

也许是机缘巧合，偶然间发现了《三部六病翼》这本书，光看书名我就有一种预感——终于找到了期盼已久的东西。一拿到书我就迫不及待地浏览一遍，那种寻觅许久终于如愿以偿的喜悦自不待言，拜读完我马上就去山西拜访了康守义老师，很快就拜师于康师门下正式走上了用三部六病思维学习《伤寒论》的道路。回想起来，拜师后的这几年是我学习中医突飞猛进的阶段，许久的困惑经老师稍微点拨便能豁然开朗。自此以后，但凡有空闲，我就去山西跟随老师学习三部六病和《伤寒论》，几经寒暑，甘之如饴。

康老师曾完整地向刘绍武先生学习过《伤寒论》，这些学习心得和实践总结都完整地保留在了《三部六病翼》这本书中，透过这本书可以窥探刘绍武先生对《伤寒论》的思考与理解，真正体现了三部六病思维对人体生理、病理以及中药证治原理的基本认识。如果对《伤寒论》学术史有一定了解的话，可以发现刘绍武先生继承和总结了历代《伤寒论》研究最精华的认识，然后总结、归纳在三部六病思辨框架内，这些在《三部六病翼》中都有很好的体现，也是该书最为宝贵的地方。除此之外，《三部六病翼》也有康老师在临床中自己的思考与发现，如康老师明确划分了急性三部六病与慢性三部六病，在刘老小柴胡协调方的基础上补充了桂枝协调方，并将腹诊作为重要诊断依据纳入临床诊疗中，对《伤寒论》的理解和应用也有许多独到见解，这些理论与实践都是对三部六病诊疗体系的进一步充实。

三部六病是一个开放体系，发展永不止步，随着实践的深入就需要不断创新，这也是刘老的殷切期盼："我已经这么大年纪了，要抓住机会把我摸索出来的这条路介绍给大家，重点是让大家听了三部六病学说以后自己去创新，希望可以通过这条路给大家带来一个更广阔的思路。"［《刘绍武三部六病讲座（录音版）》第32页］尽管康老师在书中提出的一些理论与思路有待于进一步验证，但这确实是新的思考、新的认识，已是难能可贵。

2019年10月25日，在全国中医药大会上，国家领导人对中医药工作做出了"传承精华，守正创新"的重要指示。三部六病学说将近半个世纪的探索，继承了传统医学的精华，又不断吸收借鉴西医学的内容，在符合中国传统哲学又符合唯物辩证法的基础上，试图融会贯通，在临证实践中不断创新和发展，这完全符合国家当今对中医学发展的期望。纵观世界医学史，三部六病学说是对东西方医学的全面思考与总结，是中医思维方法的革新，也是中医传统诊疗范式的一次进步，这在医学史上具有里程碑式的意义。

在这次再版修订中，我们根据读者反馈以及临床新的体会，对书中某些内容进行了修正和补充。如在三部划分的依据这一节，将"以胚胎学的特点划分"改为"以功能划分"，强调了功能的重要性；对于急性六病中表寒证的代表方，将原来的"葛根汤"易为"当归四逆汤"，因为当归四逆汤更能准确代表表寒证用方；对有些条文的解释做了适当修改，如第324条；这次还增补了一些康老师新近探索出的有效方剂，如治疗膝关节积液的二防二术汤、治疗带状疱疹的葛皮五苓汤等。为了帮助读者有效掌握和理解书中的内容，这次修订时特意增加了图表。最后，我们将书名更定为《三部六病翼——学习〈伤寒论〉》。我相信，随着这次修订与再版，一定会为读者朋友带来更多的收获。

在书中，康守义老师以朴素的风格，通俗的语言，将三部六病的理论、实践和经验切实地呈现在读者面前。字字出于临床，句句源于实践，这是本书的最大特点。读者朋友如能反复研读，深刻理解三部六病的思维方法，领悟《伤寒论》的证治原理，必将对临床能力的提升大有裨益。

新书付梓在即，首先感谢康守义老师，康老师毫无保留地将自己的所学和临证所得奉献出来，这是造福千万家的事情，无论是对后学者的启迪，还是对三部六病学说的继承和发扬，都有深远意义。其次感谢中国中医科学院、中国中医药信息学会三部六病医学分会会长苏庆民研究员，苏老师对这本书的再版给予了大力关注与支持。也感谢我的同门毛苏维、王艳和谭天阳，我们共同负责了这本书的修订，他们在修订中付出了很多努力。最后感谢中国中医药出版社的朱江、朱丽颖编辑，他们对该书的修订、校对以及付梓全程做了大量工作。

在修订本书的时候，老师叮嘱我写一个再版说明，我诚惶诚恐，与其说是再版说明，倒不如说是分享我的学习心得。三部六病学说是一个新生事物，代表着中医学新的发展方向，传承和发扬三部六病是一个伟大的事业，愿与各位同道共勉。

因我们能力有限，修订中肯定存在不少失误和遗漏之处，敬请读者朋友批评指正。

李盼飞

于中国科学院

2022 年 3 月 20 日

目 录

第一篇 三部六病概述

第一篇

三部六病概述

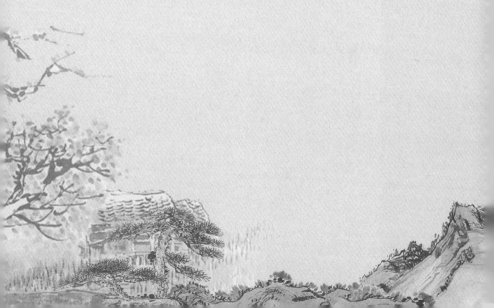

第一章 绪 言

　　中医学是我国劳动人民在几千年的历史长河中与疾病做斗争的经验积累与总结。它的内容很广，有养生、预防、治疗等各方面的医疗卫生理论与实践。就治疗方面有用药物、针灸、推拿、按摩以及精神暗示等多种方法的理论与实践。中医学以它独特的优点为中华民族的繁衍和昌盛做出了伟大的贡献，堪称祖国文化宝库中的一颗灿烂明珠。

　　中医学一开始就以哲学为指导，以朴素的辩证唯物论为方法论，注重宏观调控，强调整体协调，能够全面地、辩证地、发展地、动态地看问题。在认识上把人体融于大自然且与大自然成为一体，人是大自然的一分子，从而揭示了大自然时间、空间与人体生、老、病、死的关系，使人们从时间、空间上认识和对待生、老、病、死有了较丰富较高水平的经验总结。在这个整体观的基础上又把人体看成一个小的整体。人体是大自然的缩小，是一个完整的小自然。大自然有天之阳光、空气与地之各种物质相交而滋生万物，人体由表部吸收的空气、阳光与里部吸收的营养物质相合而生气血以滋养全身组织器官。在生理上，只有整体的健康才能有局部的健康，反过来只有各局部的健康才能使整体健康。在病理上，整体的病态往往易使局部出现疾病，局部的疾病又影响整体而使整体处于病态。在治疗上，只有改善整体才能使局部疾病痊愈，也只有使局部疾病痊愈才能使整体状态健康。这个大自然与人体相结合，整体与局部相联系的诊治疾病的理论与方法是中医的一大特色。

中医学的再一个优点是辨证论治。所谓辨证论治就是通过研究疾病的现象找到疾病的本质，针对疾病的本质进行治疗。世间的事物其现象纷繁且千变万化，但其本质却简单规律，抓住本质则纲举目张。所以常常是同一疾病现象用多种方法治疗，同一治疗方法又能治多种疾病现象，最终以铲除疾病根源为目的。

中医学最大最可贵也最有潜力的一个优点是临床用中药治病时用的是方剂而不是独立的药物。方剂是由药物组成，药物一旦成为方剂的一分子时其独立功用已不存在。其功用与其他药物相结合或化合构成了集体功能。西医用西药治病时，作用相反的药物很少同时一起使用，而中医用中药常常是寒热、补泻、升降、收散药物共处一方。药物与药物之间通过结合或化合后相辅相成产生了集体功能。比如大黄为寒泻药，附子为燥热药。寒证不可用大黄，实证不宜用附子。那么寒实相结合的大便秘结该如何治呢？把大黄与附子组成处方就很合适。有附子泻而不寒，有大黄温而不燥，岂不是相辅相成相得益彰？中医的组方是一个很深奥很有效很有潜力的课题，有时深奥到难以想象难以捉摸。如有些验方，其组方、炮制和疗效让人不可思议。许多很有效的处方是在实践中偶然发现的，单凭理性的研究是很难创造出来的。作为一名中医其组方技巧的精湛程度是反映其技术高低的一个主要方面。常常遇到这样的情况，几个中医针对一个患者，辨证大致相同，处方却各异，疗效则迥然。所以，中医的潜力在辨证思维正确的基础上主要在组方上。作为一名中医工作者，在临床实践中要在组方上潜心研究，力求在研究每味药物的特长的基础上，创出有效的处方，发挥好中药的特点。

虽然中医学有许多可贵的优点，但是，随着时代的进步，科学技术的发展，人们文化素质的提高，特别是现代医学日新月异的发展，中医学的一些不足也日益暴露出来，显得有些不适应时代的要求及患者的要求。其实我们中医工作者自己也感到不足，甚至有些中医工作者改习西医。如此，使得中医学的发展显得非常吃力和缓慢。

首先是在思维方式上，以抽象思维为主，形象思维不足。中医学的主要指导理论一直是古代朴素的哲学理论。这个理论非常抽象，注重宏观，在微观上形象思维显得模糊。不论是对病位还是病性的具体认识都比较模糊。比如病位的里部是在机体的什么部位呢？又如肾虚，肾是病位，那么肾是什么部位呢？虚又是一种什么病理变化呢？再如肝阳上亢，肝阳是什么呢？上亢又是什么病理变化呢？这一切在临证时，只是根据患者的自觉和他觉症状，套用哲学理论公式抽象地得出上述诊断结果。究竟机体发生了怎样的病理变化即证的实质是什么，很难有个比较明确的形象思维结果。这就使得中医学在实际操作时操作性不强，常常是理论上好像条理分明，实际中却难做定论，治疗效果难以保证，或而效若桴鼓，或而石沉大海，甚至反而加重。临床上重复性不强，规律性不强。这就造成急性病难以保证快速疗效，慢性病难以达到疗程要求，使医生和患者都产生了一种急性病疗效不可靠，慢性病也只能改善症状，急性病找西医，慢性病才找中医的认识。

中医学在朴素的哲学理论指导下，辨证的思维方式太多，有八纲辨证、六经辨证、脏腑辨证、卫气营血辨证、三焦辨证、病因辨证等。究竟用哪一个辨证方法好呢？很难讲清。只能是根据病情或而用此，或而用彼，张大夫用此，李大夫用彼，造成理、法、方、药的不规范，进而影响疗效。

为了使中医学能够跟上时代的发展，有效地发挥其特长，挖掘其潜力，更好地为人类的健康服务，我们应采取扬长补短的方法，逐步使中医学更加完美。

第一，宏观上仍以哲学的对立统一规律为主要指导理论，在充分发挥整体观的前提下，补充局部微观认识较模糊的不足。首先，仍然把疾病性质分为阴阳两类。热证、实证属阳，寒证、虚证属阴。

那么，什么是阳性的热证、实证，什么是阴性的寒证、虚证呢？在中医学里没有较具体明确的论述，只是列举一些症状。比如见口渴、小便赤、舌红、苔黄、脉洪数、恶热、烦躁等就诊断为热证，症状是口淡、苔白、舌淡、脉沉迟、恶寒、大便溏、小便清等就诊断为寒证。其实这只是热证和寒证的症状，即现象。至于热证、寒证时机体发生了什么样的病理变化，局部的系统组织器官究竟发生了什么样的病理变化，这在中医学中论述很少。这就是形象思维的不足，这就应该补充。拿什么来补呢？拿现代医学即西医学来补，西医对微观的研究已经很细致先进了。当然不能全拿，也不可能全拿。要在宏观哲学理论的指导下有选择有范围有程度地拿过来，与中医的宏观理论融为一体，既有正确的宏观指导理论，又有微观的现实直观的形象事物，成为言之有物的理论，正确认识疾病。

第二，坚持整体观点，认识好局部病证。整体观是中医极可贵的一个观点。不仅把人体看成一个整体，而且把人与自然也看成一个整体。总是要结合自然界的时间和空间分析认识疾病，总是从机体总体的高度以及各局部之间的相互关系认识疾病，从不孤立地看待某个疾病。但在局部的病理认识上却有些不足。比如胃脘痛，简单地说有脾胃虚寒型、肝郁气滞型、实热型、瘀血型等。在辨证时只是根据症状而定。究竟发生了什么病理变化呢？是急性胃炎，还是慢性胃炎，还是胃溃疡，还是胃癌？对这些局部的病理变化认识不清，治疗就带有盲目性。急性胃炎易治，慢性胃炎难治，胃溃疡就更难治，必须有一定的疗程才能治好。如果是胃癌而盲目治疗，那结果可想而知。这些就须借西医来补足，西医对局部病理的认识是很清楚的。但西医以认识局部为主，较少联系整体。如胃溃疡是消化系统疾病，心功能不全是心血管系统疾病，一般不把两个病联系在一起分析。用整体观把两个病联系在一起认识那就好得多。试想，心功能不全，胃得不到充分的气血营养，溃疡面容易愈合吗？这就不如心胃一起治疗好。但是，中医学又没有对胃溃疡病和心功能不全的确切认识。所以，应以西医的局部认识之长补中医局部认识不足之短。

　　总之，要努力把中医学现代化、西方医学中国化，将它们有机地融在一起。宏观上继续发扬中医学的长处，以哲学特别是对立统一规律为理论指导，高度概括，坚持整体全面辩证地认识生理病理；微观上有选择有范围有程度地吸收西医的理论，使中医学进一步成为一门理论与实践易兑现的，有一定直观性的，系统化规范化易操作的中医学。刘绍武大夫创立的中医"三部六病"学说就是这样一个学说。

第二章　人体的基本矛盾

　　任何事物在其发展过程中都有许多矛盾存在，在这许多矛盾中有一个基本矛盾。这个矛盾与该事物同始共终，始终贯穿于该事物的发展过程中并决定该事物及其过程的本质。这个矛盾是该事物的"生命"基础。只要这个矛盾存在，该事物的生命就存在。这个矛盾一旦消亡，该事物的生命也就终结了。所以，这个矛盾在其发展过程中如能相对地保持平衡，那发展会是健康的，其过程会相对地较长，从而使该事物的生命也相对地较长，否则就相反。我们在认识和研究一事物时必须先认识其基本矛盾，进而或努力维持其平衡使此矛盾发展健康，过程尽量延长，使该事物的生命尽量延长；或努力促使其偏胜偏衰破坏其平衡，使此矛盾过程尽量缩短，使该事物尽早消亡。

　　比如社会的基本矛盾是生产力和生产关系的矛盾。领导者总是想方设法努力调节这个矛盾使之健康发展，从而使社会繁荣昌盛、长治久安。而对待战争这一坏事物就相反。因战争的基本矛盾是敌我双方的矛盾，所以双方总是想方设法使我方强胜主动，敌方衰败被动，以求早日战胜对方消灭对方，结束战争。医学研究的是人体，目的是使人尽量地健康长寿，所以就必须努力调节人体的基本矛盾使之健康发展，过程尽量延长。那么，人体的基本矛盾是什么呢？就是三部与气血的矛盾。因此，我们不论从生理病理还是从诊断治疗乃至预防保健各方面的研究，都要围绕这个矛盾展开。努力调节这个基本矛盾，使之保持相对平衡健康，发展过程延长，从而使人尽量地健康长寿。

所谓"三部"与"气血"，简单地说就是把人体宏观地分为两部分。固态的位置不变的躯体结构为一部分，把这部分从里到外又分为三部分叫"三部"。另一部分是液态的全身流动着的物质叫"气血"。当气血时时不断地无处不到地供给三部，三部利用气血为物质基础圆满地完成自己的生理活动时，这个人就是一个活的人体，有意义的人体。一旦三部不再能利用气血或气血不再供给三部时，人体的生理活动就停止，人的生命也就终结了。所以，三部与气血的矛盾是人体的基本矛盾。

第一节 三部的概念与功能

为了从生理病理上较正确、准确地认识研究人体基本矛盾正常与异常的本质规律及现象，从而较正确、准确地诊断和治疗疾病，即调节基本矛盾的平衡，我们将人体从外到内分为三个部分，即表部、半表半里部、里部。人体的外壳为表部，消化道为里部，血液循环系统为半表半里部。循环系统主要由心脏及血管组成，穿插于表部与里部，起着运转气血的枢纽作用而没有独立地占有一层空间，所以称半表半里部。为了方便简练，我们将半表半里部又称为枢部。

一、表部

人体凡是与外界接触主要是和空气阳光接触的外壳部分为表

部。肺脏有 4 亿左右个肺泡与空气直接接触，其面积有 60～100 平方米，是体表面积的 30 多倍，所以表部主要包括皮毛、肺及骨骼肌与骨骼。表部的主要生理功能如下：

1. 气体交换

人体在生理活动中不断消耗氧气和产生二氧化碳。所以人体时刻不停地从自然界吸取氧气并将二氧化碳排出体外。这一功能主要由肺脏完成，同时皮肤也有微弱的呼吸功能。当皮肤病理性收缩，毛孔病理性闭塞时，肺会出现喘咳。中医叫外邪束表，肺气不宣。

2. 热量交换

人体的一切生理活动需要一个适宜的恒定的温度内环境，即人体的正常体温。人体体温的主要来源是机体在能量代谢过程中所产生的热量，其次是周围环境的热量。体内代谢所产生的热量很不恒定，时而产热很多，如劳动运动时；时而又很少，如休息时。外界的温度就更不恒定，冬天冷，夏天热；晚上冷，中午热；外面冷，家里热等。所以，机体要保持一个恒定的体温就必须调节，或将机体内多余的热量散到体外，或将外界的热量吸收到体内。这一体内体外交换热量从而调节体温使之恒定的功能主要是靠表部。

人体从周围环境中吸取热量主要是靠表部，如向火取暖、热敷、晒太阳等（当然，晒太阳不仅是吸收热能，还有其他作用）。更主要的一面是体内在代谢过程中产生的热量要靠表部散发到体外。这主要是通过表部的辐射、传导、对流和蒸发来完成。尤其是蒸发，其调节幅度很大。当体内急剧产生很多热量或环境温度很高时，表部汗腺大量开放，大量出汗以带走多余的热量。当休息时体内产热不多或周围环境寒冷时，表部收缩汗腺封闭而少出汗甚至不出汗，以保存热量维持体温。所以当表部的功能异常时就会影响体内与外界的热量交换而造成体温异常。

3. 支架作用

骨骼肌和骨骼是人体的主要支架，是人在世上存在的主要形式，人体的一切运动主要是靠这个支架完成的。

二、里部

从口腔到肛门，与饮食物接触的、结构以平滑肌为主的整个消化道为里部。主要包括食道、胃、十二指肠、小肠和大肠等。

里部的功能主要是对饮食物的消化吸收。从口腔的唾液开始就对食物有消化作用，而消化的重心在胃与小肠上段，吸收的重心在小肠的中下段和大肠的上段。里部对饮食物的消化特别是吸收，是在吸收水分的同时进行的，所以食物在消化吸收过程中必须充分稀释。随着对食物的逐渐消化吸收，食物不断向下推进，同时也逐渐由稀向稠变化，最后成为成形的粪便，经肛门排出体外。所以，里部的异常主要表现在消化功能和吸收功能特别是吸水功能上。

三、枢部

以心脏为中心的心血管构成的循环系统为枢部。枢部的心脏和大动脉在胸腹腔，其余中、小血管以及毛细血管都穿插于表部和里部。所以枢部从功能上是一个较独立的系统，而在空间上却没有其层次的独立位置，是一半在表一半在里，因而叫半表半里部，又称枢部。枢部是一个相对密闭的系统，不直接与外界相通，是通过微循环与表部里部沟通而间接地与外界沟通。淋巴液的回流是血液循环的一部分，所以淋巴系统也归枢部。枢部的主要功能是通过心脏的收缩舒张和血管的节律性舒缩完成血液的循环。通过血液循环把里部吸收入血的营养物质（地阴之气）和表部吸收入血的氧气（天阳之气）相结合源源不断地输送到全身，同时把代谢后的废物及二氧化碳通过血液循环送到表部或里部经肺、肾、汗腺、大肠等器官排出体外或经肝脏解毒。这样血液在循环中不断更新以营养全身。

第二节　三部划分的依据

三部是以哲学与科学相结合、宏观与微观相结合，再结合人体是一小自然的整体观点进行划分的。

1. 以系统论划分

人体在自然界本身就是一个系统。其内部又含有许多子系统，如消化系统、循环系统、生殖系统等。但这许多子系统也有主次之分，最主要的最基本的维持生命的就三大系统，即呼吸系统、消化系统、循环系统，这就是表部、里部、枢部。表部与外界进行气体交换，吸纳氧气（天阳之气），排出二氧化碳；里部与外界进行物质交换，消化饮食物吸收营养（地阴之气），排出粪便；枢部将天阳之气与地阴之气相化合为血液，转输至全身维持生理活动以维持生命，同时将代谢后的废物带到表部和里部排出体外。这三部是人体内最基础的最大的相对独立的三大系统，而其他系统则是附属于这三大系统的。所以在一般情况下三部正常则身体健康，三部异常则身体出现病变。

2. 以简单的解剖划分

从简单的解剖看，身体的外壳广泛地与外界接触，进行气体和热量交换，所以，因空气的温度和湿度致病也首先伤及外壳和肺。里部广泛地与饮食物接触进行物质交换，所以因饮食致病也首先障碍里部。枢部主要与血液接触（包括淋巴）完成血液循环，所以，因血液和淋巴的异常致病也首先伤及枢部。

3. 以功能划分

人体的生理功能很多很复杂，其最主要的也就是维持生命最基础的功能是呼吸宣发功能、循环供养功能、消化吸收功能。其他一切功能都是以这三项功能为前提为基础的。只有这三项功能正常，其他一切功能才能正常。在病理上，一切病理变化都离不开这三项的病理变化。这三项功能分别归表部、枢部、里部。所以任何病理变化的根源必然在三部上。所以在临床上治疗任何病证必然要落实到三部，就是要调理三部的功能使之恢复正常，病证相应而愈。这是划分三部的重要根据。

从上述三点看，三部的划分宏观上符合一分为二中间过渡合二而一的哲学道理，微观上符合人体解剖生理最基本的最基础的科学实际，整体上符合协调统一的整体观点。所以，从病理上辨证施治时把三部作为疾病存在的单位空间部位是正确可靠的。

第三节　三部的关系

讨论三部的关系首先应明确的是三部是在整体统一下的三部，是人体这个大系统内的三部，各自是整体的一部分，是相对地独立，绝不可绝对地看待。在整体统一下生理上相互依存，相互协调，有机配合，共同完成人体的生理功能并相互保持着动态平衡；病理上相互影响，互为因果，相互传变。

在生理上，三部不论是完成自身的新陈代谢，还是为整体完成自己的生理任务，都必须有物质基础，这就是里部吸收的营养和表部吸收的氧气相化合经枢部运送至全身的气血。各部既作为整体的创造者，又是整体内的享受者。任何一部若离开他部都不能生存，任何一部的生理变化均可使他部受到影响。在正常的生理活动中，根据各部活动强度的需要，经整体的协调，枢部在气血的供应上又会随时偏重某部的供给而减少他部的供给。如在饭后，血液就偏重里部的供给而减少了表部的供给，当人劳动时气血又偏重表部的供给。三部就是这样相互依存，相互协调，相互配合，共同完成人体的生理活动。

在病理上，三部相互影响，互为因果，相互传变。当某部出现病变时，常常影响他部而使他部也发生病变。如里部长期消化吸收不良，营养缺乏时，枢部的功能也会降低而出现全身的供血不足，进而累及表部，使表部出现面色萎黄、毛发不荣，甚至使肺脏出现病变，继而反果为因进一步加重枢部和里部的病变。急性病又可相互传变，如在急性发热性疾病时，常常由表部传入枢部或里部，或此部未解又影响他部而使他部发病，甚至使三部同病。

第四节　三部的生理特性

三部在正常的生理状态下必须具备其正常的生理特性。如这些特性遭到破坏就会产生病理变化而发病。所以，我们要努力维护三部正常的生理特性。

一、结构的特殊性

用系统论的方法宏观地看三部的结构，每部的结构都有其特殊性，都是为其生理功能服务的。换句话说，有什么样的特殊结构才有什么样的特殊功能。里部从口腔到肛门以平滑肌为主的粗细形状不等的软管腔，腔内壁又有许多消化腺分泌消化液，这就适应于食物的磨碎、推进、消化与吸收。表部则有体表的无数汗腺和肺脏的肺泡，以适应与外界的热量交换和气体交换。枢部由心脏和动静脉血管组成。心脏的结构适应于将动脉血泵出，静脉血回流。血管则主要由平滑肌组成，其舒缩功能适应于血液的流动。三部的这些功能都是由其特殊的结构所具有的。

从微观上看，任何一个组织器官其功能也是由其自身特殊的结构所具有的。耳能听，眼能视，鼻能嗅，以及内脏肝、胆、胰、肾、生殖系统等的功能都是由其自身的特殊结构决定的。

机体的这些特殊结构是机体自组织的。虽然随着科学的发展有了器官移植或人造器官置换，但比起机体自组织的器官，不论其功能还是生命力差距还是很大的，是不得已而为之的。所以从医学的角度看，维护其本来结构或促使其再生是很重要的。

如何维护三部或组织器官的结构或促使其再生呢？这是我们后面讨论的主要问题之一，这里只简单说一下。任何一个组织器官无论其结构如何复杂，维持其正常的结构最主要的一个条件就是该组织器官能得到正常的血液供应。这个正常是指供应的量不多不少，供应的速度不急不缓，血液不稠不稀，无杂质，也就是血液的一切成分正常。这样该组织器官的结构就不会发生病变，否则该组织器官易发生病变。如动脉充血易发炎，若缺血营养不良又易感染或坏死。血脂过高动脉易硬化，血糖过高易损心、脑、肾等。假如某组织器官的结构因血液供应的异常而发生病理变化，那么只要设法将异常的血液供应调整为正常的血液供应，则机体会将该组织器官的结构自组织地修复再生，其功能也恢复正常。这是我们维护机体结构或促使其自身修复再生，使其功能正常或恢复正常的主要理论依据。因为任何组织器官不管它的结构如何复杂、功能如何特殊，有一点是肯定的，就是在本机体内它没有特需的血液。

二、结构的完整性

人体从整体到三部、系统、组织、器官乃至每个细胞，其结构必须是完整的正常的，既无缺损又无多余更无变质。任何原因使人体的任何部位的结构发生改变就是疾病。如细胞组织的肿胀萎缩、变性、坏死、增生乃至缺损，都是破坏了三部组织的完整性。这些破坏轻者可通过三部的自组织而逆转恢复，如一些普通的炎症、轻微的外伤等。严重的可造成不可逆转的残坏而成为终身的疾病。如严重的心瓣膜缺损或器官的外伤性缺损。

三、结构层次的有序性

人体结构的层次是有序而严格的。从细胞开始，其结构由胞核、胞浆、胞膜层次有序地构成。由细胞构成组织，由组织构成器官，由器官构成系统，由系统构成整体，其结构层次有序而不可逆乱。一旦发生逆乱则疾病发生。如良性肿瘤结构与正常细胞基本一致，只是细胞排列顺序紊乱则为病变。子宫内膜异位症是子宫内膜转移到其他部位而成病变。恶性肿瘤是细胞的胞核与胞浆比例失调等。这些都是三部结构层次的有序性被破坏而生病。

四、组织的柔和性

人体不论是宏观上的三部还是微观上的各个器官都是由各种不同的组织构成的。这些组织大部分有收缩和舒张的功能。如胃肠的舒缩、心脏的舒缩、血管的舒缩、骨骼肌的舒缩、汗腺的舒缩、肺的舒缩等。在正常情况下，组织收缩和舒张的交替出现是完成该器官该系统生理功能的主要功能之一。但是，这种舒缩的强度和频率是有限度的，是有一定的正常范围的，在正常范围内随着生理的需要该强则强，该弱则弱，该快则快，该慢则慢，在不舒不缩时有个相对安静的状态。所谓相对就不是绝对不舒不缩，而是收缩不强、舒张不弱，即不急不缓的状态。组织的这一生理特性称之为柔和性。所有组织柔和了器官就柔和了，所有器官柔和了系统就柔和了，于是三部到整体就都柔和了。若某种原因使组织的收缩过强甚至成强直性痉挛，或收缩过快而成颤抖，或舒张过度收缩无力为松弛甚至成为瘫痪，这就成为病态。如里部以平滑肌为主的消化道，收缩过强会出现腹痛腹泻，强直性痉挛可致蠕动减弱而食糜不能正常推进，舒张过度收缩无力而弛缓可致食糜推动无力，胀气不能正常排泄而出现腹胀。枢部心脏收缩过度或血管痉挛可致高血压，心脏收缩无力或血管松弛又可致供血不足。表部收缩过度可无汗身痛或喘咳，收缩无力可致自汗、肌无力或气短。由此看来三部的柔和性是非常重要的。病理上往往是直接诊断的对象和辨证结果的依据。所以，我们要认真细致地认识体会三部的柔和性。

第五节　气血的概念和功能

一、血的概念和功能

在心血管内周而复始地流动着的红色液体为血。血是为全身运送营养和氧气同时带走代谢产物的载体。血液的运行不是自身的需要，而是为人体运送营养物质，运走代谢产物而运行的。所以，血必须是以适当的速度在血管内流动着发挥着应有的生理功能时才是正常的血。若局部地或全身地停止流动或溢出血管外而失去生理功能时就不是正常的血了，而是异物了。全身的血液停止流动人的生命就停止了。局部的血液停止流动就是瘀血，局部就会坏死。血液溢出血管外也是瘀血，若不能被组织及时吸收也易腐败。淋巴是血液的一部分，所以在血的概念里也包括淋巴。

血作为为全身组织器官运送营养、氧气以及带走代谢产物的载体，必须具备自身的生理特性，不然其生理功能会受到影响。最主要的一个生理特性是血的纯洁性。所谓纯洁性是指血液的酸碱度、稠稀度、各种生理成分的比例及数量和代谢产物的数量必须保持在一个动态的正常范围内。若过酸过碱、过稠过稀、生理成分比例失调或某量过多过少、代谢产物过多，甚至有了毒素，使血液的纯洁性受到破坏，都会使身体发生病理变化而生病。

二、气的概念和功能

各种营养物质和氧从血液中透过微循环的毛细血管壁渗透到组织间，并与组织细胞发生代谢作用，在三部上产生各种生理功能时，被称之为气。所以气的含义有二：一是物质，如以液态存在于组织间的糖类、蛋白质、脂肪、氧等各种生理所需物质；二是这些物质与三部的细胞发生代谢作用，从而产生组织器官系统乃至整个机体的生理功能。这两个含义缺一不可，尤其是第二个含义，若仅有物质而不发生代谢不产生生理功能，气就不存在了。换句话说，一切生理活动现象都是气的具体体现。所以，气的体现形式是非常多样的，如胃肠的消化功能、心脏的泵血功能、肺的呼吸功能、眼的视觉、耳的听觉、大脑的思维功能等都是气的体现形式。气源充足则机体的各种生理功能健旺，气源贫乏则机体的各种生理功能衰弱。某一组织器官的气源不足则相应的组织器官功能衰弱。可见气对人体生命是至关重要的。

气较血是更加高级的精微物质。气的体现是机体生理活动的最高级阶段。气的功能决定其必须具备清洁精微的生理特性。气作为代谢前的物质经过微循环的过滤而到达组织间，已具有很高的清洁精微度，已能够被细胞直接利用。但有些组织器官对气的清洁度要求更高，如脑组织有血脑屏障保护，许多脑组织不需要的物质不能透过血脑屏障进入脑组织。虽说气源充足是生理功能健旺的前提，但在组织间也不能堆积过多，多余部分必须通过微循环及时带走，否则就会成为障碍物而障碍代谢。如果是代谢产物和各种有毒有害物质过多，必须及时经血液循环带走排出体外。上述这些物质堆积过多都会破坏气的清洁性而影响细胞代谢，甚至直接破坏细胞使组织器官发生病理变化而发病。

三、气与血的关系

气与血都是机体生理活动所需的物质，只是所处的阶段、位置、形态不同而已。血是物质的运送阶段，是在血管里；气是在利用阶段，是在组织间。血是以液态存在，气是以液态、气态存在。它们是所处阶段不同，存在位置不同，存在形态不同的同一物质。它们之间的关系非常密切，形同一家，不可分离。

血是由骨髓、脾等组织器官参与的造血系统造出来的。造血系统的功能是气的功能。血在造血系统由初级到高级不断成熟不断运动，成熟后进入心血管系统循环全身。血在心血管系统内是在外力作用下被动运动的。这种外力包括心脏的正压负压、血管有节奏的舒缩、血管周围肌肉的舒缩、胸腔的负压等，这些功能也都是气的功能，所以说血是在气的作用下流动的。但是，血的流动不是自身的需要，而是为产生气以供三部生理活动而流动。一切组织器官所需的气都是由血产生的。由此看来，气产生于血，血成之于气动之于气。气是血的主宰，血是气的来源。气血循环无端，生生不息。在这个无端的循环中，任何部位异常均可能影响气血的运行而形成病理变化。

第六节　三部与气血的关系

三部与气血的关系是人体的基本矛盾，是人体生命的所在。调整三部与气血的关系使之处于正常状态是认识、诊断、治疗疾病的目的。

关于三部这个名词的含义，前面已经谈过，这里顺便再谈一下。三部指的是表部、里部、枢部的合称，也就是人体从内到外、从上到下固态地活着的这个形体。四肢百骸、筋脉肌肉、五官内脏等都是三部的内容。所以提到三部就应知道是整个躯体并且是活着的躯体。气血是三部生命活动的所需物质，只是所处的阶段位置不同。所以，一般情况下并称为气血，有气才有血，有血才有气，在特殊病理情况下再做具体分析。

作为一个人在社会中存在的意义主要是通过三部体现的。一个人存在于社会中从形态上有高低、胖瘦、美丑，从行为上有学习、工作、社交、处事等一切社会活动。三部的这些外在形象和对外功能都是以体内正常的生理活动为基础的。这个正常的生理活动就是气血与三部发生作用，也就是说生命是三部与气血作用的结果。人在社会活动中需要很多器官参与。如眼看、耳听、口言、足步、手做、脑思，等等。体内的生理活动更为复杂，如心泵血、肺呼吸、肝解毒、胃消化、神经调节、体液调节，等等。

　　从外到内这么多的组织器官，各自以特有的功能参与生理活动，为整体完成自己特有的任务。它们这些特有的功能是由它们特有的结构产生的。它们从结构到功能是千差万别的，但是他们有一个统一点，就是共同需要同样的气血供应。它们之间只有结构的不同，没有所需气血的不同。如果说有些脏腑、组织、器官有些特需物质的话，也是由该脏腑、组织、器官的选择来实现的，从气血的供应上来讲绝没有特供性。血液在人体内一分钟就可以循环一周，时而在此，时而在彼，怎么会有特供呢？由此可知，只要气血能正常地供应三部，三部就能正常地利用气血，三部的各种生理功能就能正常，人体就健康，否则就会出现病理变化。那么，气血在三部内的运行供应，什么样的状态为正常呢？下面从几个方面说明。

　　首先，三部的结构和气血的成分完全具备前面所谈的"生理特性是气血在三部内正常运行的前提"。在这个前提下，首先是气血运行的速度。气血在全身运行的速度必须是不急不缓的。这种不急不缓是在一定范围内相对地不急不缓，而不是绝对固定不变的，因为生理的需要是有快有慢的。如在体力劳动、情绪激动时，气血的运行相对要快一些，有时甚至很快。在休息时特别是入睡时和情绪安静时，气血运行会慢一些。这种快慢的量一般不宜过大或时间过长，应很快恢复到正常状态，否则有害身体。如果气血运行过快（主要是动脉供血）则三部容易充血，过慢（动脉供血）又易缺血或郁血（静脉回血）。全身的过快或过慢是全身的充血或缺血、郁血；局部的过快或过慢是局部的充血或缺血、郁血。机体的任何组织器官无论是长时间充血还是缺血、郁血，都会发生病理变化而发病。

　　其次，气血对全身的供应是均匀的。这个均匀也是在一定范围内的相对均匀而非绝对均匀。这就是说身体的各部各组织各器官按其所需，应适时适量适速地得到气血的供应。比如饭后气血供应偏向里部，劳动时气血又偏向供应表部，思考时气血偏向供应上部（大脑），这都是在正常范围内的调节。如果这种现象超出正常范围则易出现病理变化。如过度地长时间地劳动而得不到休息，则气血一直偏向表部而无暇供应里部，使里部得不到正常的气血供应而易发病。过度地长时间地急躁发怒，情绪不能安静，气血则长时间偏向供应上部，而易使上部充血（脑压易高）而下部缺血，形成上盛下亏的病理变化。

再次，随着一天内和一年内时间的变化，气血的运行也有所变化。一天内晚上气血运行较慢并偏向里部，午夜最慢。黎明到上午，气血运行逐渐加快并逐渐偏向于外部。到中午，气血运行最快而偏向外。到下午，气血运行又逐渐减慢并逐渐偏向里部直到晚上。从一年内看，气血运行也有一定的变化规律。立冬到立春，气血运行较慢，而以冬至最慢，且偏向里部。立春到立夏，气血运行逐渐旺盛且逐渐偏向外。从立夏到立秋是一年中气血运行最旺盛的季节且偏向外，以夏至气血运行最旺。从立秋到立冬，气血运行又逐渐减慢且逐渐偏向于里部。气血的这些运行变化规律是气血运行正常范围内的运行状态，是受时间的影响即自然环境的影响形成的，是天人相应的体现。认识这些规律对诊断、治疗疾病乃至养生防病都有很重要的意义。

那么，气血在三部上运行的这些正常的变化是如何完成的呢？气血是受三部管理而为三部服务的，气血运行的快慢去向是由三部主宰的。三部的这个管理功能主要是靠三部内植物神经系统对三部的管理实现的，这是机体的自身调节。在正常生理状态下如何调节没有必要细述，病理性的植物神经功能紊乱所造成的病理状态将在有关章节阐述。

综上所述，人体在自身正常的生理状态下，气血由三部不断产生运行并加以管束，三部由气血供给所需物质。气血在循环中不断更新，三部也在完成自己的生理功能的同时不断地更新建设着自身。它们在正常的生理状态下相辅相成，相互依存，相互约束，在正常范围内动态地相对地维持了机体内环境的稳态，使机体有了健旺的生命，进而产生了更高级的人类独有的精神——神。在病理状态下三部与气血相互影响甚至相互破坏形成恶性循环，从而使机体百病丛生，破坏了生命的健旺，破坏了神的旺盛，使个体的人在自然界和社会上的存在价值大大降低，甚至由三部与气血的决裂而毁灭了生命。由此看来，整体一分为二为三部、气血，三部与气血合二而一则是整体，是生命。所以说三部与气血的矛盾是人体的基本矛盾。我们要强身健体战胜疾病，益寿延年，就必须调整维护好这个基本矛盾，使之发展健康，过程尽量延长，舍此无他矣。

第三章 证

第一节 证的概念

在中医学里"证"有双重含义，一是疾病的本质，如热证、实证等；二是指症状，如发热恶寒等。但是，常常是把两个含义结合在一起认识运用。比如认识一般的热证就是面赤、口渴喜冷饮、舌红、脉数、小便黄赤、恶热等症状。这就是说理论上论述热证时就列举这一类症状，诊断时遇到这些症状就辨证为热证。那么，热证为什么会出现这些症状，这些症状又能否确切地证实是热证呢？这些方面的理论比较模糊。所以，在实践应用中较难把握。因为同一证可以出现不同的症状，如热证应手足热，而白虎汤证又有手足厥冷。热证有口渴引饮，而五苓散证又有烦渴不止。由此看来，证的表现有多样性，症状的产生有多因性。因此我们必须将证和症状从概念上分开来认识，主要是对证的本质充分认识。

那么，证的本质是什么呢？简单概括地说，"证"是三部与气血的矛盾即人体的基本矛盾被致病因子破坏后所形成的三部气血有所逆偏损害地运动着、发展着、变化着的病理生理状态。在这种状态下所表现出来的各种各样自觉和他觉的现象就是症状。这些症状大多与本质即证是一致的，有时也不一致。一致有一致的机制，不一致有不一致的机制，但一定要找到证才可论治。

虽然说"证"和"症状"应分开认识，但它们毕竟是树根和树叶的关系，在中医学里常常是以一个"证"字即可代表多方面。比如说发热恶寒无汗是麻黄汤证，这个"证"字既说证的本质是麻黄汤所治的表实证，也说发热恶寒无汗这些症状是符合这个表实证的症状，同时也包含了这个表实证产生发热恶寒无汗这些症状的病理机制，一字多意。只要我们从理论到实际认识清楚了，一看就可泾渭分明。但为了规范和易于认识理解，还是"证""症"分开为好。

第二节　证的产生

前面说过，在正常的生理状态下，人体固态的三部从结构上具备其结构的完整性、层次的有序性以及组织的柔和性等，从而使其具备各自的功能，可以把三部的这种正常状态称之为"和"。气态液态的气血具备其清洁性和纯洁性，而且在三部的作用下动态地均衡正常地循行于三部上发挥其功能，可以把气血的这种正常状态称之为"平"。如果这样，人体的基本矛盾正常，人体就健康。这种正常的生理状态可以称之为和平状态。这如同一个国家，如果其社会的基本矛盾即生产力和生产关系的矛盾、经济基础和上层建筑的矛盾正常，则所有国家机器运转正常，就会社会安定，国泰民安，一派和平景象。但是，当病因作用于人体后就打破了这个和平稳定的内环境。病因作用于三部就要损害三部结构的生理特性，使三部的结构发生病理改变，从而使其功能也发生病理变化，进而使气血在三部上的运行也发生病理性失平。如局部炎症的红肿热痛，就是病因作用于三部使三部发生局部的变性渗出而肿胀，使局部的气血运行受阻而造成充血，因而局部发热。当病因作用于气血使气血的成分发生病理性改变，甚至有了各种毒素而破坏了气血的清洁性和纯洁性时，气血又作用于三部，损害三部的生理特性，如脓毒血症、中毒、糖尿病等。以上三部气血的病理改变和相互影响，破坏了人体基本矛盾的平衡即人体的和平状态。我们把三部气血的这种具体病理变化称之为三部气血逆偏，简称气血逆偏。

在病因作用于人体，破坏了人体基本矛盾的和平状态的同时，机体也要组织力量对病因的损害进行反损害，消灭病因，努力恢复基本矛盾的和平状态。这是机体对病因损害的一种反应。机体这种反损害所组织的力量也是气血。机体要组织调动气血根据疾病的所在部位，或偏向局部反损害，或全身地进行反损害。由病因的损害和机体的反损害形成了机体的一种病理状态。这种病理状态是在以正常生理状态为主为基础上的病理状态，所以称之为病理生理状态。这种状态是运动着、发展着、变化着的动态的病理生理状态，这个状态就是"证"。

第三节　证的分类

病因作用于机体损害机体并引起机体反损害时的反应是复杂多样的，也就是说形成的证是复杂多样的，是千变万化的。要把握好每个证并能针对性地进行治疗是比较难的，必须先从宏观规律上开始认识，逐步入细。

机体被病因损害所引起的反应从宏观上可分为两类，即阳性反应和阴性反应。阳性反应为机体有较强的反损害能力，对病因的损害表现为积极的反损害作用。机体表现为机能兴奋，气血运行加快，代谢增强等一系列兴奋亢进的反应。这一类的病理状态称为阳证。反之机体没有足够的能力反损害而是损害占了主动，机体表现为一种消极的反应，表现为机能抑制，气血运行缓慢，代谢降低等一系列衰竭性的阴性反应。这一类的病理状态被称为阴证。

机体在被病因损害时为什么会出现阳性反应或阴性反应呢？如果把病因作用于机体进行损害的力量称之为邪气，把机体组织力量进行反损害的能力称之为正气的话，那么机体被病因损害所引起的反应是阳性还是阴性就要取决于正气与邪气的力量对比了。一方面是机体的健康状况。如果机体的气血充足，机能旺盛，反损害的力量就强，就易出现阳性反应；若机体的气血不足，机能低下，反损害的力量就弱，就易出现阴性反应。另一方面是邪气作用于机体的强度和频度。如强度很大或长时间地反复作用于机体，超过了机体的反损害能力，就易出现阴性反应，反之则易出现阳性反应。这样看来证的分类从宏观规律上可分为两大类，即阳证和阴证。阳证包括热证和实证，阴证包括寒证和虚证。

一、热证

热证属于阳证。其病理概括地说是机能兴奋，温度升高。这个兴奋和升高是超出正常生理范围的病理性兴奋和升高。病因作用于机体发挥其损害作用时，或因其力量较弱，或因机体正气较旺，引起机体积极的反应。主要是机能兴奋，血管扩张，血流加快，循环量增大，物质代谢增强，温度升高，机体气血的运行代谢呈一派亢奋状态。正邪斗争呈一种激烈亢奋的状态。这种状态若是全身性的，则气血逆偏亢进呈全身性的，其症状表现也呈全身性的。若这种状态是偏于某局部的，则气血逆偏亢进也是偏某局部的，其症状表现也是呈某局部的。

热证从程度上讲，其差别幅度是很大的，最重者全身体温可达 40℃以上，最轻的全身体温可不超出正常范围。在一些轻微的热证中，虽然存在热证的病理状态，但其所产的热不太多，被机体及时散去了，所以体温升高不明显。如一般的鼻出血，虽然没有体温升高的表现，但常常也是气血运行偏盛的热证。还有一些局部的小型炎症，在局部炎症明显，红肿热痛较重，但从全身整体看其危害性很小，不足以影响全身的体温，这只是局部的热证而不是全身的热证。机体呈热证状态时，其各种物质和水分的消耗是很大的。热证越重，气血逆偏亢进的程度越强，其消耗的能量物质和水分越多越快，也就是说对机体正气的消耗越大。如果达到一定极限时，由于机体的各种营养物质大量消耗，就会出现正气逐渐不支的状态，这时热证会向相反的方向转化。

二、寒证

寒证属阴证类。其病理概括地说就是机能抑制，温度降低。这个抑制和降低是超出正常范围的病理性抑制和降低。病因作用于机体发挥其损害作用时，或因其损害力较强，或因其长时间反复作用于机体，或因机体正气不足，这时引起机体的反应为消极反应。主要呈机能抑制，血管收缩，血流减慢，循环量减少，动脉供血减少，物质代谢降低，温度降低，机体气血运行代谢呈一派衰弱的状态。这种状态若呈全身性的，则气血逆偏衰弱也呈全身性的，其症状表现也是全身性的。若这种状态呈局部的，则气血的逆偏衰弱也是呈局部的，其症状表现也是呈局部的。

寒证的程度差别没有热证大，而且寒证以里部和枢部多见，常常是以里寒外热的状态存在。所以里寒证和枢寒证严重时表部温度不低或升高。较重的寒证温度低于正常，较轻的寒证温度仍正常。但这个正常是勉强维持的，一有寒冷刺激则呈难以支持的状态，寒证的症状便很快表现出来。如表寒证时患者手足较常人易冷或稍遇冷则肢节痹痛加重，里寒证时患者饮食稍冷则易腹胀腹痛或下利，枢寒证时背易恶寒而着衣较多。

机体呈寒证状态时，由于病邪的损害能力占了主动，使机体的机能处于被抑制的状态。机体的物质代谢能力降低，代谢量降低，产热减少，所以温度降低。这种状态越严重，机体越衰竭，重到极限可使机体代谢停止而死亡。但是，机体虽处于这种被动状态，却总是要努力发挥其潜能，努力转变其局面，或把寒证化为热证，或战胜病邪而痊愈。

热证和寒证是病理相反的两个证，是阳证和阴证的主要内容，是同一个事物的两个方面。一是机能兴奋温度升高，一是机能抑制温度降低，所以同一部位、同一时间不可能存在标准的两个证。

三、实证

虚证和实证不同于热证和寒证的关系。虚证和实证从字面上看好像是一个事物矛盾着的两个相反的方面，其实是截然不同的两个事物。它们之间没有对立统一的关系，但却常有因果关系，或由于虚证而引发实证，或由于实证而造成虚证。严格地说虚证和实证很难用阴阳属性来归类，因为它们不是一对矛盾。但是为了便于归类认识，我们勉强地把虚证归于阴证类，实证归于阳证类，但万万不可把它们的归类和寒证热证的归类等同看待。

实证的病理概括地说就是物质多余，障碍代谢。机体内无论是代谢前物质还是代谢后物质还是代谢中物质，一般可分为营养物质和有害物质。无论是什么物质，其在体内的数量超过机体整个代谢过程的能力或某个代谢阶段的能力，而堆积在体内成为多余物质，障碍了气血正常运行，破坏了气血的纯洁性和清洁性，障碍了机体正常的代谢，破坏了机体的正常生理功能，从而使机体形成病理状态时就是实证。在这种状态下，体内堆积的多余物质无论是什么物质统统都是有害物质，必须清除。造成体内物质多余堆积的原因很多，主要有以下几个方面。

1. 摄入过多

机体的代谢能力是有限的，其对营养物质的需要量是动态的有限的（如体力劳动强度大的需要多，体力消耗小的需要较少），同时机体对有毒有害物质的处理能力也是有限的。无论是营养物质还是有害物质，如果摄入过多超过了机体的代谢能力和解毒能力，或超过机体的需要量而积聚体内成为多余的物质，就会使机体发生病理变化形成实证。如暴食超过正常的消化能力而积聚于肠胃就会引起一系列以消化道为主的病理反应，又如摄入脂肪过多超过了机体的需要量而堆积在体内就会形成各种高脂肪的病变。

2. 代谢能力降低

无论什么原因使机体的代谢能力降低时，即使摄入的物质不多也难将摄入的物质正常代谢，造成物质堆积而形成实证。如结肠的蠕动减弱使粪便停留于结肠内造成实证。再如肾功能严重不全时，其排尿功能降低而造成水肿，或者使血液内的许多代谢后产物不能及时按量排出体外而形成尿毒症。

3. 病邪侵入机体

当病邪侵入机体，形成病理变化，破坏了机体的代谢机制，或使代谢机能增强而代谢产物骤增而成实证；或使代谢机能降低，气血运行缓慢，使机体不仅不能将病邪及时排出体外，而且使应排出体外的物质特别是有害物质也不能及时排出体外而形成实证。如当感冒病邪侵入肌表而发病时，破坏了汗腺的正常排泄功能，不仅不能将病邪排出体外，而且使汗液也不能及时排出体外而成表实证。

总之，简单地说，实证就是实有其物，这个物是多余之物，无论是什么物在这个意义上都是有害之物。这些物质堆积在体内或急性地或慢性地障碍和破坏气血的运行和代谢，就会引起机体的病理变化，所以必须针对性地采取适当的治疗方法将其排出体外。

四、虚证

虚证的病理概括地说就是组织松弛，功能降低。人体的结构是由细胞组成组织，组织组成器官，器官组成系统，系统组成三部，三部组成整体。由此看来细胞和组织的功能决定着器官乃至整体的功能。所以我们以组织的功能来认识虚证较为合适。前面我们讲过，三部的一个主要特性是柔和性，这个柔和性主要反映在组织上。组织通过正常的收缩和舒张来完成其应有的功能。若某种原因使组织收缩无力而出现松弛过度功能降低时就是虚证。造成组织松弛收缩无力的原因主要有以下几个方面。

1. 气血供应不足

组织收缩时需消耗能量，无论什么原因使气血供应不足时都会出现组织松弛，收缩无力。比如饥饿过度会出现全身无力。若是局部气血供应不足会造成局部组织松弛无力。如高血压时下肢的气血供应相对不足会出现两腿无力。

2. 组织利用气血的能力降低

在一些情况下（如糖尿病），由于组织利用气血的能力降低而出现虚证。

3. 排泄过多

如大量出汗，大量利尿，大量腹泻，大量失血等，造成气血津液大量丢失而形成虚证。

4. 消耗过度

劳累过度使气血大量消耗而致虚。特别是疾病的消耗如高热、癌症、结核病等大量消耗气血而成虚证。

5. 病邪的破坏

病邪直接破坏细胞组织而使组织收缩无力。如病毒性心肌炎。

总之，虚证是组织松弛，功能降低。其原因不是气血供应不足，就是组织利用气血的能力降低。

第四节　证的关系

证的类型即证的性质只有热、实、寒、虚四个证，除此之外再没有独立的证了。但是，在实际中证是非常复杂多样的。其复杂的一个主要方面就反映在证的关系上。这个关系也体现了证是运动着、发展着、变化着的状态。那么证与证之间的关系如何呢？我们从以下几个方面做一些归纳。

一、并存关系

并存关系是指同一时间在同一部位或不同部位存在相同或不同性质的证。这是实际中最多见的一种关系。就其规律性大致有以下几种情况。

阳病——在三部的某一部热证与实证同时存在时叫这一部的阳病。如表部的热证与实证同时存在叫表阳病。这样表部、里部、枢部共计有三个阳病，即表阳病、里阳病、枢阳病。

阴病——在三部的某一部寒证与虚证同时存在时叫这一部的阴病。如表部寒证与虚证同时存在时叫表阴病。这样表部、里部、枢部共计有三个阴病，即表阴病、里阴病、枢阴病。

以上三个阳病和三个阴病共计六个病，统称三部六病。这个"病"的概念是辨证意义上的病，它的内涵不同于具体辨病时的病，辨病时的病指的是具体的疾病，如肺炎、胃炎等。

合病——在三部不同部同时存在阳病或阴病时叫合病。比如表阳病和里阳病合病，表阴病和枢阴病合病。一般情况下合病的情况较少见，而不同部不同性质的合病更少见，而且这种合病常常是以某一部的病为主而另一部的病为次。

兼证——某一部的病与其他部的一个证同时存在叫兼证。如表阳病兼里实证。

合证——一部或一部以上同时存在相同性质或不同性质的证叫合证。如表热证合枢热证，表寒证合表实证等。在实际中这种状态最多。

牵连证——是指由于某部的病或证因果地影响到其他部而出现一个或多个证，只要治好某部的病或证而他部的证也随之而愈，他部的这个证叫牵连证。这个证与某部的病或证不是独立地存在，而是受某部的病或证的牵连而发，所以叫牵连证。实际中这种情况也较多见，但较难辨认。

二、排斥关系

排斥关系只有在热证与寒证之间存在，而且是有条件的，那就是在同一部位、同一时间不能既是标准的热证又是标准的寒证。因为热证和寒证的病理机制正好相反，所以在同一部位、同一时间不能存在两种相反的病理状态。如果同部位、不同时间那就可以此时是热证彼时是寒证，或在同一时间、不同部位也可以此部是热证彼部是寒证。比如当表部是热证时里部有可能是寒证，即所谓表热里寒证。不过这个热证在整体上看是假热证，后文将详细说明。

三、传变关系

传变关系指的是证在病位之间的传变，即证由某部传到另一部，比如表部证可传到里部或枢部。在传的过程中如证的性质没有变，如表热证传到里部仍是热证就是传。如果在传的过程中证的性质变了，如表热证传到里部变成了里寒证，就叫变。习惯上把这种关系称之为传变。

四、转化关系

转化关系是指证在本部位发展到一定程度向自身相反的方向逆转。比如枢部的热证发展到极点就向寒证转化。

五、因果关系

因果关系是指一个证的形成是以另一个预先存在的证为原因

的。比如因虚证而形成实证，因实证而形成热证等。

六、模糊关系

这种关系主要存在于热证与寒证之间。标准的热证和寒证不能同时存在于同部，但当它们处于相互过渡阶段即中间状态时便呈现一种似热似寒又非热非寒的模糊不清的关系。比如热证发展到一定程度就要向寒证转化，此时便会隐隐出现一些寒证的表现。有时病邪一侵入机体就会出现这种病理状态，我们把这种病理状态叫并病，并病出现在哪部就叫哪部的并病。人体共有三个并病。

第五节　证的治疗原则与方法

认识证的目的是要针对性地制定治疗原则与采取治疗方法，把机体的病理状态调整到正常而将疾病治愈，使身体恢复健康。不同的证所采取的治疗原则与方法不同。

一、热证的治疗原则与方法

热证的病理是机能兴奋，温度升高，所以治疗原则就是抑制机能，降低温度。具体的方法有以下几种。

1. 清热

清热是治疗热证最常用的方法。清热的作用重心在抑制机能上。清热时主要用的是寒性药物，这类药物都有使机体的整体的或局部的机能抑制、血管收缩、血流减慢、动脉供血减少、缓解动脉性充血、物质代谢降低的作用，从而使温度降低。这样使兴奋的三部和缓下来，沸腾的气血平稳下来，气血的逆偏消除，人体的基本矛盾恢复正常，于是身体恢复健康。

2. 散热

这种方法主要是用于表部的热证。散热是用发汗药使表部出汗，在通过排汗祛除病邪的同时把热量带走，使表部的温度正常，功能恢复正常。但是，发汗药大多是温热药，它们是使表部的血管扩张，血流量增大，汗腺开泄，汗液分泌增多而发汗，岂不是热证用了热药吗？是的，是热证用了热药。但是这些热药给表部增加的热量比起其发汗带走的热量要少得多。所以患者服发汗药后总有短暂烦热感，但随着汗液的排出温度逐渐恢复正常，就会脉静身凉感到舒适爽快了。另外，枢部的热证如接近表部时也可用散的方法从表部把热散走。

3. 泻热

当里部呈热证或枢部的热接近里部时，在用寒药清热的同时可适当用些泻药，加大排便量，使热随着大便排出体外。

4. 滋阴

由于热证消耗，使体内的津液营养大量耗损而形成阴液不足，或患者平素机体就有阴液不足的病理状态，今又患热证。在这种情况下阴液不足是矛盾的主要方面，就要用一些有滋补作用的凉性药物滋阴，阴复热自平。

二、寒证的治疗原则与方法

寒证的病理是机能抑制，温度降低，所以治疗原则应该是兴奋机能，提高温度。

所有的温热药都有兴奋机能、扩张血管、加速血流，使动脉供血增加、代谢增高、产热增加、温度提高的作用。所以使用温热药能使气血的运行和代谢由病理的抑制状态恢复到正常的兴奋状态。这种治疗方法叫温法。寒证在三部的治疗方法大致相同，都用温法，细研究起来略有不同，在以后的章节里将详述。

三、虚证的治疗原则与方法

虚证的病理是组织松弛，功能降低，所以治疗原则是恢复张力，增强功能。

治疗虚证是用补法。凡是补药都能通过作用于细胞而增强组织张力和提高组织利用气血的能力，从而使组织、器官、系统乃至三部的功能恢复正常。

但是，虚证形成的原因是很多的，治疗虚证时病因治疗很重要。比如因实致虚，实证不去虚证永远好不了，若纯用补药易出变证。所以应虚实同治或先治实证后治虚证。如是营养偏废或积劳过度，则必须在药补的同时指导患者调配补充营养和适当休息。

四、实证的治疗原则与方法

实证的病理是物质多余，障碍代谢，所以治疗原则应该是排出多余物质，通畅代谢途径。

治疗实证的方法很多，而且往往需要多方配合治疗。比如摄入过多就应该减少摄入量。若是由其他证所形成的实证又需配合治疗其他证的方法。就单纯治疗实证的方法也需根据多余物质所处的部位和物质的种类以及正气的强弱而采取不同的方法。

1. 发汗

发汗主要适用于表部的实证。表部的实证主要是汗液在表部的多余堆积。当病邪作用于表部时，使表部组织收缩，汗腺封闭，汗液不能正常排泄，与病邪共同堆积于表部，障碍了表部气血的运行和代谢，引起了表部一系列的症状。此时用发汗药使表部组织松弛，血管扩张，气血循环增强，汗腺开放，从而把汗液和病邪一起排出体外。畅通了表部气血的运行，恢复了表部的正常代谢和功能，这种治疗方法也叫解肌发汗。

2. 泻下

泻下主要适用于里部下段的实证，重点在结肠。当结肠部位堆积多余物质时，这些物质不仅障碍了里部的消化排泄过程从而使消化功能降低，而且这些物质大都是有害物质，反被里部吸收入血循行全身而使自身中毒。这时就要用泻下药促进结肠蠕动，增加大便排出量而达到泻实的目的。

特别要说明一下的是，机体时刻向肠分泌大量的液体来稀释食物以利消化吸收。这些液体在向小肠下段特别是结肠的运动过程中，大部分逐渐被重吸收。当使用下法时，使这些水液向下的运动速度加快，向体外的排出量加大，机体的重吸收减少。这样不仅使肠内多余的物质排走，同时把其他两部的多余物质也能通过里部排出体外。比如治疗胸水、腹水、尿毒症、水肿、瘀血、高血脂等，适当应用泻法效果也很好。所以泻法是治疗实证的适应证最多、应用范围最广的一个方法。

3. 消减

消减主要适用于多余物质堆积在体内时间较长，或者是正气已虚不胜急泻的实证。比如积聚日久的胸水、腹水或一些肿瘤及各种增生等，用急取的方法往往反伤正气，就需用逐渐消减的方法。

4. 活血逐瘀

活血逐瘀主要适用于血液流动发生障碍的实证。无论什么原因使血液在血管内特别是在小血管和微血管内流动的速度减慢到正常值以下而出现郁滞的状态，都叫郁血。郁血时血液内的物质容易沉积进一步影响血流的速度。这时就要用加速血流速度的药物加快血流速度，从而把更多的营养带给组织而把多余的物质带走，这就是活血。如果局部微小血管内的血液几乎不再流动，甚至呈凝固半凝固状态而失去血的生理意义，或血管破裂血液溢出血管到了组织间，呈凝固半凝固状态失去血的生理意义时，叫瘀血。这时就要用能溶解这些瘀血的药物使之溶解并被组织吸收运走，这就叫化瘀。在用活血化瘀的方法时往往要适当配合下法以使多余的物质有出路排出体外。

5. 理气

理气主要适用于微循环物质交换发生障碍而使组织间多余物质堆积，进一步障碍物质交换的实证。机体代谢所需物质是以液态从微动脉进入组织间，代谢后再以液态回到微静脉和淋巴管。在组织间，物质的进入和带走是平衡的。当某种原因特别是精神因素使微血管和淋巴管以及组织痉挛而影响物质出入时，容易使组织间的物质交换减慢，使应该带走的物质特别是代谢后的产物不能及时带走，滞留于组织间或微血管、微淋巴管内，叫气滞。这时组织代谢减慢，营养利用率降低，代谢前后产物堆积。治疗时就要用理气的药物使微血管、淋巴管以及组织的痉挛缓和，组织代谢加强，物质交换通畅加快，营养物质充分利用，代谢产物及时运走。这种治疗方法叫理气。

6. 祛痰

祛痰主要适用于痰液积聚于呼吸系统内的实证。痰这种病理物质在体内什么地方都可能存在。在其他部位的可用上述各种治疗方法祛除。对呼吸系统内的痰就要用药物制止其继续分泌，并改善黏膜功能，使黏膜与已经分泌附着于黏膜上的痰分离，把痰排出体外。这种治疗方法叫祛痰。

7. 利尿

利尿适用于泌尿系统利尿功能障碍，使体内多余的水液不能排出体外而积聚在体内的实证。当泌尿系统主要是肾脏的利尿功能降低时，体内多余的水液就不能及时排出体外而积聚于体内。同时，一些应随尿排出体外的多余物质也不能及时排出体外而堆积于体内，这些多余的物质障碍了机体正常的代谢。这时就要用加强利尿功能的药物使尿液排出增加，把体内多余的水与应随尿排出的物质排出体外。这种治疗方法叫利尿。

值得说明的一点是，即使肾脏的排尿功能正常，但体内的一些多余物质（如一些毒性物质）需及时从尿排走时，也可用利尿法加大肾的排尿量而将体内的这些多余物质随尿排出体外。

8. 催吐

催吐是用有催吐作用的药物把胃里自身产生的病理产物，或刚刚进入胃里的多余或有毒有害物质吐出体外。这种治疗方法随着现代医学的发展一般不使用。若在紧急情况下可适当使用。

第六节　病的概念

"病"这个名词在中医学里有两个内容不同的含义，一个是辨证意义上的"病"，一个是辨病意义上的"病"。在前面第三章第四节里谈到的"病"是辨证意义上的病。寒证与虚证同时同部存在时就是阴病，在何部就是该部的阴病，热证和实证同时同部存在时就是阳病，在何部就是该部的阳病，所以三部共有六个典型的病。由此看来辨证意义上的"病"的内涵是证的性质即疾病的性质，而不是某个具体的病名。辨病意义上的"病"是辨别具体疾病时的病，其内涵是某脏某腑某个部位或整体的具体疾病，如肿胀、肺痈、咳嗽等。但在当今，这样辨病已经很落后了。西医学的病名科学具体并且已经大众化了，如感冒、气管炎、胃炎等，一般的老百姓都这样叫并对一般常见病都有所了解。所以临床辨病时应以西医学的病名辨清具体疾病。

那么，我们是应该辨证呢还是辨病呢？

我们的原则是辨证辨病相结合。要在辨证的基础上辨明疾病，辨病的基础上辨明证候。如只辨证而不辨明病，治疗就带有一定的盲目性，对疗程和预后心中没数。比如发热，虽然辨清是什么证候的发热，但没有辨清具体疾病，治疗就有一定的盲目性。若是一般感冒的发热就易治，如是某一部位的急性感染性疾病，疗程就可能长一些。如是急性恶性肿瘤发热，那治疗后果可想而知。又比如胃痛，一般胃炎较好治，若是溃疡疗程就要很长，若是胃癌那治疗就会很难。但是只辨明疾病而辨不清证候那治疗更有一定的盲目性，甚至会越治越重，因疾病是在一种证候状态中产生发展的。若不针对性地治疗这种证候状态使之恢复正常，那这个疾病也很难治愈。若因投药和证候有误，那就会使这种证候状态加重而使该疾病加重。

所以，正确的诊断方法：首先要依靠现代医学的诊断技术把疾病诊断清楚，再用熟练规范的中医辨证方法辨明证的性质与部位。这样才能诊断准确，治疗正确，疗程和预后心中有数，疗效可靠。

第四章 病 因

凡是能使机体发病的因素统称为病因。具体点说就是凡能作用于机体，破坏三部和气血的生理特性，使三部气血出现逆偏，从而破坏人体的基本矛盾使之失衡的一切因素都是病因。

第一节 病因的分类

能使机体发病的因素是很多的，随时随地存在于机体内外。为了便于认识，我们大概将其分为两大类和若干小类。

一、先天因素

先天因素是与生俱来，即遗传而来的。先天因素又可分为显性因素和隐性因素。

1. 显性因素

显性因素是先天遗传下来的明显的三部结构异常和气血成分异常。三部结构异常如先天性室间隔缺损、脊椎裂、先天性大脑发育不全等。气血成分异常是母体把致病因子经气血遗传下来，出生后在一定的时空条件下发病，如梅毒等。这些因素在人出生后能用各种检测手段检测出来，所以叫显性因素。如果身体存在这些因素那机体的基本矛盾生来就不平衡。在出生后的生活中，一旦遇到较恶劣的环境就易发病，甚至其本身就是疾病（如先天性心脏病）。因此，这些人一出生就要针对这些致病因素进行治疗。

2. 隐性因素

隐性因素是先天遗传下来的体质的个体特点，即三部与气血的个体特点。一个人被遗传下来的体质的个体特点有正面的特点和负面的特点。正面的特点成为出生后身体健康的基础，而负面的特点则成为出生后容易发病的基础，这就是隐性因素。从这个意义上讲，这些负面特点就是弱点。这些弱点不论是从三部上还是从气血里，用现有的检测技术检测是没有异常的，所以叫隐性因素。这些因素对机体不仅是易发病的基础，而且对发病后的病位病性有着一定的规律性影响。这对临床上的诊断和治疗有一定的参考意义。

机体具有遗传性弱点的人，其三部气血的生理特性是正常的，只是在正常的基础上有着个体差异。比如体型的胖瘦，一般地说体胖的人易患心脑血管疾病，而体瘦的人易患传染病和肠胃病。体胖的人易患实热证而体瘦的人易患虚寒证。具体到三部气血乃至某一个系统某一脏腑的遗传弱点更多。如表部功能先天遗传不良的人就易患外感病，里部功能遗传不良的人易患肠胃病。再具体点讲如糖尿病、肝病、肾病等都可能有家族史。确切地说不是遗传糖尿病、肝病、肾病，而是这些器官如胰、肝、肾等本身的质量和功能先天就不够良好，因而在后天致病因子的作用下就易于患该器官的疾病或由该器官的功能低下造成的疾病。

个人的性格对疾病的发生和发展也有一定的影响。一个性格开朗、心胸宽广、心地善良的人在同等条件下患病较少。而性格内向、心胸狭窄、多愁善感的人在同等条件下就容易患病，且患病后较前者难治。但是一个人的性格是与生俱来的，虽然后天环境的影响及个人的努力修养也能使其有所改变，但那只是量的问题而不是质的问题，一旦遇到特殊一点的或严重一点的问题就由不得自己了。

以上这些先天因素往往不被医生和患者重视，但却是一个很重要的因素。作为一个医生，如果注重了这些因素与疾病发生发展的内在规律，对临床诊断疾病会有一定的指导作用。如有了一定的经验积累，即使对一个没有患病的人也可以一般地预测他未来可能患什么病，应如何预防。

二、后天因素

后天因素是指人出生后来自自然界、社会及家庭的能使机体发病的因素。

1. 自然因素

人的生命是大自然给的，又在大自然的养育中生长壮老已。自然界的一切对人体本来是有益的，是人体生命的依赖，但是当人自己调摄不周或自然界的变化急剧，使人体难以适应而发病时，自然界的各种因素就可能成为侵害人体使之患病的病因。

（1）气候：气候是自然界的风、寒、暑、湿、燥、火，也叫六气，这是自然环境的主要内容。在正常情况下，六气对自然界的一切生物都有养育作用，如果没有六气也就没有任何生物了。但是，当这六种气候变化急剧超过人体的适应能力，或因人自己调摄不周，或因机体抵抗力下降不能适应正常的气候时，机体就会发生疾病。在这种情况下六气就成为致病因素而叫六淫了。

在六淫里"火"其实也是热。因为热为火之渐，火为热之极，在一般的自然气候下只是热而已。热和寒是性质相反的两个病因。热和寒是指人所处的环境的温度的高低而言，亦即周围空气的温度。适当的温度本是一切生物生存繁衍的必要条件，但是当温度的升高或降低超过了人体的适应能力，或人体自身适应能力低而难以适应正常的温度的升高或降低，或人自己调摄不周而被正常的温度升高或降低所伤时，温度的升高或降低即热和寒就成为致病的因素了。自然界温度的规律性变化如一年四季的变化和一天早午晚夜的变化都是由地球的公转和自转形成的，非规律性的急剧变化是由阴晴雨雪形成的。过热和过寒对人体都不利，但主要伤害人体的是寒。所以人们采取了许多方法对付寒对人体的损害，如穿衣、取暖等。但是机体代谢所产生的热是抵御环境中的寒的主要力量。

在寒和热的过渡阶段亦即中间阶段是非寒非热的阶段。这个阶段稍偏于寒时是凉，稍偏于热时是温。按说温是人体最适宜的环境温度，但是由于人体生物钟的作用，人体对环境温度的变化已形成了规律性的适应能力。如果气候变化的规律出现反常，在这个阶段过凉或过温机体反而难以适应而发病。

湿和燥是指环境中的湿度而言，亦即周围环境中的水分含量。空气中的湿度对一切生物也是有益的必不可少的，但人体有自己所需要的湿度。如果周围环境中的湿度如空气、衣被等的湿度过高，那么这些水分会侵入机体而发病。但空气中的湿度过低又会使人体表部与空气接触的皮肤、黏膜干燥，尤其是呼吸道的黏膜更易干燥而发病。

风是由空气的温度变化而形成的，是由热空气上升冷空气流来补充的对流形成的。所以无论什么时候的风，多么大多么小的风在当时带来的都是寒或凉。同时风在对流时又可带走水分和热量。当风经过人体时把人体表部的热量和水分带走，使人感到有凉意或寒冷。所以风在损害人体时往往是以寒的性质损害。

暑是湿和热的结合而不是独立的一个气候。

必须提出的一点是当六淫存在对人体不利时，可能对其他生物是有利的。特别是对那些对人体有害的致病微生物往往如此。如寒冷对人体不利，但感冒病毒却不怕寒冷，所以冬天人们易患感冒。春天温燥对人体不利时，对一些感冒病毒或一些传染病的致病菌却是有利的，所以人们又易患一些传染病。而且风的流动又帮助了致病微生物的运动，使之到处传播。从这个意义上讲六淫对人体的伤害有其直接作用又有间接作用，是使人体患病最多最广的病因。

（2）生物因素：生物因素主要是致病微生物，如各类细菌、各类病毒，还有一些较大的生物如蛔虫、血吸虫等。微生物侵犯人体的主要损害是直接损害三部，使三部的结构发生改变，如发炎的水肿、变性、坏死以及一些增生等，从而造成三部气血的逆偏。各种生物特别是微生物主要是依赖气候作为自身的生存繁殖环境和依赖气候作为媒介而侵犯人体致病的，更主要的是各种微生物常常是在气候伤人的同时或基础上侵犯人体而致病的，所以微生物致病后所引起的证与气候伤人引起的证往往是一致的。因此，从这种意义上讲把微生物与气候因素一起看待也是可以的。

（3）饮食：饮食是人生活的必需条件，也是人生活的一大享受，但也是损害人体的一大原因。

饮食来源于自然界，是人体生存的物质基础。但是饮食的摄入应量出而入，使体内物质代谢的出入平衡。科学地讲，为了健康，在平衡的前提下摄入宜少而不宜多。

饮食物的过多摄入是造成体内实证的主要原因之一。一时性的过多摄入超过了里部胃肠的消化和转输能力，不能按时将饮食物消化转输而停滞胃肠，停滞的饮食物又进一步抑制了胃肠的蠕动，使饮食物较久地停滞于胃肠造成了里部的实证。长时间的过多摄入，特别是一些高蛋白高脂肪食物的过多摄入，虽然里部代偿地将这些过多的食物消化转运走，但最终的结果也是很不好的。

第一，因为食物摄入过多而胃肠的消化能力有限，这些过多的食物常常得不到完全的消化，而是分解成一些成品和半成品被吸收。特别是那些半成品被吸收后大大加重了肝脏的工作量。当肝脏也无力全部处理这些半成品时，这些半成品就会经气血运行到全身各处。这些东西对身体是非常有害的。

第二，即使是分解完全的成品，在体内积蓄过多必然破坏了气血的清洁性和纯洁性，使气血的固体成分甚至是有害物质增多。这些物质进一步沉积于血管内外组织间，障碍了气血的运行和代谢，使三部得不到充足的新鲜气血的供应，破坏了三部的结构与功能，造成了全身的实证。进而由实证造成其他证，使机体形成了寒热虚实错杂并存的病理状态。于是就会产生各种功能性和器质性疾病。当然，长期的饮食物摄入不足也会造成营养不良气血不足，使机体形成虚弱的病理状态而出现各种疾病。但是，以当今社会的物质生活水平，很少有这种情况，而前种情况却比比皆是。

另外，谈一下饮食物的温度问题。一般说饮食物的温度以略高于腹腔的温度为宜，如过热易烫伤食管。但是人们除非是在过度饥饿的情况下是不会过热地吃食物的，而冷食冷饮却成了人们的一大嗜好。冷食冷饮偶尔吃一点喝一点还可以，但经常地大量地摄入冷食冷饮对胃肠的伤害就大了。热胀冷缩是物质的一般规律。当冷食冷饮刺激肠胃时，引起的是胃肠组织血管等的收缩和痉挛，这样使胃肠的气血运行供应受到了障碍。长期如此就会使胃肠的结构失和而功能降低，造成里部的虚寒证。若是成年人胃肠发育成熟、功能健旺尚受害不深，特别是儿童或幼儿，其脏腑娇嫩，而家长溺爱使其贪食冷食冷饮无度，所以受害极深。这应该引起家长和社会的注意，医生在临床上更应该特别注意。

（4）理化因素：在科学技术日益发达的今天，科学给人们带来的幸福日益增长，但理化毒物对人体的危害也有所加重。如空气的污染，水的污染，农药对粮食蔬菜的污染，甚至一些伪劣食品上市，都对人们的身体有所损害。有些损害是慢性的，如空气、水的污染。有些是急性的，如食物中毒等。这些病因都是先破坏气血的生理特性进而破坏三部的生理特性，临证时也应加以注意。

2. 社会因素

社会因素是指社会及家庭的各种矛盾，作用于人的心理使心理发生异常而发病。异常的心理作用于三部使三部失和，三部失和造成气血失平，从而使人体的基本矛盾失衡而患病。所以，就患者自身而言也可叫心理因素。

人生活在社会中，各种社会矛盾、家庭矛盾无时无刻不在刺激着每一个人。这些刺激有良性和不良性的，都是刺激人的心理。良性刺激对人体是有益的。凡是使人高兴愉快的刺激都是良性刺激。当人愉快时三部的各种组织柔和，气血运行流畅，机体处于一种愉悦柔和的状态中。不良的刺激对人体是有害的。不良刺激作用于人的心理就会使人产生不良的心理变化，这种不良的心理可以称作病态心理。病态心理主要有愤怒、急躁、紧张、忧郁、悲伤、惊恐等。这些病态心理发生在人的大脑和心脏。可以说轻一点的在大脑，严重的就在心脏。比如遇到不愉快的事情，轻一点的人们习惯上称伤脑筋，严重的就说很伤心。大家可以体验一下，当你极度思念你的亲人或你的亲人有大灾难而你心痛时，你的这种感觉是在心脏，当你对某人十分憎恨时其感觉也在心脏。

当病态心理发生时，不同的病态心理必然要相应地作用于三部，使三部的生理特性失和，或使某局部的组织痉挛收缩，或使某局部的组织弛缓扩张，或使三部都痉挛。这样使得气血在三部里的运行或此多彼少，或此少彼多，或全身都少，这就使三部气血发生逆偏。这种逆偏如果是一时性的或较轻微的，那机体自身很快就调节过来了，如果是急剧的或者是经常反复发生，那机体就调节不过来了。于是机体长期处于三部气血逆偏状态中，慢慢由量变到质变而发生器质性病变。

在社会因素中虽较次要但必须提及的一点是劳累。人在社会劳动中，无论是体力劳动还是脑力劳动，是主动的劳动还是被动的劳动，必须强度适宜，劳逸结合。如果劳动强度过大或劳动时间过长，人体得不到休养，也会破坏三部气血的和平状态而患病，因劳动本身就是由三部气血完成的。过强过长的劳动对三部气血就是摧残，尤其是对内脏的摧残，因为长时间过强的劳动使得气血一直供应表部而无暇供应内脏，长期如此内脏就会衰败。

3. 机械因素

机械因素是指各种机械性损伤，这个因素不必多说。

第二节　病因致病的特点

病因侵犯人体致病时，因病因的性质不同其对机体损害的情况也不同，是各有其特点的。但是，这些特点是就病因而言的。这些特点能否充分表现出来，主要是看机体正气的强弱。机体正气旺盛，无论什么病因侵犯机体，其表现往往是轻微短暂的，很快就会表现为阳性反应的热证、实证。若机体正气衰弱，那无论什么病因侵犯机体，往往容易形成阴性反应的寒证、虚证。尽管如此，认识病因致病的特点对临床诊断认识和治疗疾病还是很重要的。

一、先天因素

先天因素中的显性因素本身就是疾病。人出生后，由于这些疾病的存在常常容易引发其他疾病。

隐性因素是先天遗传下来的体质弱点，即个体在三部与气血方面的弱点。这些弱点往往是后天患病的内因。

从三部上讲，表部功能先天较弱的人，一生中易患感冒、鼻炎、气管炎、肺部疾患等表部疾病。枢部功能先天较弱的人从体形上比较瘦小而弱，心血管的循环功能较弱，其在生活中既不耐寒又不耐热，脉多见沉细弱，其患病时易患枢部的虚寒证。里部功能先天较弱的人其体形修长，仰卧时腹呈扁舟形，脸形上宽下窄，下颌较尖，口唇较薄，脉多弦，其喜欢冷食冷饮而不耐冷食冷饮，在生活中秋冬较舒服，春夏较难受。

那么，一个人的先天因素与上述相反，三部气血的功能很健旺就不易患病吗？不是的。任何事物都有两面性，有有利的一面就有有害的一面，这就要看这个人的后天调摄了。一个表部功能健旺的人，如果依仗自己表部功能健旺而不避风雨寒湿，久之反受其害。一个里部功能强健的人，容易多食以致贪食，尤其易贪食肥甘厚腻，这就容易给全身造成实证。一个枢部循环系统功能健旺的人，其表部和里部也健旺，这样枢部从表部和里部吸收的物质也特别多，这就使血的黏稠度升高，形成血管硬化而发生心血管病和因血黏稠度高而引发的其他疾病。而且这类人有病也不在意，既不就医也不注意调摄，常常我行我素。相反那些先天遗传有弱点的人，常常身体欠佳，有病愿早治，生活注意调摄，反而不易患大病。在生活中我们常常见到这样的情况：那些外观上健旺，饮食量大，贪食肥甘，不易生病的，往往一发病就很急重，以实热证为多，心脑血管发病较多，甚至猝死。而那些经常生病不断就医，生活注意调摄的人反而寿命较长。所以应辩证地看待问题，临床接诊每个患者时都要仔细观察这些情况，做到治疗、宣教同时进行。

二、自然因素

关于自然因素，主要谈一下气候因素。

寒：寒邪伤人，所伤之处机能抑制，组织收缩痉挛，血管收缩痉挛，血流减慢，供血减少，使组织缺血缺氧，气血的运行代谢减慢降低，产热减少，温度降低。其主要自觉症状是恶寒、疼痛。

热：热邪伤人，所伤之处机能兴奋，组织松弛，血管扩张，血流加快，动脉供血增加，甚至有充血现象，物质代谢增强，气血运行和代谢呈亢奋增强状态，产热增加，温度升高。主要自觉症状是恶热、烦躁。

湿：湿邪伤人，所伤之处组织间病理水分增加，障碍气血的运行代谢，使代谢产物不能及时运走，与湿共同障碍代谢，且黏腻难除。主要自觉症状是重着、疼痛。

燥：燥邪伤人主要是使人体表部的水分大量蒸发而使皮肤干

燥，同时和空气直接接触的黏膜水分也大量蒸发而使黏膜干燥枯涩。主要症状是燥咳、燥渴。

风：风邪伤人主要是通过对流带走人体的热量和水分，所以风邪伤人的特点近似寒邪，易使组织收缩痉挛而出现疼痛、恶风。

以上病邪伤人常常不是一种病邪单独伤人，而是两种或两种以上复合伤人。最多见的是风与其他各邪的复合，如风寒、风热、风燥、风湿等。两种以上复合伤人也常见，如风寒湿、风热燥等。总之，除寒和热不能同时间同空间伤一人外，其他都可以复合伤人。特别要强调的一点是，伤人最多的是寒邪或者说风寒。

三、社会因素

愤怒：当一个人发怒时，其枢部的功能极度增强，心跳加快，心肌收缩力加强，心输出量增多。但这时其里部的各脏器却极度抑制，组织收缩，血管收缩，腹主动脉收缩，使走向里部及经腹主动脉走向下肢的血液反而大大减少。大量的血液涌在胸腔（如肺、气管、纵隔、胸膜等）和走向了表部（主要是头部及上肢）。这时胸腔充血而温度升高，特别是大脑充血而使颅内压升高和颅内温度升高，使机体大脑与足的温差急剧加大。正常时大脑的温度为38℃，而足的温度为36℃，此时大脑的温度可能升到39℃甚至更高，而足的温度可降到35℃甚至更低。这就形成了上热下寒，胸热腹寒的气血逆偏状态，重者可能脑出血或咯血吐血，这是急性的三部气血逆偏。此时，其人如能将此怒气发泄出来，如争论、吵闹或打骂等，那么，里部就会松弛，心脏的兴奋也会渐渐平静，胸腔的气血会逐渐散开，大脑的气血会逐渐下降，脑压和温度逐渐降至正常，三部气血恢复和平状态，其人也感觉轻松下来。若是怒而克制或敢怒不敢言，强压怒火，那三部气血的逆偏就会持续很长时间，对身体的残害就很严重了。即使愤怒的程度不严重，或虽能发泄，但若长期反复发怒，对机体的残害也是严重的。

急躁：人急躁时三部气血的逆偏与愤怒有些近似，但程度轻而缓。此时里部也是收缩状态而气血偏向于表部，枢部的气血运行也稍加强，使机体呈以外热上热为主的状态，这是气血较轻微较缓的逆偏，过后会恢复正常。但若长期、经常而反复急躁，可使三部气血的逆偏呈难以复常的而且是渐进的渐重的逆偏状态，对机体呈渐进渐重的损害。

紧张：紧张使气血的逆偏稍近似急躁，可形成以外热上热为主的状态，但其一个特点是易使气血逆偏出现紊乱的状态。长期而过度的紧张易使大脑的功能失调进而使内脏的功能失调，最主要的是易使心跳中枢的功能失调，从而使心脏功能失调，使心律出现忽快忽慢的不齐，心肌收缩出现忽有力忽无力的紊乱。这样心脏单位时间内的输出量减少，使全身供血不足。这就会由枢部的功能不足影响到表里两部的功能不足，造成全身性慢性气血逆偏。

忧伤：忧是忧郁，伤是悲伤，虽是两种情志，但气血逆偏的病理基本相同，这是损害身体最多最普遍也是最严重的情志。这是情绪极低沉极不高兴的心理活动。悲伤是重度忧郁的一种发泄，如真大哭一场能使极度的忧郁得以暂时缓解。当一个人忧郁悲伤时，三部呈收缩痉挛状态，功能处于抑制状态，心血管系统包括淋巴系统痉挛使枢部的功能降低。胃、肠、肝、胆、胰等组织及血管的痉挛使里部的功能降低，肺与表部组织及血管的痉挛使表部功能降低。这样三部的功能全部降低，全身处于偏于抑制的状态，即呈慢性郁血状态。同时淋巴系统痉挛也使淋巴液回流受阻，从而使人体的免疫力受到损害。特别要强调的是这种气血郁滞状态的重心部位是在胸腔和横膈上下，因胸腔是气血的发源地，胸腔及其邻近的器官本来气血就多，如心、肺、纵隔、横膈、肝、脾、胃等，这些都是人体的重要脏腑器官。忧郁悲伤过度时，这些脏腑器官郁血严重，重度缺氧，时间一久则易受损而发生病变。

过分忧郁悲伤而造成上述病理状态时，若人能将其忧郁悲伤之情与事向亲友倾诉，则这种病理状态可不同程度地得到缓解而减少发大病的机会。若此人的忧郁悲伤之情与事不便向他人倾诉，或因本人性格内向不愿向他人倾诉，自己又无法排解，只是暗自忧郁悲伤，那这种病理就得不到缓解，而且越结越顽固，最终必出大病，这种情况是最可怕的。

惊恐：惊是突然受惊，恐是害怕。在和平环境下惊恐对人们的伤害不多。突然的惊吓可使人体的三部突然松弛而功能减低。若是突然的强烈的惊吓能使三部即刻极度松弛导致功能丧失而休克死亡。长期的恐怖也容易使三部逐渐松弛而功能降低。惊恐强烈过度时，表部松弛而出虚汗，里部松弛而大便失禁，枢部松弛而小便失禁，心跳减慢或心跳骤停。

以上谈的这些心理活动即情志变化对人体都是不利的。这些不良心理的强度和频度如果是一般性的，是在人们的生活中偶尔有一点较弱的情志变化是无大碍的，机体本身很快就会调节过来恢复正常。但是，如果这些不良的心理是很强烈的而且是长时间地反复发作，最终都会引起大脑中枢神经系统功能的紊乱。比如过度兴奋的失眠，外周血管痉挛的高血压，胃肠系统功能紊乱的消化不良等。尤其严重的是心跳中枢功能的紊乱，它使心脏功能紊乱。首先是心律的紊乱，出现忽快忽慢的现象，甚至出现早搏、间歇等严重的紊乱。其次是心肌收缩力的紊乱，心肌收缩出现时而有力时而无力的现象。这样使心脏功能大大降低，血液的总循环量减少，气血运行的速度减慢，使全身处于慢性缺血缺氧的状态，这是百病丛生的一个重要的根源。

这里顺便说一下性格对情志的影响。不良心理的产生虽然是来自社会矛盾的刺激，但对这些刺激反应的强弱却与个人的性格修养有关。对同样的刺激有的人发怒而有的人却不以为然，有的人易忧郁而有的人不当回事，有的人紧张急躁而有的人按部就班。所以在临床上用药物治疗的同时应对患者做好心理上的疏导。

劳倦：人在体力劳动时主要是表部的骨骼肌参与，要消耗大量的气血，所以枢部和里部就要优先供应表部。脑力劳动时主要是脑和表部参与，所以枢部和里部又要优先供应脑和表部。如果长时间的高强度的劳动不仅要消耗大量的气血，而且使枢部和里部得不到充足的气血供应和充分的休养。长期如此，首先损伤的是里部，继而损伤枢部，慢慢地全身都会衰竭。所以劳逸结合是很重要的。

第三节　病因致病的关系

病因致病的关系主要是指病因致病时它们之间的相互促进关系，也就是内因与外因的相互促进关系。

内因是指机体的健康状态，也就是抵御病邪的能力。外因是指体外的各种致病因素。就一个出生后的人来说，内因又分绝对内因和相对内因，外因又分绝对外因和相对外因。

所谓绝对内因就是人的先天因素，也就是遗传因素。因为它是与生俱来的，出生后绝对存在的，所以称绝对内因。所有的先天致病因素无论是显性因素还是隐性因素，无论是三部上的因素还是气血上的因素，都是绝对内因。人一出生后，这些因素就是人体患病的根据。所不同的是显性因素本身就是疾病，更易遭致后天病邪的侵袭。隐性因素是受遗传因素的影响，机体的体质或整体或局部地存在一些弱点而容易受到后天病邪的侵袭。

相对内因是由于后天的致病因素或者是急性的损害后使身体在一段时间内处于恢复阶段而不正常；或者是缓慢地经常不断地损害身体，使身体长期甚至是渐重地处于不正常的状态。这些情况下，机体的正气较长期地处于衰弱状态而容易再被新的后天致病因素侵入，进一步损害机体。机体的这个不和平的内环境原本是没有的，是经过后天致病因素的损害而造成的，只是与新的外因的侵入相对地存在的内因，所以称相对内因。这个相对内因在这个意义上已经成了致病的根据了，新的外因要通过它起作用而致病。

绝对外因是指所有的后天因素。因为这些致病因素都存在于人出生后的周围环境中而非体内自身就有，所以称绝对外因。而相对外因是针对相对内因而言的。因为相对内因是由绝对外因损害身体后而形成的，而相对外因则是在相对内因的基础上新的外因侵犯机体而致病，所以称相对外因。

病因致病时它们之间的关系概括地说就是一句话，内因是致病的根据，外因是致病的条件，外因通过内因起作用而致病。这是在事物矛盾的一般规律内讲的，如果从矛盾的特殊性上讲就超越了这个规律了。比如剧毒对机体的损害致死，外伤对身体的伤害等，在这些情况下内因就不重要了，这是事物的特殊情况。

从矛盾的一般性上认识内外因的关系对预防和诊治疾病有很大意义。从预防上讲，我们要尽量避免内因的形成，比如优生可避免绝对内因的形成，后天的精神、饮食、劳逸、起居的调养以及有病早治等可大大减少相对内因的形成。特别是精神和饮食的调养，是当今社会人体相对内因形成的两大主要原因，需特别注意。从诊治疾病上讲，如能充分认识一个人的绝对内因和相对内因，在诊断疾病的病性、病位时准确性会大大提高。在治疗时则更能将旧的病理和新的病理相结合，治疗会更准确、更全面、更彻底，并能指导好患者的病后调养，同时对疗程和愈后的估计也能更准确、明确一些。

第五章 三部急性六病的分证

病因作用于机体破坏了机体三部气血的和平状态，造成了三部气血的逆偏状态，这个气血逆偏的来势有快有慢、有急有缓，一般分为急性、亚急性和慢性，这也就是疾病的来势或称病势。

慢性病尤其是慢性功能性疾病，都是那些长期存在对机体呈慢性损害的疾病。这些慢性的病理状态都属于慢性病势，称之为慢性气血逆偏。这种慢性气血逆偏属于前面所说的相对内因。

急性和亚急性的病势都是在当时的外因作用下急性或较急性地新发病的，所以统称之为急性气血逆偏。

三部气血逆偏的病理状态就是证。证从性质上讲无论是急性的还是慢性的都只有热、实、寒、虚四类，这是辨证的主要内容之一，仅辨清证的性质还不可以施治，还必须辨清证所在的部位。证的性质和部位辨清了再结合病势就可以施治了。

机体是一整体，其具体部位的划分方法很多，大可以到系统，小可以到组织器官，甚至到每个细胞。我们对证所在的部位即病位的划分是按照第二章所讲的三部划分的，那就是表部、里部和枢部，除此三部再没别的部位了。每部上都能产生热、实、寒、虚四个证，三部共有十二个证，除此之外再没有证了。在每部上寒证与虚证相结合为阴病，热证与实证相结合为阳病。

每部有两个病，三部共有六个病，除此之外再没有病了（这是指辨证意义上的病）。总括而言，病位不出三部，病性不出六病十二证。临床如能熟练地运用此规律辨证则无大谬矣。

无论是急性气血逆偏还是慢性气血逆偏，其三部分证的基本规律均如上述。为了讲述清楚，慢性气血逆偏的三部分证另立章节讲述，本章主要讲述急性气血逆偏。

急性气血逆偏就是突发性疾病，也就是急性病，具体讲就是突发的寒热虚实证。急性病大多是新的外邪突然侵入机体而发病的，其中以自然因素侵入为多，所以我们就以自然因素致病为主，以三部为病位，以寒热虚实为病性谈一下三部上的六病十二证。

第一节 表 部

一、表热证

表热证就是表部机能兴奋，温度升高。

病邪侵入人体，由于机体正气的强盛，将病邪入侵后的部位限制在了表部，并以较足够的正气与病邪展开斗争，企图抗邪外出或就地消灭之。这时，因与病邪做斗争的需要，机体将大量的气血供应于表部，从而加强了表部气血的运行和代谢。表部表现为机能兴奋，血管扩张，动脉供血增多，代谢增强，温度升高。所以临床表现有发热、脉浮数。在发病初由于病是突发性的，热也是突发性的，体温在短时间内骤然升高，所以有一个急骤的产热反应。在这个产热反应中就要恶寒。表部是以肺为中心的，表部热证的重心在肺，所以呼吸系统容易充血而温度升高。因此，呼吸系统的热性炎症是表部热证最多见的病变，热性的咳喘是表热证最多见的症状。

主要症状：发热，脉浮数或喘咳。

病机：热郁于表，壅肺咳喘。

治则治法：清散表热。

治疗代表药：生石膏。

治疗代表方：麻杏石甘汤。

麻黄 15 克　杏仁 12 克　生石膏 30 克　生甘草 10 克

上四味，以水 500 毫升，浸泡 30 分钟，煎沸半小时，取汁，再以水 300 毫升，煮沸 40 分钟，取汁与前汁相合，温分三服。早、午、晚空腹服。忌食辛辣、油腻、生冷、坚硬食物。此煎服禁忌定为常规，以下皆仿此。

治疗表热证的方剂古今很多，通过临床实践此方较佳，确能收到立竿见影之效，故选为代表方，即同功能一类方之代表。麻黄石膏合用相辅相成，麻黄止喘解表助石膏透热降温，石膏清热的同时制麻黄温性之助热。此方总体上是个清透表热的凉性方剂，对表热的降温和呼吸系统的热性炎症效果很好。

二、表实证

表实证是表部物质多余，障碍表部代谢。造成表部实证的主要病因是寒邪。当寒邪侵入人体时，由于机体的正气较旺盛，故将病邪限制在表部而不得深入。此时机体将大量气血调向表部与病邪做斗争，所以表部的气血运行增多加快，代谢增强，温度升高，代谢产物增多。但是，由于寒邪致病的特点而使肌表最外层即汗腺和寒热感受器的分布层极度收缩，使此层的气血供应减少，汗腺不能向外分泌汗液而造成无汗，肌表蒸发散热的功能不能发挥，大大减低了机体的散热功能而使体温急骤升高。同时由于肌表的收缩，气血供应不足，这一层的寒热感受器得不到气血的充分供应而使表部的恶寒特别严重。尤其是寒热感受器最灵敏的背部恶寒更为严重。这一层的收缩越是紧密，体温越高，恶寒越严重。由于蒸发散热的不足，加重了呼吸散热的任务，使呼吸系统出现了代偿散热性喘息。由于汗腺的封闭，汗液几乎不排泄，使表部的大量代谢产物和病邪一起堆积于表部，障碍表部的气血代谢，同时刺激表部的神经而疼痛，并且使表部的肌肉痉挛收缩，加剧了疼痛。头部是大脑所在，所以头颈强痛最为难耐。

主要症状：发热，恶寒，无汗，头项强痛，脉浮紧或喘。

病机：外邪束表，排汗障碍。

治则治法：发汗解表。

治疗代表药：麻黄。

治疗代表方：麻黄汤。

麻黄 18 克　桂枝 12 克　杏仁 12 克　生甘草 7 克

煎服禁忌按常规。

本方以发汗为主，其发汗力量很大。它可以使收缩的肌表疏缓，毛细血管扩张，使汗腺得到充分的气血供应而大量排汗，可谓发汗方之冠。此方以温药发汗，似有助热之弊，但通过汗液带走的热要比其所助之热大得多。同时，表部堆积的各种代谢产物以及病邪随汗外出，所以一切症状均可随汗而解。服药时一服得汗，止后服，不必尽剂，以免过汗。

三、表阳病

当表热证和表实证同时在表部合并存在时为表阳病。在实践中表热证常常是由表实证发展而成。表实证初时是以表实为主，稍一发展就会合并表热证，所以表热与表实常常合并而成表阳病。

表阳病时其病理是表热证和表实证的病理在表部同时存在，既有机能兴奋、温度升高，又有物质多余、障碍代谢的病理状态。表证增多了代谢产物，表实证堆积了代谢产物。代谢产物与病邪一并成了致热物质，进一步加重了表热证。表热证和表实证互为因果，相互促进，使表阳病加重。表阳病的症状基本包括表热证和表实证的主要症状。

主要症状：发热，恶寒，无汗（或稍有汗），头痛，脉浮或咳喘。

病机：热实郁表，排汗不畅。

治则治法：发汗解表，清散降温。

治疗代表方：葛根麻黄汤。

葛根 30 克　麻黄 15 克　杏仁 12 克　生石膏 30 克　生甘草 10 克

煎服禁忌按常规。

这个方子是刘绍武先生所创，是在麻杏石甘汤的基础上加了葛根，加强了解肌透热的力量，临床应用很多，效果很好。

四、表寒证

表寒证就是表部的机能抑制，温度降低。

当病邪侵袭表部时，或因病邪的强盛，或因表部功能不强，使表部在与病邪的斗争中处于被动状态。表部的机能被病邪特别是寒邪所抑制，表现为血管收缩，肌肉组织收缩甚至痉挛，气血运行缓慢不畅而供应减少，代谢降低，产热减少，温度降低。由于血液循环缓慢且量少，代谢产物不能及时运走，与病邪共同堆积于表部，刺激表部的神经，加之肌肉组织的痉挛，所以产生疼痛，伸屈不利。血管的痉挛特别是微小血管的痉挛，使微循环量降低，严重时可衰竭，因此就易出现脉细、恶寒、手足冷、肢节痹痛，严重时可出现虚脱性自汗。

主要症状：脉细，恶寒，肢节痹痛，手足冷。

病机：寒邪犯表，末梢循环不畅。

治则治法：温通血脉。

治疗代表药：桂枝。

治疗代表方：当归四逆汤。

当归 15 克　桂枝 15 克　白芍 15 克　细辛 6 克　通草 10克　生甘草 12 克　大枣 6 枚

煎服禁忌按常规。

此方主要适用于脉细、恶寒、肢节痹痛、手足冷、屈伸不利的表寒证。按《伤寒论》原方细辛用量是三两，在上方中可折 15克，根据大量临床实践，只要是在与其他药的配方中，细辛可用到 15 克或再大，但为了安全起见本方暂定为 6 克，单味细辛用量每次不得超过 3 克。

五、表虚证

表虚证是表部组织松弛，功能降低。

病邪侵犯表部损害表部组织时，或因病邪过强，或因患者平素表部就虚，使表部的组织松弛而功能降低。表部肌肉组织的松弛表现为全身软弱无力，汗腺的松弛造成自汗。因汗液的蒸发能带走热量，而风能够加速汗液的蒸发，所以患者自觉恶风。

主要症状：自汗，恶风，乏力。

病机：表虚不固，漏汗恶风。

治则治法：固表止漏。

治疗代表药：黄芪。

治疗代表方：玉屏风散。

黄芪 10 克　白术 20 克　防风 10 克

煎服禁忌按常规。

临床上单独的表虚证比较少见，常常与表寒或其他证合并出现，所以代表方单独使用机会较少而与其他方合用较多。

六、表阴病

当表寒证和表虚证在表部同时合并存在时为表阴病。

表寒证时表部机能抑制，气血供应减少，代谢降低。表寒证严重时表部因严重得不到气血的供应而组织松弛，功能降低，或者表部素虚，当表寒证时更加重了表虚，这样表寒证与表虚证互为因果而同时存在成表阴病。表阴病是表寒证与表虚证的病理同时存在，既有机能抑制、温度降低，又有组织松弛、功能降低，机体表部表现为虚衰的状态。其症状也是表寒证和表虚证的主要症状。

主要症状：自汗恶风，手足冷，肢节痹痛，乏力，脉细或浮弱。

病机：表部虚寒，漏汗恶寒。

治则治法：温通固表。

治疗代表方：黄芪桂枝汤。

黄芪 20 克　桂枝 20 克　白芍 20 克　生姜 20 克　生甘草 10 克　大枣 6 枚

煎服禁忌按常规。

这个方子是《金匮要略》上的黄芪桂枝五物汤加甘草减生姜

量而成。黄芪桂枝五物汤是治疗风痹表部不仁为主的，所以不用甘草，今作表阴病的代表方治疗面要宽一点，所以把甘草又加到里面。临床宜活用。

表阴病常常是以表寒证为主，所以本方单独使用的机会较少，而与葛根汤合用的机会较多，如治疗风湿痹痛。与当归四逆汤合用的机会较多，如治疗表阴病的手足冷。

第二节　里　部

一、里热证

里热证是里部机能兴奋，温度升高。

里热证的形成或是外邪直接侵入里部，或是由于表阳病、枢阳病不解或误治传入里部而形成里热证。里热证是病邪的侵犯损害已到里部，邪正斗争的重心到了里部，而里部正气尚强能与病邪抗争，里部呈机能兴奋状态。表现为血管扩张，气血供应增加，以致胃肠内黏膜充血发炎，严重时因斗争激烈，胃肠内外严重充血而发生肠系膜甚至腹膜等的肠外炎症。里部的代谢增高、产热增加而使温度升高，温度的升高使血管、肠管更为扩张而充血发炎加重，同时温度的升高大量消耗机体的水分，所以里热证大多有发热、口渴的症状。由于胃肠黏膜有炎症而见舌苔薄黄。里部的自身排热途径只有大便，而里热证时由于里部吸水功能增强，大便易干难排而多见便秘，所以大量的热需经枢部传到表部排走，因此里热证在发热的同时有自汗出。但由于里部不断产热，所以表部的出汗散热只能使温度维持在一定水平而不能彻底解决发热的问题。

主要症状：发热，自汗出，口渴，苔薄黄，大便少。

病机：热邪犯里，郁于胃肠。

治则治法：清泻里热。

治疗代表药：大黄。

治疗代表方：大黄泻心汤。

黄芩7克　黄连7克　大黄14克

上三味，以滚开水300毫升浸泡半小时，去渣，分两次服。或煎20分钟取汁，温分二服。

治疗里热证的方剂也很多，如白头翁汤、茵陈蒿汤等。临床应根据里热证的具体情况选用，但本方代表性强，应用机会也较多。

二、里实证

里实证是里部物质多余，障碍代谢。

里实证形成的途径主要有下列几个方面。

1. 由里热证促成

里热证时，由于温度升高水分消耗增加，里部的吸水功能亢进，特别是结肠部位的吸水功能亢进，大量吸走了肠内的水分，使已经变稠的粪便进一步干结而难以排出，形成里实证。

2. 饮食过量

饮食过量超过胃肠的消化代谢能力，抑制了胃肠的蠕动而不能按时按量排走，积存于胃肠道而形成里实证。

3. 里热证极重

里热证，有时严重的胃肠黏膜甚至肠系膜、腹膜发炎，大量渗出液积存于胃肠甚至腹腔而成为液体多余的里实证。

以上各种原因造成的里实证都是胃肠内的物质不能按时按量

代谢排走，积存于里部进一步障碍代谢。

主要症状：不欲食，大便难，舌苔厚，腹或胀或痛。

病机：实积里部，胃肠壅滞。

治则治法：通泻里实。

治疗代表药：芒硝。

治疗代表方：调胃承气汤。

大黄25克　芒硝15克　生甘草15克

上三味，先以水300毫升，煮取200毫升，去渣，纳芒硝，再上火煮沸，少少温服，得快利止后服。

治疗里实证的方法和方药较多。方法如灌肠、催吐、洗胃等方法，方药如火麻仁丸、大小承气汤、大小陷胸汤、瓜蒂散等。但较典型的里实证是以降结肠和横结肠的粪便干结为主，所以选调胃承气汤为代表方剂。

三、里阳病

当里热证和里实证在里部同时合并存在时为里阳病。

里热证和里实证是亲和力很强的一对姐妹证。里热证时，热要消耗大量的水分，促使里部的吸水功能亢进，使里部的内容物特别是降结肠和横结肠的内容物由稀变稠，由稠变硬，由硬变干，形成典型的热实互结。另一方面当里部有多余物质存在时，外邪侵入也容易很快去到里部化热，并和多余的物质相结而形成热实互结。里部停滞的多余物质与病邪共同被胃肠吸收入血，成了毒力很强的热源物质，进一步促进了里热的加重，里热的加重又加速了内容物的干结，这样里热证和里实证互为因果，互相促进，使里阳病越来越重。尤其是高热对大脑的影响和那些吸收入血的毒物对大脑的刺激，使大脑的功能受到了严重的干扰而出现神昏谵语、循衣摸床等神经系统症状。里部的热最快最顺利的排泄渠道是大便，但里阳病时大便难，有的四五日上至十余日不大便，使热不能排走，而是由枢部到表部散热，所以表部因蒸发散热而有自汗出。里部积存的干结粪便主要是在降结肠和横结肠，所以会有腹胀、腹痛、不欲食的症状，即使患者自己不言腹痛，医者以手按其腹部时必有压痛，主要是在横结肠和降结肠的部位。

里阳病是里部热实互结，但里实是主要方面，里实不排，里热难去。所以里阳病的治疗急需以大便的方式把里部积滞的多余有害物质排出体外，同时大量的热也可随大便带走，这是治疗里阳病的主要大法。

里阳病的症状是在里热证和里实证的症状的基础上，热实共同作用的进一步发展的症状。

主要症状：发潮热，或自汗出，大便难，苔黄厚，腹压痛，口渴。

病机：热实互结，吸收亢进。

治则治法：泻实除热。

治疗代表方：大黄芒硝汤。

大黄 20 克　芒硝 15 克　枳实 30 克　厚朴 20 克　白芍 30 克

上五味，以水 800 毫升，煎 30 分钟，加入大黄再煎 20 分钟，去渣，纳芒硝，再煎一两沸，分温三服，得利止后服。

本方是刘绍武先生所创，是在大承气汤里加入白芍以缓解肠管之痉挛，使大便易下而不腹痛。

四、里寒证

里寒证是里部机能抑制，温度降低。

当病邪特别是寒邪侵袭里部，或者是表部病、枢部病误治，如误汗特别是误下，严重损伤里部气血，使里部的机能抑制，细胞兴奋性降低，血管收缩，胃肠痉挛，严重时肠外的组织血管如肠系膜及肠系膜血管也收缩痉挛，使里部气血运行缓慢减少，代谢降低，产热减少，温度降低，各种消化酶分泌减少，消化吸收功能减弱。当胃肠平滑肌呈环形收缩痉挛为主时，可出现肠蠕动增强而腹痛下利；如是逆蠕动或幽门痉挛严重时就会出现呕吐；当胃肠是纵向痉挛时，胃肠呈强直状态，蠕动反而减弱而有便秘和腹部压痛，但这种便秘往往是先硬后溏。里寒证最严重时可因胃肠的血管和胃肠系膜的血管痉挛过度而形成梗死性肠坏死。胃肠的机能抑制，吸收功能降低，胃肠道的水液不能正常吸收走，积存于胃肠道易出现吐利。胃痉挛严重时，胃的舒缩功能大大减弱，不能因进食而舒展扩大和因食物的逐渐排空而逐渐缩小，而是因痉挛严重，体积变小，进食时不能增大或增大幅度很小，有时进食后特别是进食一点稍冷的食物，胃被刺激，加重痉挛，反而更加缩小，所以胃的可容量很少，此时患者食欲很低或食欲虽尚可但食量很少，且食后少顷自觉饱胀难忍，甚者食后欲吐。

总之，里寒证是一个常见证，其临床表现很多很复杂，但病理上总是里部机能抑制，温度降低，消化吸收功能降低。

主要症状：食少，腹痛，或吐利。

病机：寒凝胃肠，机能抑制。

治则治法：温里散寒。

治疗代表药：生姜。

治疗代表方：小建中汤。

桂枝 20 克　白芍 40 克　生姜 20 克　生甘草 12 克　大枣 6 枚　胶饴 20 克

上药以常规煎取汁后，去滓纳饴，更上微火消解，分温三服。呕者去胶饴。

治里寒证的方子很多，可根据证情选用，但小建中汤比较具有代表性。此方在温里的基础上，不仅有甘草、胶饴可缓解里部的痉挛，而且有大量的白芍加入温药中，大大加强了缓解里部痉挛的作用，所以此方治里寒腹痛效果很好。

五、里虚证

里虚证是里部组织松弛，功能降低。

当病邪直接侵入里部，或表部、枢部病不解传入里部，或因误治特别是过汗和误下时使里部的气血大量丢失，从而使里部组织松弛，收缩无力，功能降低。

里部胃肠组织的松弛无力，使得其蠕动减弱，无力推动内容物向前运动而不能按时排空，内容物较长时间地停留在胃肠内。停留的内容物发酵产气，所产的气体也不能及时排走，与内容物共同积存于胃肠内使松弛的胃肠扩张变粗，从而使腹部膨胀。所以里虚证的一个常见症状就是自觉的腹满和检查所见的腹胀以及叩诊的鼓音。胃里的排空不畅易见嗳腐吞酸，小肠的排空不畅易见腹胀，结肠的排空不畅易见便秘。此外，患者的食欲也大大降低。

里虚证的临床表现很多，但总以胃肠松弛无力，蠕动减弱，排空不畅，消化功能降低为其基本病理状态。

主要症状：腹胀满，嗳腐，或便秘。

病机：胃肠松弛，功能降低。

治则治法：益气补虚。

治疗代表药：白术。

治疗代表方：异功汤（散）。

人参 10 克　白术 15 克　茯苓 10 克　陈皮 15 克　生甘草 3 克

煎服禁忌按常规。

此方以恢复胃肠张力为主，以陈皮促进胃肠蠕动排气排便。因胃肠已无痉挛急迫之象或有也很轻微，所以甘草应少用或不用。

六、里阴病

当里寒证和里虚证在里部同时合并存在时为里阴病。

里阴病主要是里寒证的气血供应减少、温度降低和里虚证的组织松弛、收缩无力同时合并存在，腹腔呈一派虚寒状态。此时里部温度偏低，遇寒更甚。各种消化酶分泌减少，消化吸收功能降低，饮食物得不到充分消化，甚者可见下利清谷。胃肠蠕动无力，饮食物不能及时消化排走而积滞胃肠内发酵产气出现腹胀。里部呈消化、吸收、排泄功能低下的状态。吸收功能特别低时，肠内水液很多，这时胃肠虽蠕动无力，但水性滑下也多下利。

主要症状：腹满，或吐，或利，·时腹自痛，食不下。

病机：胃肠虚寒，功能降低。

治则治法：温里补虚。

治疗代表方：桂枝人参汤。

桂枝 20 克　人参 10 克　干姜 15 克　白术 15 克　生甘草 20 克

煎服禁忌按常规。

本方是理中汤加桂枝，加重了温里祛寒的作用。用药量较重，临床病轻时酌情减量。特别是甘草，里虚证较突出时应少用或不用。

第三节 枢 部

枢部是以心脏为中心的心血管系统即血液循环系统，包括淋巴系统。枢部是贯穿于全身而功能上又相对独立的一个系统，所以枢部的病理表现也是通过表部、里部和自身来反映。

一、枢热证

枢热证是枢部的机能兴奋，温度升高。

枢热证或是由病邪直接侵入枢部，或是从表阳病传变而来。此时或因病邪力量较弱，或因枢部的正气较旺，枢部对病邪的斗争呈积极主动的阳性反应。首先是心脏的阳性反应，表现为包括窦房结、传导系统在内的心脏所有的细胞兴奋性增高，心跳加快，心肌收缩力增强，心输出量增加。在外周则是血管扩张，血液循环加快，循环量加大，使全身的气血供应增加，代谢增强，温度升高。由于全身内外的温度升高，使血液的温度也升高。可以这样说，在表热证时温度升高只在表部，即机体的外层。血管内的血液的温度还没有完全升高。表部升高的温度从表部就散走了。若表部一直发热不退时，就要影响到血液，血液的温度就逐渐升高。这就是表热已向枢部内传。当枢部的温度也升高到与表部一样时，全身内外的温度一样高而以枢部为重心，这就是全身的热证了。枢热证的重心是血液温度升高，使全身内外上下的所有组织和器官的温度都升高。所以，一切组织器官都有动脉性充血，代谢都增强，物质消耗都增大。特别是大脑，由于充血，温度升高，内压增高，所以头晕甚至昏迷谵妄，烦躁不安。由于高热，水分的消耗本来就很大，再加上为了散热大量地出汗，所以水分的消耗就更大了，因此口渴是一个突出的症状。如果血液的温度一直很高，动脉供血量很大，外周充血一直严重，就易引起出血，如衄血。当这种热在某一局部组织器官积聚严重，或某一局部组织器官因先后天的因素抵抗力不强时，这一组织器官就会损害严重而发炎。这种情况下的局部之热可称之为火。

主要症状：发热，口渴，自汗，烦躁，脉洪数。

病机：血循亢奋，温度升高。

治则治法：清热降温。

治疗代表药：生石膏。

治疗代表方：白虎汤。

生石膏 30 克　知母 20 克　粳米 15 克　生甘草 8 克

煎服禁忌按常规。

枢热证实际是一个以枢部为重心的全身性的热证。所以治疗时必须用能全身地清热降温的方药。生石膏是一味中枢性清热降温药，能镇静体温中枢使体温调定点恢复正常而热退。因此白虎汤是治枢热证的一个代表性很强、效果很好的方子。若是以局部的炎症为突出的热证时，可采用清局部火毒的方药。

二、枢实证

枢实证就是枢部物质多余，障碍代谢。

枢部是以心脏为中心的血液循环系统并包括淋巴系统。所以其物质多余，障碍代谢也是在血液系统和淋巴系统。

血液系统的实证，一方面枢热证时大量的动脉性充血本身就是实证，另一方面是大量的病邪存在于血液中损害着所有的血管并通过血液循环播散于全身并损害着全身的细胞组织器官，特别是对心、脑、肾的损害更为危险。在损害血管方面，最容易损害的是那些血管壁薄而脆弱的毛细小血管。损害严重时可使血管破裂而出血。轻者只是一些黏膜出血如鼻衄，重者可见皮下出血甚至内脏出血，如肾出血而见尿血。从全身的部位看，盆腔的血管丰富且弯曲度大，又受上腹脏器的压迫，所以盆腔的血液循环生理性地阻力较大速度较慢，容易充血乃至郁血。这就便于病邪的积聚而损害盆腔的血管乃至组织器官。因此，当枢部血液系统处于实证时下腹部的症状明显。少腹急结是一个最易见的症状，当腹诊以手按压下腹时腹肌紧张，抵抗力强且压痛明显。在损害全身组织器官方面，哪一个组织器官抵抗力耐受力弱（这与先天因素、后天调养及误治有关），哪个组织器官的损害就严重，最可怕的是心、脑、肾。对心脏损害严重易出现心衰，对肾脏损害严重易出现肾衰尿毒症，对大脑损害严重易出现脑压升高，剧烈头痛，神昏谵妄以至脑瘫。

对严重的血液内的实证必须及时将血液内的毒物清除出体外，否则后果很严重。枢部是一个相对密闭的系统，与外界不直接相通，要排除其病邪物还需借助里部和表部从大便、汗及尿排走，以大便效果最快且排除量最大，所以在治疗时以泻大便为主要方法，最具有代表性的方剂是桃核承气汤。

治疗代表方：桃核承气汤。

桃仁20克　桂枝12克　大黄25克　芒硝15克　生甘草12克

上五味，以水1000毫升，先煮三味取600毫升，再入大黄煮取 400 毫升，去滓，纳芒硝，更上火微沸，下火。饭前服 100 毫升，日三服。

此方要不失时机地应用。当病邪对机体虽损害严重，但正气尚未严重虚衰时要及时应用，若出现衰竭时则不宜使用或视情况与他药合用。

淋巴系统实证的特点是由其生理功能所决定的。病邪侵犯机体后，大量的淋巴细胞与病邪斗争并将病邪吞噬，同时淋巴细胞也死亡。这些淋巴细胞和已死亡未死亡的病邪大量地沿淋巴管向心脏回流，这样淋巴系统内就会有大量的淋巴细胞和病邪壅塞而形成淋巴系统的实证。特别是横膈上下，全身的淋巴液都向这里回流，所以这里的壅塞也最严重，因此这里会出现胸胁苦满甚至心下急。腹诊时以手指沿肋骨弓向下按压，会有明显的肌紧张和抵抗感，患者也会有自觉的胸胁苦闷、郁郁微烦、不欲食的症状。治疗时急需解除淋巴管的痉挛，将淋巴疏通，并从大便将病邪排走。具有代表性的方子是大柴胡汤。

治疗代表方：大柴胡汤。

柴胡 30 克　黄芩 15 克　半夏 15 克　生姜 15 克　大枣 6 枚　枳实 15 克　白芍 15 克　大黄 10 克

煎服禁忌按常规。

枢实证时常常是血液淋巴系统都存在实证，所以症状上都有表现，治疗时两方兼顾。

主要症状：胸胁苦满，口苦，少腹急结。

病机：气滞血郁，壅塞不畅。

治则治法：行气活血，散郁除满。

治疗代表药：柴胡。

治疗代表方：理血逐瘀汤。

柴胡 15 克　黄芩 15 克　人参 10 克　半夏 15 克　生姜 18 克　生甘草 10 克　大枣 6 枚　桂枝 15 克　桃仁 20 克　芒硝 15 克　大黄 15 克

煎服禁忌按常规，大黄应后下，芒硝应煎汤去滓后再放，微沸即可。

本方是刘老所创。将小柴胡汤和桃核承气汤合在一起，治疗枢部的实证效果很好，具有代表性。以上三方可根据情况活用。

三、枢阳病

当枢热证和枢实证在枢部同时合并存在时为枢阳病。

枢阳病的病理是既有枢热证的机能兴奋、温度升高，又有枢实证的物质多余、障碍代谢，而且往往互为因果。枢热证时全身的组织器官充血，温度升高而易于被病邪损害，组织器官的损害又产生许多病理产物和病邪一起堆积于血液和淋巴液中。这不仅加重了枢部的实证，而且作为致热物质也使热证更为加重。

在枢部血液循环中，肺脏的血液循环量最大，因为在每一轮的循环中所有的血液都要在小循环中经过肺脏。所以，枢阳病时肺脏的充血最严重，高温的血液给肺脏带来的热就比别处多，这样胸腔的温度就比别处高。心脏也在胸腔，因此胸满、胸中热烦是常见的症状。同时肺部的充血不仅损伤肺脏，而且也给肺脏带来了较多的病邪，而肺脏又与外界相通，外界的病邪也时时侵犯肺脏，因此肺脏易被损害而咳血。

枢阳病时，由于全身的代谢增强，代谢产物增多，这些代谢产物和病邪的一个自然排泄途径是小便。但是枢阳病对水的消耗很大，尿量反而减少，所以尿液就会浓缩而呈黄色甚至赤色。同时这些代谢产物刺激舌的味觉而令人感到口苦。

主要症状：热烦，胸满，咽干，口苦，小便黄赤。

病机：气血壅盛，温度升高。

治则治法：清热、散郁、除满。

治疗代表方：黄芩柴胡汤。

黄芩 15 克　柴胡 15 克　白芍 15 克　生石膏 30 克　知母 20 克　竹叶 10 克　生甘草 10 克　大枣 6 枚

煎服禁忌按常规。

此方是刘绍武先生所创。临床应用时可根据热和实的谁轻谁重调整用量。

四、枢寒证

枢寒证是枢部机能抑制，温度降低。

当病邪特别是寒邪侵犯枢部时，或因病邪的强度大，或因枢部平素气血不足，枢部的机能被病邪所抑制，呈一派阴性反应。有时也可由于误治如过汗、过下、过清等，使枢部的气血受到严重损伤而造成枢寒证。

枢寒证时枢部的机能抑制首先是心脏机能的抑制。心脏所有的细胞兴奋性降低，心肌及心脏的血管都呈一定的寒性痉挛状态。心肌收缩不良，心率减慢，每搏输出量和每分输出量都减少，心脏呈一种寒性的衰竭状态。有时也会出现代偿性心跳加快，这是心衰进一步加重的表现。此时心脏的收缩更不良，而且由于不应期时间的缩短，静脉回心血量减少，所以每搏输出量更少。在外周由于寒邪的作用，血管也处于纵性痉挛状态而脉呈弦象，使血流不畅。心肌收缩无力，血流不畅，血管内尤其是动脉内血流不足而脉沉。由于整个心血管系统的机能被抑制，全身的气血供应不足，全身的代谢降低，产热减少，所以全身的温度偏低，全身都呈寒证状态。因此，患者全身都感到恶寒，特别是冷热感受器较敏感的背部恶寒尤重。在末梢由于气血供应更不足，故温度更低而见手足冷。

主要症状：背恶寒，手足冷。

病机：寒犯枢部，心功降低。

治则治法：强心温阳。

治疗代表药：附子。

治疗代表方：四逆汤。

制附子 20 克　干姜 10 克　生甘草 12 克

上药附子先煎一小时，再与他药以水 1000 毫升煮 90 分钟，去滓，分三次服。禁忌按常规。

附子对全身所有的细胞都有兴奋作用，而对心肌细胞特别是窦房结细胞的兴奋尤为特效，所以是治枢寒证强心阳最好的一味药。临床上可根据病情调整用量。现在用的都是制过的附子，乌头碱含量已很低，但为了安全，在用量较大时应将附子先煎 1 到 2 小时，进一步将双酯型乌头碱水解，但不降低疗效。

五、枢虚证

枢虚证是枢部组织松弛，功能降低。

当病邪直接侵犯枢部特别是心肌而损害心肌，或因误汗、误下使枢部的气血大量丢失而心肌能量供应不足，或因长时间的高热严重地消耗能量使心肌的能量供应不足时，则会造成以心肌收缩无力为主的枢虚证。

枢虚证的病理主要有两方面。一是供应心肌的能量不足，如由于气血丢失过多使枢部的血容量不足，或因高热对气血的消耗过多或其他原因（如出血）使气血严重不足时，不仅全身的气血供应不足，更重要的是枢部自身的气血供应不足，主要是心脏。心脏自身的供血不足，使心肌组织松弛收缩无力而功能降低。另一方面，由于病邪直接侵犯心脏损害心肌，使心肌的组织结构受到损害，产生炎症而松弛收缩无力。这两方面的核心是心肌收缩无力，心脏的泵血功能降低，每搏输出量降低。这时心跳会代偿地加快，但是越快心肌越得不到休息而更疲乏无力。在外周由于能量不足，血管组织也松弛而弹性降低，使血管容易扩张。由于小血管和毛细血管的扩张，使大量的血液郁积于外周，造成组织器官郁血而大血管血液减少，有效循环量降低。此时血压容易下降，脉虚软无力，心慌气短，甚至出现心律不齐而有结代脉和涩脉（大小不等、快慢不等、有力无力不等）。涩脉的形成是由于心肌收缩无力时心脏努力代偿，故心肌收缩时而有力时而无力，此次有力而彼次无力，或偶尔停跳休息。

主要症状：心动悸，短气，脉涩或结代。

病机：心缩无力，气虚血亏。

治则治法：强心补虚。

治疗代表药：人参。

治疗代表方：炙甘草汤。

炙甘草 25 克　生姜 20 克　人参 15 克　生地黄 30 克　桂枝 20 克　阿胶 15 克　麦冬 15 克　酸枣仁 15 克　大枣 20 枚

上药常规煎成，去滓，纳阿胶烊化，分温三服。禁忌按常规。

本方是《伤寒论》方，刘老应用时把麻仁换成枣仁，取其安神止悸之功。煎煮时刘老用黄酒与水混合煎，比例为 1∶2，供参考。

人参能加强全身所有组织的收缩力而对心肌特效，党参次之。此方一方面加强心肌收缩力而恢复心脏功能，并加强外周血管的弹性而使血液循环恢复正常。另一方面能较快地增加血容量而使有效循环量增加，使枢虚证恢复正常。

六、枢阴病

当枢寒证和枢虚证同时在枢部合并存在时为枢阴病。

枢阴病从病理上既有机能抑制、温度降低，又有组织松弛、功能降低。病理的重心在心脏，既有心脏细胞反应性降低，又有心肌收缩无力，这样心脏功能降低，全身供血量减少，外周由于血管的充盈度不足而脉易见沉细微或涩，末梢微小血管痉挛变细而呈组织缺血，所以枢阴病时全身呈虚寒状态。表部见恶寒肢冷，里部见腹满下利，枢部见短气脉沉细或涩。

主要症状：背恶寒，心动悸，短气，脉沉细或涩。

病机：心功不足，循环衰弱。

治则治法：温补强心，振兴循环。

治疗代表方：附子汤。

制附子 15 克　人参 8 克　白术 15 克　茯苓 10 克　白芍 10 克

上药先煎附子 1～2 小时，再与他药按常规煎煮，分温三服。禁忌按常规。

附子汤是治枢阴病的一个很好很有代表性的方子。附子和人参同用对心脏的寒与虚证针对性很强。临床应用时可根据病的轻重及寒和虚的偏轻偏重适当调整二药各自的用量。

第四节 三部的并病

前面所谈的三部六病十二证是三部急性气血逆偏，即三部急性病的基本规律。但是，疾病往往不是标准地按上述规律存在，而是以合病、合证、兼证等复杂多样的形式存在。关于复杂多样的情况将在后面的有关章节细述，这里重点谈一下三部的并病。因为这是一个较多见而又较特殊的规律。

在三部上每部都有阴阳两个独立的病，除此之外再没有独立的病了。但是，在每部上常常有这样的病理状态，既不是标准的阳病也不是标准的阴病，但又似有阳病的表现又似有阴病的表现，同时也不是标准的热、实、寒、虚证的合证，是一种似阴非阴似阳非阳的模糊状态。在这种情况下就不必强辨其阴阳，就按模糊的中间性病证对待好了，这个中间病就称之为并病。

这个并病是怎样形成的呢？大致有以下两种情况。一是病邪侵入机体在某部定位后，该部的正气与病邪的力量呈似敌不敌的状态，也就是既有积极与病邪斗争的一面，又有正气不足不能战而胜之反被抑制的一面，使疾病呈中间状态。二是病证发展到一定程度就可能向其相反的方向转变。比如阳性病对正气的消耗过大，或是误治过伤正气，使正气逐渐出现不足时就会向阴病方向转化而出现一些阴性病的病理和表现。阴性病到一定时候机体会组织力量努力去战胜疾病，或正确的治疗使正气逐渐恢复，若恢复稍过时也会出现一些阳性病的病理和表现。这样也会使疾病发展到中间状态，实际中前一种情况较多见。

一、表部并病

表部并病时，常常是既可能有表实证的无汗，又可能有表虚证的汗出恶风；既可能有表寒证的肢节痹痛，项背强，又可能有表热证的温度升高。在这种情况下就不能用单纯的发汗或降温或温经或敛汗之法治疗，而应该用协调和解的方法治疗。

主要症状：发热，项背强，肢节痹痛，恶风，有汗或无汗。

病机：机表不和，四证难辨。

治则治法：温清解表，和调表部。

治疗代表方：葛根加石膏汤。

葛根 30 克　麻黄 10 克　桂枝 15 克　白芍 15 克　生姜 20 克　生甘草 12 克　大枣 4 枚　生石膏 20 克

煎服禁忌按常规。

本方治表部并病很好，其代表性很强。临床可根据病情调整药量，如自汗可少用或不用麻黄，热不盛可少用或不用石膏。

二、里部并病

里部并病是胃肠系统内非阴非阳寒热虚实混杂存在的模糊病理状态。常见的情况是同时存在有排气不利、心下痞硬的里虚，胃里有未消化的宿食而干噫食臭的里实，胃肠痉挛吸收不良积有水液、腹中雷鸣、腹痛下利的里寒，胃肠黏膜发炎、胃中不和烧灼的里热等。胃肠功能呈一派极度紊乱的模糊状态。

主要症状：胃中不和，心下痞硬，干噫食臭，肠中有水气，腹中雷鸣，腹痛下利。

病机：胃肠不和，寒热虚实错杂。

治则治法：泻热除实，温里补虚，和调胃肠。

治疗代表方：生姜泻心汤。

生姜 25 克　黄芩 15 克　黄连 8 克　干姜 10 克　半夏 15 克　人参 12 克　甘草 18 克　大枣 6 枚

上药以水 1000 毫升，煮取 600 毫升，去滓，再煮取 500 毫升。温分三服。禁忌按常规。

这个方子治里部并病很好，很有代表性。临床上里部病一旦难辨阴阳时模糊地应用此方即可。

三、枢部并病

当病邪侵犯枢部而成并病时，由于枢部外通表部内贯里部，所以从病理和症状上不仅有枢部的表现，而且有里部和表部的表现。在里部有里寒证而见心烦喜呕、默默不欲食，在枢部既有热实证的口苦、胸胁苦满，又有虚证的心悸，在表部有寒热往来。寒热往来是枢部并病的一个特有症状，这个症状虽表现于表部，但其根源在枢部和里部。发热是正气与病邪斗争的表现。枢部并病时里部虽然虚寒但还不很严重，还能为枢部提供一定的正气与病邪对抗，但又不能提供足够的正气以战胜病邪。同时枢部也是实热虚并存，本身战胜病邪就有困难，加之里部不能提供足够的正气，所以从整体看正气与病邪处于一种似能敌而不能胜的状态。当机体组织力量与病邪激烈斗争时，就会出现寒战高热，但最终没能战胜病邪而机能又被抑制，这时又会热退而有微恶寒的虚寒表现。总之，枢部并病时，三部都有模糊的病理状态，从这个意义上讲，枢部并病是个整体并病。

主要症状：胸胁苦满，心烦喜呕，寒热往来，心悸。

病机：整体不调，六病难辨。

治则治法：和解表里阴阳。

治疗代表方：小柴胡汤。

柴胡 30 克　黄芩 15 克　人参 10 克　半夏 15 克　生姜 15 克　甘草 15 克　大枣 6 枚

上药以水 1200 毫升，煮取 700 毫升，去滓再煎取 400 毫升，分温三服。禁忌按常规。

小柴胡汤是治枢部并病最好的一个方子，也是协调整体的一个很好的方子。服药后可能有一点恶寒的感觉，甚至可能出现战汗。这是机体协调后正气渐旺与病邪斗争并胜之的表现。

表 5-1　三部六病及十二证框架

三部		十二证	代表药	代表方剂	六病与并病	代表方剂
急性六病证治（纠偏疗法）	表部	表热证	生石膏	麻杏石甘汤	表阳病	葛根麻黄汤
		表实证	麻黄	麻黄汤		
		表寒证	桂枝	当归四逆汤	表阴病	黄芪桂枝汤
		表虚证	黄芪	玉屏风散		
					表部并病	葛根加石膏汤
	枢部	枢热证	生石膏	白虎汤	枢阳病	黄芩柴胡汤
		枢实证	柴胡	桃核承气汤 大柴胡汤 理血逐瘀汤		
		枢寒证	附子	四逆汤	枢阴病	附子汤
		枢虚证	人参	炙甘草汤		
					枢部并病	小柴胡汤
	里部	里热证	大黄	大黄泻心汤	里阳病	大黄芒硝汤
		里实证	芒硝	调胃承气汤		
		里寒证	生姜	小建中汤	里阴病	桂枝人参汤
		里虚证	白术	异功汤（散）		
					里部并病	生姜泻心汤

第五节 对三部急性六病一些主要症状的认识

上述的三部六病十二证的症状只列了其主要症状。在临床实际中所遇到的症状是多种多样的，甚至是千奇百怪的。在辨证时就要用主要症状去归类认识，辨出其病理实质。比如项背强这一症状，以类广之，所有表部的骨骼肌痉挛疼痛都可按项背强的病理来认识，治疗时都可以葛根汤为代表剂。笔者曾用葛根汤治愈一复视患者，当时就认为其原因是某眼外肌痉挛所致。

在三部急性六病中，一些主要症状往往是两个以上证或两个以上病共有的症状。比如发热，不仅三阳病有之，三阴病也有之，这就需要详细地认识其各自的病理和辨别其不同点。下面就一些主要症状谈一点认识。

一、发热

发热是外感急性病最多见的一个症状，也是涉及病证范围最广的一个症状。三部六病的三阳病有发热，三阴病也有发热。学中医者往往有这样的认识，认为三阳病发热多见并好认识，三阴病发热少见且难辨认。其实临床的实际情况并非如此，三阴病的发热并不少见，甚至较三阳病的发热还要略多。阴病的发热确实从病理上较难认识，症状上较难辨认。但是，如果不能从病理上和症状上辨清阴病的发热，怎么能谈得上认清阳病的发热呢？人们常常把阴病的发热当成了阳病的发热处理，在阴病还不很严重时，其治疗结果往往表现为效果不佳或拖长了病程。若真正做到了对证治疗那效果是很好的也是很快的。但是阴病的发热毕竟不是疾病本质的表现，所以在主要症状里没有列举发热。

（一）三阳病的发热

三阳病发热是真热，是实热证的发热，是机体尚有较足够的正气与病邪抗争的表现，是机体对病邪的侵犯损害表现为积极斗争的阳性反应。此时机体的气血还较充足，机体还没有出现衰败的病理现象。

1. 表阳病的发热

表阳病时机体将病邪的损害限制于表部，所以机体对病邪的斗争也定位于表部。此时，机体将大量的气血调集于表部以供与病邪斗争。里部的气血相对少一点，所以在表部高热时患者的食欲也有所降低。表热时其温度的升高也只限于表部即机体的外壳。所发的热也主要是从表部向外通过辐射对流散走。真正的单纯的表热证时枢部和里部也就是血液和胃肠的温度还基本正常，所以口不渴。表阳病时由于表部外层的痉挛，寒热感受器得不到气血的充足供应而有恶寒。加之表阳病发热往往是疾病的初期，机体要为表部发热急骤产大量的热，所以表阳病的发热是恶寒一出现马上体温升高，相继是发热恶寒同时见，这是表阳病发热的特点。表阳病发热时表部痉挛，汗腺封闭而不出汗，这是表阳病发热的又一个特点。以上是标准表阳病发热的两个独有特征。

2. 枢阳病的发热

表阳病发热时，由于无汗，表部蒸发散热的功能不能充分发挥，所以热量不能充分向外散去。由于病邪的作用，机体不断产热，时间一久就会通过血液的回流把热和病邪带到枢部使枢部的温度逐渐升高，气血的运行也加快加量。当枢部的温度升高到与表部一样时，则全身内外上下的气血温度都升高。这时升高的温度散发途径主要靠表部，表部不再痉挛，汗腺不再封闭而积极散热，所以表部不再恶寒而有汗出，这样津液就会大量丢失。由于表部的不断散热，使机体的温度从外到内呈梯度增高，即机体外壳的温度相对较低而越往机体深部温度越高，特别是胸腔和大脑的温度最高，腹腔的温度虽比不上胸腔的温度高，但比表部外周的温度是高的。所以标准枢阳病发热时不恶寒而恶热、烦躁、汗出、口渴甚至神昏谵语是其特点。

3. 里阳病的发热

枢阳病发热时里部胃肠的温度也很高，其气血运行加速，代谢增强，功能亢进，主要是吸水功能亢进。特别是结肠段，本来此段的主要功能就是吸收水分，此时的吸水功能就更加亢进。把肠内的水分大量吸走而使此段的食物残渣由稀变稠由稠变硬。加之在高温时肠管舒缓，蠕动减弱，所以变硬的粪便不易排出，粪便停留肠内被吸收又成为致热物质而使体温进一步升高。此时腹腔的温度很高，升高的温度需经枢部带到表部而散，所以有汗出。由于高热，加之粪便被吸收的毒素对脑细胞的刺激，所以有神昏和谵语。由于结肠内存有干硬的粪便，所以腹部有压痛，压痛主要沿降结肠和横结肠明显。舌苔主要是反映胃肠状况的，此时的舌苔是黄厚燥甚至发黑起芒刺。便秘、腹部压痛、舌苔黄厚黑燥是里阳病发热的特有症状。

里阳病发热时，发热的根源和重心已到里部胃肠。胃肠停留物已成为主要的致热源，必须尽快清除。

以上谈的是标准三阳病的发热，而且是较重的三阳病的发热。在实际中未必都有这么标准这么重。同时，三阳病的发生和发展也并不都遵循上述由表到里的规律。上述所谈只是事物的一般规律，有时由于病邪强盛或机体有内应（如胃肠有宿食），病邪会直接侵犯枢部或里部。

三阳病发热的时间规律一般地讲，表阳病发热的发生和加重多在中午前后，枢阳病多在上午，里阳病多在下午。三阳病发热一日内的波动性较小，一般最低时也降不到正常，更降不到正常以下。

（二）三阴病的发热

三阴病的发热是假热，是虚寒证的发热。此时，机体虽也和病邪抗争，但其气血力量明显不足。机体部分地程度不同地被病邪抑制而出现了衰败现象。

三阴病严重时，从症状上虽互相有较明显的区别，但从病理上却很难截然分得清楚，这是三阴病的病理所决定的。三阴病的病理是虚寒，虚寒时机体的机能和功能都处于衰败状态，而三部之间从生理上互相依存，病理上互为因果。当某部的机能和功能衰败时，另两部的机能和功能也可能受牵连而呈虚寒状态。比如当里部虚寒严重时，气血乏源，枢部和表部得不到充足的气血供应也会虚寒。特别是枢部虚寒严重时，里部和表部更易因得不到气血的充足供应而虚寒。所以，三阴病严重时常常是以某部为重点的整体虚寒。

三阴病发热往往是疾病较严重的表现。由于上述原因，三阴病发热的一个共同点就是表热里寒。表部的温度越高，里部的温度最低点越低。当病发展到极点时，表部的温度也下降，此时生命将休矣。

在正常情况下，机体三部的温度因各自的原因而略有波动。如大量冷食冷饮时里部的温度可能暂时低一点。当外界寒冷而衣着单薄时可能表部的温度暂时稍低一点。总体上讲，正常时三部的温度是枢部略高，里部稍次，表部又稍次。这是因为表部散热面大，里部散热面小，仅靠大便带走少量热量，枢部自身不与外界相通故无自身的散热途径而形成的，这也是机体的生理需要。在病理状态下，病邪侵犯机体损害机体，破坏了三部的生理功能，破坏了气血的正常运行。三阴病时正气的衰败即虚寒成了疾病的主要方面，发热便成了假性的现象。

当病邪侵犯表部时，虽然正邪斗争的部位定于表部，但需要机体从里部和枢部源源不断地将气血调于表部以供表部与病邪斗争所用。但此时里部或枢部处于虚寒状态没有足够的气血供应表部，使表部的正气与病邪的斗争处于劣势。此时在表部虽有发热的症状，却表现了虚寒性发热的特征。第一热度不高，常波动于38℃左右，这是因为正气不足，不能与病邪作强有力的斗争。第二发热的同时有汗出恶风，这是表部虚寒的表现。第三发热难以持续，表现为时热时不热的形式，这是机体蓄集一定的力量与病邪斗争时表现了发热，当正气被耗难以补充而无力抗争时则温度降到正常，当正气非常不足时，热过后体温往往降到正常以下。治疗时应从温里入手，里部功能恢复就能供给表部足够的气血战病邪而胜之。

当病邪侵犯里部或枢部抑制了里部或枢部的机能，使里部或枢部处于虚寒状态特别是里寒严重时，里部的组织和血管均收缩痉挛，尤其是腹主动脉及其周围组织的痉挛，使里部气血运行的阻力增大，里部气血的循环量减少而将气血逼向了表部，这时三部的温度从表部到里部呈倒梯形降低，里部的温度降到了正常值以下。人体的重要脏器都在胸腔与腹腔，而以腹腔为多，所以各脏器都呈气血供应不足、代谢降低、温度降低。内脏温度的降低使其正常的生理功能难以维持而威胁机体的生命。这时机体就会挖掘潜力来提高机体的温度，并企图战胜病邪。由于表里温度的差别，当内脏的温度提高到正常值时，表部的温度就很高了。这时机体又因内脏温度达到正常，同时也由于提高温度消耗一定的气血而降低温度。所以表部的温度会降到正常。但时间稍长里部的温度又下降，机体又努力提高温度，这样使机体的温度高一阵正常一阵，反复消耗气血。如果一直这样，最终机体会衰竭，表部的温度也起不来了。里阴病和枢阴病的发热只是在表部，而里部和枢部的本质是虚寒，温度反而降低。所以治疗必须温里，使里部和枢部的机能兴奋，痉挛的组织血管缓解，血流量增大增快，代谢增强，温度提高。这样被逼向表部的气血返回里部，里部不寒，表部也不会再热。若一旦误用寒药特别是误用寒泻药，把微弱的机能进一步抑制，把仅有的一点热量从大便丢失，那顷刻就会全身衰竭而死亡。

里阴病和枢阴病发热时恶寒不严重。在疾病严重表热特别高时反会出现烦躁。但这种烦躁不是阳病发热的因热而烦躁，而是心阳衰微、心力衰竭的烦躁，是心烦意乱、惊恐不安。在表部温度降低到正常或正常以下时机体的恶寒是很重的。这是阴病本质的真正表现。

阴病发热是一个危险的症状。一方面体现了机体正不胜邪的衰竭状态，并且是外热越高，其里虚寒的本质越重。另一方面阴病发热较难诊断，热度越高越难诊断，而越难诊断时错投寒药后果越严重。所以一定要下功夫掌握好诊断关键，也可用少量热药以治求证。有一点可供参考，因为阴病发热只是表部发热，而里部和枢部即腹腔和胸腔的温度并不高或反而低，所以虽表部温度很高，但患者却感觉不到热得难受。有关详细诊断在后面的章节有所谈及。

二、恶寒

恶寒也是阳病阴病共有的一个症状。在三阳病是表阳病必有，并与发热同时存在，枢部并病偶有寒热往来。在三阴病则皆有恶寒。阳病阴病的恶寒有本质的区别。

恶寒是机体怕冷的自觉症状。表阳病的恶寒是表实证的表现，是表部寒热感受器得不到气血的供应和机体急骤产热形成的。表阳病的恶寒表现为急剧的恶寒战栗，虽重加衣被而不解，常与发热并见。枢部并病是寒热往来，寒战时不发热，发热时不恶寒，寒战时也是加衣被而不解。

三阴病的恶寒是机体气血不足、机能衰败、代谢降低，整体产热不够，对寒冷的抵抗力不足的表现。三阴病的恶寒都表现为对周围环境寒冷的抵抗力下降，在同一环境中较常人特别怕冷。表阴病的恶寒以其手足怕冷为特点，里阴病的恶寒以其不耐冷食冷饮的刺激为特点，枢阴病的恶寒以其背部恶寒为特点。三阴病的恶寒在发热时不严重或不恶寒，无热时严重，处暖室或得衣被可缓解。

三、恶风

恶风是表阴病的独有症状。表阴病时由于表部虚寒而有自汗出，自汗本身就丢失热量，若周围的空气流动快则汗液被带走快，机体的热量丢失也快，所以患者很怕风，恶风患者处无风之环境则解。恶风与恶寒虽不同，但没有本质的区别，都是机体虚寒的表现。

四、口渴

口渴也是阳病阴病共有的一个症状。在阳病只见于枢阳病和里阳病，在阴病则多见于里阴病。

枢阳病和里阳病时，机体上下内外温度都升高并有汗出，消耗大量的水分，整个机体处于高热脱水状态，所以患者口渴，舌质舌苔也较干燥。重者强烈要求喝水，甚至烦渴引饮，并喜冷饮。在枢阳病随病情的不同口渴也有差别。纯枢阳病极盛时机体的代谢也极盛，口渴也较重，如白虎汤证；枢阳病极盛渐出现逆转时，代谢有所降低，碳水化合物的分解有所降低，机体自产的水有所不足，所以此时口渴极重，常常是大渴引饮，如白虎加人参汤证；如长期发热，津液消耗极大，机体出现阴亏时，口渴较轻，饮量不大，如竹叶石膏汤证。里阳病时口渴也较重，治疗时需急下存阴。总之，阳病的口渴表现为渴欲饮水而能饮水，饮水后有一定程度的解渴作用。

阴病的口渴主要见于里阴病。里阴病严重时里部吸水功能大大降低，在胃肠内积有大量的水液不能被吸收，而在机体的组织间却处于脱水状态，所以口渴，由于胃肠有积水，所以虽口渴但不欲多饮。若里阴病严重时，组织间严重脱水也出现口渴引饮，但由于胃肠内积水很多不能接纳水液，所以饮后即吐，如五苓散证。总之，里阴病的口渴是渴不欲多饮，或饮毕即吐，饮不解渴。

五、烦躁

烦躁是心烦躁扰。心烦是患者自感心中烦乱不安，躁是患者肢体躁动反复不定。烦躁也是阳病阴病都有的一个症状，而且都是病情较严重的表现。

阳病烦躁主要见于枢阳病和里阳病。枢阳病和里阳病时，由于全身性高热，气血运行加快，代谢加强，心脏和大脑都呈高热充血状态，兴奋性增高，所以自觉烦乱不安，并且肢体躁扰乱动，重则可见捻衣摸床。阳病的烦躁是以烦为主。

在阴病严重时特别是枢阴病严重时，气血运行衰竭，全身呈缺血缺氧状态，特别是心脏和大脑由于缺血缺氧而出现了心烦意乱，恐惧不安，严重时则见肢体躁扰不安，这是严重的心衰现象，如干姜附子汤证。阴病烦躁时，恐惧不安、躁无暂安是其特点。

六、腹痛

腹痛也是阳病阴病共见的一个症状。

阳病腹痛以里阳病多见而以实证为主。当各种病理物质堆积于胃肠较长时间不能排出体外时则易见腹痛。这种痛是压腹时重而不压时轻，这是因为压腹部时直接挤压到内容物而刺激胃肠所致。腹腔脏器有化脓性炎症时也见腹痛，大多是里热证。

枢阳病时也可见腹痛，也是以实证为主。当血液内病理物质包括病邪堆积而障碍气血运行时，就会出现以下腹部压痛明显的腹痛。这是因为盆腔空间较小而脏器多，血管丰富而迂回曲折，且又受上腹部脏器的压力，所以枢实证腹痛多见下腹部而以压痛明显为特征。

阴病腹痛主要是里阴病而以里寒证为主。这是因为里寒证时胃肠痉挛而致腹痛，如小建中汤证。胃肠寒性痉挛严重时，以手压之可稍缓解其痉挛，故腹痛稍减。这与阳病之腹痛相反。

七、大便难

大便难也是阳病阴病皆有之症状。

阳病的大便难只见于里阳病，是由于粪便干结、肠管舒缓而难以排出，大便是前后一样干，或干结如棋子，或先硬后稍软。

阴病之大便难只见于里阴病。里寒证时肠管寒性痉挛、蠕动减弱而排便困难，但是由于结肠吸水功能降低，所以只是初头的粪便积存时间较长水分被吸收而干结，后头的粪便却因大量的水分未被吸收而为稀溏，因此大便是先硬后溏。里虚证时肠管收缩无力而排便困难，腹诊时腹壁及深部组织软弱无力。

以上特点只能是当大便便出时才能诊断，大便便不出时就较难诊断，所以张仲景用小承气汤作试探性诊断，先给患者一点小承气汤，若腹中肠鸣增强而排气者是里阳病，可下；若腹中肠鸣无反应也不排气者是里阴病，不可下。

八、脉洪数

脉浮大而滑为洪脉，脉率每分钟90次以上为数脉。洪数之脉也是阳病阴病共见之脉。阳病特别是枢阳病时，由于全身高热，气血运行亢盛，血管舒缓，血管内血容量增多，心跳加快，故见洪数之脉。

阴病洪数之脉多见于里阴病与枢阴病合病。当里部枢部寒极时，虽气血运行已衰竭，但由于胃肠及胃肠系膜乃至整个腹腔的组织血管极度收缩，将仅运行的一点气血逼到了表部，表部的气血反而增多，所以脉洪。因心衰收缩无力而心跳代偿增快而脉数。阴病脉洪数是病情极严重的表现，中医也叫格阳证。如错投寒药，已经极弱的气血运行即刻停止而命断，所以必须慎之又慎。这种病理的脉洪数主要表现在寸口和人迎。趺阳脉可能只数而不洪，极严重时可能无脉，这是因为下肢的气血主要通过腹主动脉供应，所以给下肢供应的气血就会因阻力大而减少，极严重时会停止。此证用温里法正确治疗，脉很快就会呈沉细弱小而不数，这是气血回到里部了，枢部的心衰也有所纠正了。

第二篇

三部急性六病的证治
——学习《伤寒论》

从大规律上讲，三部急性病只有六病十二证。但在实际中疾病是以前面第三章第四节所讲的三部六病十二证的各种关系为形式，千姿百态甚至是千奇百怪地存在着，发展着，变化着。可以这样说，每个患者的每个疾病都有它的特殊性，都是一个新问题，都需要认真的诊断、辨证、立方治疗。这样每一个辨证结果的证都有治疗它特需的一个方子，这个证就叫这个方的方证。临床上有些方证极相似地重复地较多地出现，这就可以固定一个方来治疗这一类的证。所以历代医家创立了很多很有效的方来治疗相应的一类证。纵观我国医学历史，贡献最大的医家是汉代的张仲景，最有代表性的著作是他所著的《伤寒论》。所以我们将通过用三部六病学说学习《伤寒论》来讨论三部急性六病的证治。这里要说明一下，学习《伤寒论》是以《伤寒论》的核心篇章也就是近代编了条文号的398条原文为内容。

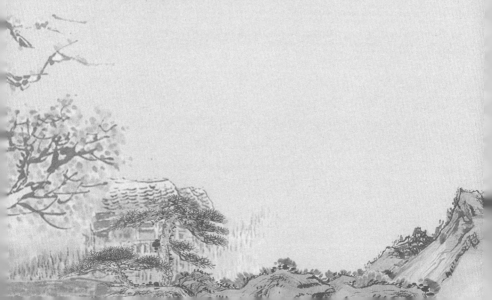

第六章 《伤寒论》的基本情况

第一节 《伤寒论》是最具代表性的医著

在我国从古到今历代医家著述的中医专著多如牛毛，为什么要通过学习《伤寒论》来讨论三部急性六病的证治呢？这是因为《伤寒论》是最能代表中医学的一部中医专著，三部六病学说就是学用《伤寒论》创立的。这并不是说《伤寒论》能包括其他所有的中医专著，其他专著也各有千秋，各有独到之处，但全面地从理、法、方、药及疗效看，《伤寒论》最具代表性。其最具代表性主要体现在以下几个方面。

1.《伤寒论》是一部实践第一的理论与实践统一的临床纪实性的中医学专著。

实践第一是以实际治疗效果为第一，丝毫没有把理论凌驾于实践之上，丝毫没有教条主义和主观主义的痕迹。疗效好为对，不好为错，对的就坚持，错的就修正。书中这样的例子很多，如第 63 条"发汗后，不可更行桂枝汤，汗出而喘，无大热者，可与麻黄杏仁甘草石膏汤"，这条的原方证显然是麻杏石甘汤证，但却错用了桂枝汤，不但没有治好，反而加重了喘，所以说不可再用桂枝汤,应改用麻黄杏仁甘草石膏汤。在《伤寒论》里这类的错误例子很多。这些错误大多是那些凡医所为,但也不能排除张仲景本人也有过这类的教训。这就看出张仲景不以任何教条主义和主观主义强加于实践,而是以实践效果论对错。所以《伤寒论》的理、法、方、药运用于临床可靠性很强。

理论与实践统一是说其理论与实践是一致的。实践证明了理论的正确,正确的理论指导了实践,没有空洞的理论,也没有盲目的实践。如第 12 条"太阳中风,阳浮而阴弱,阳浮者,热自发,阴弱者,汗自出。啬啬恶寒,淅淅恶风,翕翕发热,鼻鸣干呕者,桂枝汤主之",这一条从理论上正确地论述了桂枝汤证的病理,从诊断上形象地描述了桂枝汤证的典型症状,确立了桂枝汤的治疗,收到了良好的效果,达到了理论与实践的统一。

《伤寒论》是一部临床纪实性专著。从《伤寒论》的内容分析,张仲景是集医生、司药、护理于一身的一个医学实践家和理论家。他不仅为患者诊断和处方用药,而且亲自配药,亲自煎药,亲自给患者服药,亲自帮病家护理,亲自观察患者服药后的反应和治疗效果,然后记录成书。所以《伤寒论》的内容真实可靠,实践性强,这是其他中医专著难以比得上的。比如桂枝汤方后的说明,"上五味,㕮咀三味,以水七升,微火煮取三升,去滓,适寒温,服一升",这是药的详细煎法和服法;"服已须臾,啜热稀粥一升余,以助药力",这是护理上的重要一环,以食助药;"温覆令一时许,遍身漐漐微似有汗者益佳,不可令如水流漓,病必不除",这是非常重要的护理,稍给患者加一点被子之类,使微微出点汗即可,若盖得太厚太热,使汗出如水流漓,病必不除;"若一服汗出病差,停后服,不必尽剂",这是很重要的治疗程度,不可治疗太过;"若不汗,更服,依前法。又不汗,后服小促其间，半日许令三服尽；若病重者，一日一夜服，周时观之。服一剂尽，病证犹在者，更作服；若汗不出，乃服至二三剂"，这是多么细致的观察护理啊，用药上少则三分之一剂，多则两三剂，总以治愈为目的，在观察上是周时观之，就是24小时观察，几乎是现在医院的特级护理了。张仲景这样勤于实践，认真总结出来的理论怎么会与实践脱节呢？从这里我们看出了张仲景的热情、朴实、负责的高尚医德和实事求是的严谨的治学精神，也看出了《伤寒论》的科学性、实践性和可靠性。

2.《伤寒论》的理论和实践对三部急性六病的覆盖面较大。当然，任何一部创新性的医著都不可能覆盖所有的疾病。但到目前为止还没有一部能像《伤寒论》这样基本覆盖三部急性六病十二证的中医原著。虽然说《伤寒论》不可能为所有的千姿百态、千奇百怪的急性病证立方治疗，但其立起了纲，立了法，并创了许多很有效的方子。根据其纲和法以及所立的方，在临床上通过灵活应用，基本上能够解决大部分三部急性六病的辨证和治疗。正如张仲景在自序里所说："虽不能尽愈诸病，庶可以见病知源。若能寻余所集，思过半矣。"

3.张仲景在《伤寒论》中创立了许多很有效的方子，这些方子简练特效。只要能按照《伤寒论》的理论正确地诊断正确地使用其方剂，那疗效真好比极锋利的宝刀削肉，利索干净，立竿见影。在疗效上，后世许多方子难以与《伤寒论》的方子相比，它们如烂铁皮刀切肉，虽也能切断，但所用的时间和力气较多。

综上所述，欲证治三部急性六病十二证，研读《伤寒论》乃最佳大法矣。

第二节　现版《伤寒论》存在的问题

由于历史的原因，现存的《伤寒论》存在着很多问题。由于这些问题的存在，大大加大了研读《伤寒论》的难度，以致出现了一些牵强附会、望文生义的解释。因此对这些问题及其原因也应研讨。

一、《伤寒论》的历史源流

《伤寒论》大约成书于公元250年，即三国魏曹丕称帝后。但是，张仲景的手稿没有传世，后经王叔和整理才传世。当时由于造纸术刚刚发明，纸张很少且质量低劣，并且还没有发明印刷术，所以《伤寒论》文字流传量有限，面积也不大。随着朝代的更替，战乱的破坏，王叔和撰次的《伤寒论》也没有原原本本地流传下来，而是零散地流传到了民间医生的手里。一直到宋朝宋仁宗下令国家诏儒医校正医书，高保衡、孙奇、林亿受命整理历代医籍，他们经过广泛地收集，仔细认真地校定，整理出了《伤寒论》十卷。然而，这个宋本也基本绝迹，只有明代赵开美的复刻本逼近宋本，流传至今。我们现读的《伤寒论》基本上就是明代赵刻本。

二、存在问题

从《伤寒论》成书到今天已经有1700余年的历史。在漫长的饥荒和战乱频发、朝代更替复杂的历史过程中，《伤寒论》能流传到今，充分显示了《伤寒论》的宝贵，但也不免有遗漏、掺杂、错传等一些问题。

1. 在宋以前的 800 年间，《伤寒论》散乱地流传民间，师传生授，代代相衍，有的慢慢地把前辈老师的讲解也当成了《伤寒论》的正文而传于后人。有的是大段的文字，如第 30 条，从内容看像是老师在讲解第 29 条，但文章杂乱，文义不通，且是问答形式，这显然不像是张仲景的原文。有的是一段文字后补上一句，如第 94 条，从内容上看是论述病到半表半里部经战汗而解的情况，如果是阳脉微就通过汗出而解，如果是阴脉微则是通过大便而解，汗出和下利是病解的两个渠道、两种情况，如果病偏于表则汗出而解，病偏于里则下利而解，从病理分析是一个小柴胡汤证，根本不存在调胃承气汤证，所以最后一句"若欲下之，宜调胃承气汤"，是后人望文生义地讲解补充的。

2. 在《伤寒论》散落民间的历史阶段，医生对《伤寒论》的学习和传授主要是靠口传和传抄，所以因口音的模糊和抄写的不慎而错传者间或有之。如第 176 条"伤寒脉浮滑，此以表有热，里有寒，白虎汤主之"，此处应是表里俱热才符合白虎汤证。

3. 在传抄过程中脱漏字句的情况也难免存在。如第 393 条"大病差后劳复者，枳实栀子豉汤主之"，这一条只说大病差后劳复，没有说症状和病理而肯定地用枳实栀子豉汤主之，这很可能有字句脱漏。

第三节　学习《伤寒论》的原则与方法

由于历史的原因，《伤寒论》既有脱漏，也有后人补上的内容，还有传错的内容，同时还有《伤寒论》本身的一些写作特点。那么我们如何去学习它呢？首先要坚持保留其原貌的原则，在原貌的基础上学习研究。因为原貌是历史，是《伤寒论》本身，是一个整体，只要原貌在它就是一个永远学习研究不尽的宝贵资料。随着时代文化科学的发展总会有新的发现。在今天研究不通的可能明天成为新的发现和发展；今天认为错误的可能明天却成为真理；今天认为正确的也可能明天又产生怀疑。总之，只有保留原貌才有其真正的价值。再就是坚持实践第一的原则。因为研究的目的是要应用，是要解决实际问题。研究《伤寒论》为的是治疗今天人们的疾病。所以要把《伤寒论》的理论和实践放到今天的实践中，符合实践的就要运用和发扬，觉得不符合实践的就存疑，以待他人或后人研究。既不要犯教条主义和本本主义的错误，也不要随便否定原貌里的东西。现在就是要在坚持上述原则的前提下试用三部六病理论学习研究《伤寒论》，企图使《伤寒论》更接近今天的实践，在今天的实践中较容易较广泛地应用之。还有一点需提及的是研究《伤寒论》时要以《伤寒论》研究《伤寒论》。因为《伤寒论》本身就是一个独立的整体，除在序里提到一些前人的著作外，在《伤寒论》里没有引用和提及任何其他著作。所以我们不必把《伤寒论》前后特别是以后的一些著作的内容和观点强加在《伤寒论》身上，并把这些内容和观点看得和《伤寒论》一样重要，甚至说就是《伤寒论》的内容和观点。如这样则有碍于《伤寒论》的学习与开发。

第四节 《伤寒论》的疾病归类

在从古到今的中医学里，疾病的归类方法很多。有病位归类法，就是以机体的某一个部位即病位为纲，来阐述本部位上的各种疾病。如内经的经络归类法，就是以经络的循行部位为纲，来阐述某一经络部位上的各种疾病的各种症状和病性病理。这种归类法主要适用于针灸按摩等治疗方法。又如脏腑归类法，也是以某一脏腑为纲，来阐述这一脏腑的各种疾病的症状和病性病理以及与其他脏腑的病理关系。还有病性归类法，是以热、实、寒、虚的病性为纲来归类疾病，这种归类法往往结合病位来辨证，如八纲辨证法。还有病因归类法，病名归类法，等等。总之，中医的疾病归类法很繁杂，辨证方法也很多。然而，任何一本临床医著，疾病的归类方法是其首先要解决的问题。

那么，《伤寒论》里的疾病归类如何呢？从《伤寒论》的篇章结构看是以病名归类的。在《伤寒论》中，真正论述疾病辨证论治的篇章是辨太阳病脉证并治，辨阳明病脉证并治，辨少阳病脉证并治，辨太阴病脉证并治，辨少阴病脉证并治，辨厥阴病脉证并治等六部分。从这六条标题就可以看出《伤寒论》是以病名归类来论述一个病的各种情况和治疗的。以"太阳病脉证并治"为例，这个标题就是在说辨别太阳病的各种脉和证以及这些脉证的各种治疗。这显然是以"太阳病"为纲来论述太阳病的各种脉证情况和对这些情况的针对性治疗，其他五个标题也是这样的。还有辨霍乱病脉证并治，辨阴阳易差后劳复病脉证并治等，这些也是以病名为纲来立论的。不过这些篇章是补充性的，是对前六个病的补充论述。实际上这些篇章的内容也可归到六病篇章中。下面就以六个病为主进一步探讨《伤寒论》疾病归类的内涵。

既然《伤寒论》是以病名归类，主要是以太阳病、阳明病、少阳病、太阴病、少阴病、厥阴病为纲来论述各种急性发热性疾病的诊治，那么这六个病的内涵是什么就必须研究清楚。比如太阳病究竟是什么病，它代表什么意义，需要仔细分析。

在分析六个病的内涵时要以六个病的原发病条文为依据。比如太阳病，就要以冠以太阳病又有太阳病的原发症状的条文为依据。凡虽冠以太阳病但已时间延长或经过治疗的条文就不足为凭了。

比如第13条"太阳病，头痛发热，汗出恶风，桂枝汤主之"。这一条开头冠以太阳病，接着说头痛发热，汗出恶风。那么头痛发热汗出恶风是太阳病的原发症状，是直接反映太阳病的，所以这一条可作为研究的依据。

如第124条"太阳病六七日，表证仍在，脉微而沉……"。这一条虽也冠以太阳病，但已过六七日，病情可能有所变化，其症状也可能是病情变化后的症状，不一定是太阳病的原发症状，所以这类条文不作为研究这个问题的依据。

又如第82条"太阳病，发汗，汗出不解，其人仍发热，心下悸……"。这一类条文也不作为研究这个问题的依据。因为虽然是太阳病，但已经发汗，已经治过了，很可能是治疗不当，所以"汗出不解，其人仍发热，心下悸……"后面的这些症状是发汗后出现的，非太阳病的原发症状。下面就在这个原则下进行分析。

首先说这六个病不是代表具体病的，它与"咳嗽""水肿"等病名代表的意义不同。"咳嗽"是以咳嗽这个症状为主的具体疾病，"水肿"是以水肿为主要症状的具体疾病。那么，太阳病是什么症状或病理为主的疾病呢？从太阳病篇看没有能完全代表太阳病的症状。从第1条看是"脉浮，头项强痛而恶寒"。而第2条又是"发热汗出，恶风脉缓"。第3条又是"体痛，呕逆，脉阴阳俱紧"。甚至有第125条的"身黄，脉沉结，少腹硬，小便不利者，为无血也。小便自利，其人如狂者，血证谛也"。这几条都冠以太阳病，这些症状也都是太阳病的原发症状。但这些症状表现差别很大，病理也悬殊。所以说太阳病不是代表具体的一个病。

那么说这六个病代表的是证即代表的是病性吗？也不是。以少阴病为例来分析。第303条是黄连阿胶汤证，是热证；第304条是附子汤证，是寒证；第321条是大承气汤证，是实热证。少阴病里有热证有寒证又有实热证。这少阴病怎么能代表病性呢？显然六个病也不是代表病性的。

那么六个病是代表病位吗？也不是。以阳明病为例看一下。第208条是大承气汤证，是里部证；第229条是小柴胡汤证，是半表半里证；第235条是麻黄汤证，是表证。一个阳明病有里证，有半表半里证，又有表证，看来六个病也不是代表病位的。要说六个病是代表经络的，那也不是。因为《伤寒论》里就找不到这样的依据。伤寒六部分文章里所论述的症状根本不是该经络上的疾病的症状。比如第234条"阳明病，脉迟，汗出多，微恶寒者，表未解也。可发汗，宜桂枝汤"。这一条的脉迟，汗出多，微恶寒，表不解，哪能与阳明经挨得上呢？这样的例子在《伤寒论》里几乎都是。所以说六个病也不是代表经络的。

那么六个病究竟代表什么呢？从下面的原文可以初步找到答案。

第9条："太阳病欲解时，从巳至未上。"

第193条："阳明病欲解时，从申至戌上。"

第272条："少阳病欲解时，从寅至辰上。"

第275条："太阴病欲解时，从亥至丑上。"

第291条："少阴病欲解时，从子至寅上。"

第328条："厥阴病欲解时，从丑至卯上。"

对上述六条原文，人们往往把"欲解时"理解为欲愈时，也就是疾病的转愈时间，所以认为上列六条原文所指的时间是太阳病等六个病各自转愈的时间，虽然从字面上可以这样认识，但大多数医家认为与实际不符合。因为再高明的医生也很难将疾病的自身转愈时间准确地预测出来，最多不过一个大概天数而已，怎么能够把一个急性病的转愈时间预测精准到时辰上呢？而且六病之内容各自又包括那么多的病证，怎么能统统转愈到同一个时辰上呢？因此大多数医家对这六条原文都没有作细致的研究。也有人认为这六条原文是后人加的，但仔细分析不像是后人所加，后人怎么会无根无据无端加这么六条呢？应该是张仲景的原文。但以张仲景的治学精神怎么会写出不准确的语言呢？应该是符合实际的。

之所以说这六条原文是符合实际的，是准确的，是因为对"欲解时"的内涵另有认识。我们认为"欲解时"指的是六病各自的发病时间或症状表现突出的时间。其理由如下：

1. 作为一个医生，在接诊患者时首先要了解的是发病时间和症状表现突出的时间。患者和家属向医生反映病情时首先也是反映发病的时间和症状表现突出的时间。尤其是急性病的发病时间是很明确的。现在的计时法可以准确到几点甚至几分上。而在汉代人们只能以太阳的升落和月亮的升落为依据大概说一个时间。比如上午、中午、下午、前半夜、深夜、后半夜。张仲景是当时的高级知识分子，他在记录时就用十二地支计时法记录发病时间。

2. "欲解时"的"解"字应按"了解""认识"的意思理解。"欲解时"就是了解认识的时间。"太阳病欲解时，从巳至未上"，就是要了解认识太阳病的时间是从巳到未这一段时间。反过来说，凡在巳至未这一段时间发病的或在这一段时间症状表现突出的急性发热性疾病就是太阳病。其他五病皆如此。这样看来太阳病的"太阳"，阳明病的"阳明"，少阳病的"少阳"，太阴病的"太阴"，少阴病的"少阴"，厥阴病的"厥阴"，主要是代表时间。为了论述方便，根据上述情况我们可以倒给六个时段定个名：

巳至未上叫太阳时。

申至戌上叫阳明时。

寅至辰上叫少阳时。

亥至丑上叫太阴时。

子至寅上叫少阴时。

丑至卯上叫厥阴时。

由此看来《伤寒论》在疾病归类上虽是以病名归类，但实质上主要是以时间归类了。

第五节 《伤寒论》疾病归类的原因与方法

张仲景为什么要以时间为主来归类疾病呢？可能是以下原因。

在《伤寒论》以前，还没有一本医著系统地将急性发热性疾病归类认识。张仲景在《伤寒论》的序中提到的也就是他主要学习的医著有《素问》《九卷》《八十一难》《阴阳大论》《胎胪药录》等。虽然有的已经失传，但从书名分析也没有系统地纲举目张地将急性发热性疾病归类认识。所以张仲景在著《伤寒论》时，疾病如何归类对他来说是一个新课题。在较长时间的繁忙的医疗实践中，他在接诊患者时首先能肯定的是发病时间，同时也发现发病时间与疾病的病位病性有一定的规律性关系，所以他就按六个时间段给急性发热性疾病归了类，命了名。从《伤寒论》

那么多的误治病案看，当时社会上按这六个病认识急性发热性疾病的医生很多，但是大多概念不清，故误治很多。

那么，这六段时间与病性病位有什么关系呢？只要按《伤寒论》原文把这六段时间用一个圆形图显示出来就可以看出问题来了。

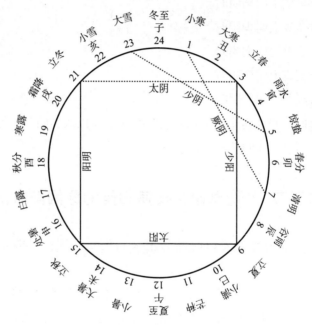

图 6-1 伤寒六时示意图

在这个圆形图内，内圈的 1、2、3……是按现在的小时计时。第二圈的子、丑、寅……是十二地支与现在的小时对应地计出一天十二个时辰，每个时辰是两小时。第三圈是一年的 24 个节气。一年的气候规律和一天的气候规律本质是一样的，所以 24 个节气与疾病的发病情况也有一定的规律性关系，但在《伤寒论》里没有讲，这里显示出来供参考。在圆内三条实线分别是少阳病、太阳病、阳明病的发病时间；三条虚线分别是太阴病、少阴病、厥阴病的发病时间。按照前面给这六段时间所定的名称看，从凌晨1点至7点是厥阴时，从凌晨3点至上午9点是少阳时，从上午9点至下午3点是太阳时，从下午3点至晚上9点是阳明时，从晚上9点至凌晨3点是太阴时，从晚上11点至第二天早上5点是少阴时。关于人体气血在一天内的运行变化规律在前面已经谈过，这里按这六个时段再重复一次。

一个正常人从凌晨3点开始，随着自然界阳气的复始逐渐由深睡转向浅睡，机体的气血也由一天中的运行速度最慢、运行量最小逐渐活跃起来。到早晨的7点即厥阴的尽头，自然界阴气下降，阳气进一步旺盛，机体的气血运行进一步活跃。到上午的9点，自然界阳气再进一步旺盛并向中午递转，机体的气血运行也再进一步旺盛并由枢部向表部倾斜。在前面说过，一个人的社会活动如劳动、思维、学习等主要是靠表部完成的，所以在这个时段人的精神逐渐旺盛。这是少阳时气血运行的情况。

从上午的9点到下午的3点是一天内阳气最旺盛的时候，机体气血的运行也是一天中最旺盛的时候，也是气血在表部运行最多的时候。但这一时段也是自然界阴阳转折的时候，也是人体气血运行转折的时候。从9点到12点气血运行最旺盛，人的精力精神也最旺。从12点到下午3点自然界阳气由极盛向衰退转化，所以气血运行也开始向里倾斜。尤其是午饭后，由于里部的需要，气血较多地向里部运行，所以人感到有点疲乏，需稍休息。这是太阳时气血运行的情况。

从下午3点到晚上9点，自然界阳气逐渐衰退，这段时间气血运行由表部转向偏于里部。这时里部的气血大量增加，表部的气血相对减少，所以人的精神和精力都不如上午旺盛。这是阳明时气血运行的情况。

从晚上 9 点开始，随着自然界阳气的进一步衰退和阴气渐盛，气血的运行逐渐减弱，速度逐渐减慢，运行量也逐渐减少，大量的气血渐渐存入机体的有关脏器和组织，如肝脏、脾脏等。气血的这种渐弱运行趋势随着时间的推移逐渐加重，这是太阴时开始。

随着自然界阳气的渐微，阴气的渐盛，到晚上 11 点，气血的这种运行状态进一步加重，这是少阴时开始。

到凌晨 1 点自然界的阳气最微，阴气最盛，气血运行的速度最慢，运行量也最小，这是厥阴时开始。

到凌晨 3 点，随着阳气的复盛，气血的运行由最弱开始复苏，到早晨 7 点开始走向旺盛。

外感疾病的发生是病因作用于机体后，破坏了机体三部与气血这个基本矛盾的平衡而发生的。而制止疾病的发生和疾病发生后将疾病定位并与病邪斗争而战胜疾病主要是靠气血，所以气血的运行规律与疾病的发生发展有一定的关系。从上述气血运行的规律分析具有以下规律关系。

1. 从三部上讲，气血运行较正常的情况下发生阳病时，气血在哪个部运行旺盛则容易将疾病定位在哪个部。所以，枢阳病易发生在少阳时，表阳病易发生在太阳时，里阳病易发生在阳明时。阴病发病时哪个部气血运行弱则病邪易侵犯哪个部。所以，里阴病易发生在太阴时，枢阴病易发生在少阴时，寒热错杂证易发生在厥阴时。

在气血运行很不正常的情况下，如阳时气血运行不足或阴时运行太过则又易在阳时发生阴病或阴时发生阳病，即在三阳时发生三阴病，三阴时发生三阳病。如太阳时由于表部气血不足发生表阴病，阳明时里部气血不足发生里阴病，少阴时枢部气血太过发生枢阳病，这是一般规律。

在特殊情况下疾病的发生常常打破三部气血运行的时间规律，可能此时患彼部的阳病或阴病，在彼时患此部的阳病或阴病，如太阳时患枢阴病，少阴时患里阳病，等等，这就是说在任何时候都可以发生任何部的任何病证，这是事物的特殊性。

2. 三阳时的时间较三阴时的时间长。三阳时从少阳时的凌晨3点到阳明时的晚上9点，共有18个小时。其中从凌晨3点到早上7点与阴时相重，就是将这4个小时除去也还有14个小时。而阴时从晚上太阴时的9点到第二天厥阴时的7点才有10个小时，其中还有4个小时与少阳时相重。由于阳时较阴时时间长，所以气血运行相对旺盛的时间也长，这就适应了人类社会活动的需要，也形成了《伤寒论》三个阳病内容多于三个阴病的情况。

3. 在三阳时间内，太阳时和阳明时分明，所以气血运行的特点也分明，此时发病也较清楚好认识。少阳时从凌晨3点到早上7点与阴时相重合，所以这段时间阴阳错杂，气血运行也易发生或盛或弱的状态，在这段时间发病也易出现寒热错杂证。

4. 三个阴时不同程度地相互重合，难以截然分清，在这段时间内气血的运行是从较旺到极弱，由极弱又到较旺。先是步步减弱，后是步步转旺。所以这段时间发的病也较难分清，常常是三阴合证或合病。尤其是从凌晨1点到凌晨3点这段时间是三阴共有的时间，所以这段时间发的病常常是三阴合病，也是最重的病。

这样看来，《伤寒论》按六时归类来认识疾病不是有些乱吗？乍一看来是有点乱，但仔细分析也不很乱。

结合上述观点来看，在《伤寒论》里有三个基本概念。

一是病时，就是发病的六个时间段。

二是病位，在《伤寒论》里主要提到表部和里部。真正的表部病（即麻黄汤证类和桂枝汤证类）的病位叫表部，其他病的病位都叫里部。虽在148条有"半在里半在外"的论述，这也是说半在里半在外，而不是有一个确切的半表半里部，但从疾病的性质、症状及治疗方法来看，是确有半表半里这个病位的。

三是病性，《伤寒论》对病性的热、实、寒、虚都有论述。

综上所述的三个概念就是病时（时间）、病位（空间）和病性。

如果疾病的这三者是一致的，那就是某时某部某性的标准病。比如在太阳时发病，病位在表部，病性是实热，这就是标准的太阳病，如第3条。

若病位或病性与病时不一致，那就是某时的非标准病。比如太阳时发病，但病位不在表部，或病位虽在表部但病性不是实热，那就是非标准太阳病，如第125条和第2条。

某时的标准病或非标准病在发病后或经不当的治疗，或因时间的推移，病情已有所变化，这是某时的变证。如第20条是非标准太阳病发汗后的变证，第37条是太阳病十日已去的变证。其他五病皆如此。

《伤寒论》就是以标准病为纲，非标准病为目，变证为细目来论述急性六病的。比如太阳病就是以标准太阳病为纲，以非标准太阳病为目，太阳病变证为细目来论述太阳病的证治的。

那么，《伤寒论》里什么是标准的六病呢？张仲景有明确的论述。

第1条"太阳之为病，脉浮，头项强痛而恶寒"。

第180条"阳明之为病，胃家实是也"。

第 263 条"少阳之为病，口苦，咽干，目眩也"。

第 273 条"太阴之为病，腹满而吐，食不下，自利益甚，时腹自痛。若下之，必胸下结硬"。

第 281 条"少阴之为病，脉微细，但欲寐也"。

第 326 条"厥阴之为病，消渴，气上撞心，心中疼热，饥而不欲食，食则吐蛔，下之利不止"。

以上六条所指的病就是六时各自的标准病。

首先，这六条原文的文字结构和论述角度与其他条文不同。仍以太阳病为例说明。第 1 条第一句是"太阳之为病"而不是其他条文的"太阳病"。在这句话里"之"是语气助词，取消了句子的独立性，使本句话成了全句话的主语。那么第一句原本就是"太阳为病"，也就是太阳患病。"太阳"二字既代表时间，也内含时间的特点以及时间给三部气血运行造成的特点和本时间内患病的特点，同时也代表了太阳病这个病名。所以这句话应理解为"太阳时患的标准的太阳病"。那么太阳时患的标准的太阳病是什么样子呢？就是"脉浮，头项强痛而恶寒"。这是从概括的纲领的角度来论述标准太阳病的，所以这条原文下没有设治疗和方药。

其次，从条文发病后的症状分析，仲景在此有省笔，应该有发热和无汗的症状（后面专门说明）。所以这条的症状应该是脉浮，发热，无汗，头项强痛而恶寒。从这条的内容看，病时在太阳，病位在表部，病性是实热，病时病位病性三者一致。所以这是概括地纲领性地论述了标准太阳病。在以下的太阳病篇就是以这个标准太阳病为纲，为对照，来论述各种标准太阳病、非标准太阳病以及太阳病的变证的病理、症状和治疗。其他五病也是这样的。

这里特别说一下厥阴病。原文第 326 条说:"厥阴之为病,消渴,气上撞心,心中疼热,饥而不欲食,食则吐蛔,下之利不止。"本条证是里部胃肠系统的一个寒热错杂证。《伤寒论》在病位论述上除太阳病属表外,其他五个病都属里。厥阴时是阴阳相重错杂时。所以本条证的病时、病位、病性是一致的,是标准的厥阴病。从这就明确看出,在《伤寒论》里其他五病的标准病的病性是单一的,非阳即阴,而标准厥阴病的病性是阴阳错杂的。

第六节 《伤寒论》的写作特点

由于时代的原因和张仲景的文学修养,《伤寒论》在写作上有很多特点。这些写作特点直接影响着对《伤寒论》的理解和运用,所以必须研究。但凭笔者的能力是无法较高较深地研究这个问题的,只就自己的浅见谈一点认识。

张仲景是东汉末年人,当时纸张还很少且质地很劣,还是以绸缎为主要书写材料,所以在写文章时要尽量省笔。越是文学修养高的人,这方面做得越好。从《伤寒论》全文看这也是其主要写作特点。由于张仲景有较高的文学修养,所以在写作时能省一字省一字,能省一句省一句,能省一段省一段。被他省去的一字一句或一段话,必须通过学习本条全文去推出,或通过其他条文甚至需通过学习全篇才能推断出。一些小的省笔在后边具体学习条文时再谈,这里就一个最大的省笔谈一下。

在《伤寒论》全篇省得最多的是"发热"两个字,也就是"发热"这个症状。如果把条文中所省的"发热"都补上的话,那《伤寒论》就好读好用得多了。要说明这个问题,必须从历史的角度全篇地学习《伤寒论》。

先看张仲景为什么要写《伤寒论》和《伤寒论》的主要内容是什么。张仲景在自序里针对当时那些所谓居世之士这样说："崇饰其末，忽弃其本，华其外而悴其内。""悴其内"就是使机体的三部受到慢性损害，气血慢性逆偏。机体的基本矛盾遭到慢性破坏而呈慢性的不平衡，三部和气血呈慢性的不和平状态。机体的抗病能力大大降低，机体已是亚健康状态甚至是严重的不健康状态。在这里张仲景是针对居世之士说的，其实一般老百姓这种情况更严重，因为他们受着战争、劳役、饥寒的折磨，但无论是谁，在这种情况下是很少找医生看病的，因为居世之士只顾追逐名利而不顾身体，老百姓是奔波生存而难顾身体，这就给病邪的侵入创造了条件，所以张仲景说"卒然遭邪风之气，婴非常之疾"。这就是突然遭到外邪的侵袭，突然患极其严重甚至是危及生命的疾病。"患及祸至，而方震栗"，人们这才找医生看病。

张仲景所说的这些严重的急性病主要指的是什么病呢？他又这样说："余宗族素多，向余二百。建安纪年以来，犹未十稔，其死亡者三分有二，伤寒十居其七。"根据这段话推算，假设张仲景家族原有 240 人，那么十年内就死去 160 人，而死于伤寒的就有 112 人，其他 50 人除去正常死亡和意外死亡外，其他疾病死亡的也就没有几人了。如果将那些患上伤寒但没有死亡的人和死亡的 112 人加在一起，那患伤寒的人就在 200 人左右了。如此看来在当时伤寒的发病率在百分之九十左右了，可见当时伤寒的流行是十分猖獗的，其病死率是很高的。

张仲景在这惊人的痛心的事实面前"勤求古训，博采众方，撰用《素问》《九卷》《八十一难》《阴阳大论》《胎胪药录》并平脉辨证为《伤寒卒病论》"。由此看来《伤寒论》的内容主要是写急性外感性疾病的证治的，所以原书名叫《伤寒卒病论》。书名的"伤寒"就是前面所说的"卒然遭邪风之气","卒病"就是卒然"婴非常之疾","论"就是证治，用现在的语言就是急性外感性疾病的辨证论治。现在把《伤寒卒病论》改为《伤寒杂病论》是现代的一个错误改动。如人民卫生出版社一九七二年出版的成无己著的《注解伤寒论》，成无己在序里说："后汉张仲景，又广汤液为伤寒卒病论十数卷。"在这本书里张仲景的自序题目也是"伤寒卒病论集"，但在序文里却又写成"为伤寒杂病论合十六卷"。这虽是书名一个字的改动，却大大影响了读者对《伤寒论》的理解，所以是绝对不能随便改的，但可简称《伤寒论》。

既然该书的内容主要写的是急性外感性疾病，即广义的伤寒的证治，那么发热就是一个首要的最多见的或者可以说是必有的症状。从今天的实践看，急性外感性疾病的主要症状也是发热。虽然也有一些不发热而有鼻塞流涕，头痛，全身不适的外感病，但这些患者大多病情较轻，把这样的外感病放到张仲景所处的时代，不用说一般的老百姓，就是权贵富户们也未必找医生诊治。常常是那些发热较重甚至是多日高热不退的患者才可能去找医生尤其是张仲景这样忙的医生诊治。所以说"发热"应该是《伤寒论》里最多见的症状。然而在《伤寒论》里"发热"二字却很少，这就是一个最大的省笔。

为什么他要将这个症状省去呢？这是当时的情况所决定的。在当时伤寒大流行，常常是一家甚至是一村发病。而发病的特点都是以发热开始，以热退为好转，除恢复期，发热几乎存在于整个病程中。医生每天接诊的大多是发热为主的急性外感病患者，发热是个普遍的共性的几乎每诊必见的症状。《伤寒论》主要写的是急性外感性疾病的证治，如果不把"发热"这个症状省去，那《伤寒论》几乎每条都有发热，全篇尽是重复的发热，那要费多少笔墨啊！那样不仅使文章累赘，而且又要浪费珍贵的书写材料。再则张仲景那么忙于诊治疾病，同时在张仲景看来发热这个症状乃是不说的事实，所以《伤寒论》通篇只要能省的地方就都把发热这个症状省了。那么什么情况下不能省呢？那就是当发热这个症状有特殊诊断意义时就不能省。下面从《伤寒论》的原文中分析一下。

先看一下六条纲领性原文。第1条"太阳之为病，脉浮，头项强痛而恶寒"。这一条作为标准太阳病条文来看，没有发热怎么会脉浮呢？紧接着第2条说："太阳病，发热汗出，恶风，脉缓者，名为中风。"第3条又说："太阳病，或已发热，或未发热，必恶寒，体痛，呕逆，脉阴阳俱紧者，名为伤寒。"从这三条看，太阳病的主要内容是中风与伤寒，无论是中风还是伤寒都有发热。特别是第3条，无论是已时发热还是未时发热，必有恶寒……这就说明第1条是把"发热"省笔了。在以后的条文如果没有特殊诊断意义就只说太阳病而不再说发热了，说太阳病本身就内含发热了。

第180条"阳明之为病，胃家实是也"。这条胃家实是里部肠内主要是结肠内有食积，但是，如果只有食积而不发热，也仅是食欲不振而已，只是个食欲不振在那个时代谁会去找医生看病呢？只有当外邪入侵与胃肠之食积相结而发热才算是阳明病，人们才会去找医生看病。

第263条"少阳之为病，口苦，咽干，目眩也"。这条就更该有发热了，如果没有发热，只是有点口苦咽干目眩，那算什么少阳病呢？哪还值得去找医生？别说在那个时代，就是今天一般人也未必去找医生，所以，必是发热而兼见口苦咽干目眩才算个病，才去找医生。

以上是三阳病的发热。三阴病也都有发热。

第273条"太阴之为病，腹满而吐，食不下，自利益甚，时腹自痛。若下之，必胸下结硬"。这一条列举的症状较多较全面也较重。但是，如果没有发热，张仲景怎么会把这种消化系统的杂病列到《伤寒论》里做太阴病的提纲呢？尤其是最后句"若下之，必胸下结硬"。若下之显然是错误的治疗，但条文里没有需用下法的症状啊，并且是自利益甚，那医生为什么要用下法呢？这就说明必有发热的症状，而且可能用过发汗清热的方法没有把热降下来，所以才又误用下法。这是把阴病当阳病治了，因此造成的后果是胸下结硬，也就是使里部更寒，胃肠痉挛更重了。正确的治法是温里法，如果用温里的方药治疗，不仅热可退，而且条文列举的一系列症状也随之而解。这个发热是真寒假热，临床上可经常遇到。

第281条"少阴之为病，脉微细，但欲寐也"。这是循环系统衰微的表现。由于心功能降低，心肌收缩无力，心输出量减少，动脉内的血流量减少，所以脉微而细。由于脑供血不足，所以患者精神和精力严重不足而想睡觉。在门诊上这样的患者经常可以见到，一般病情不急，不能算作伤寒病。当这些症状与急性发热同时存在时那就是急性病的伤寒。再者，但欲寐是想睡觉却睡不着或睡不熟。为什么呢？就是因为发热，发热是会使患者烦躁的，但这种患者较衰弱，烦躁不起来，只是想睡觉却睡不着或睡不熟，这条的发热也是假热。

第326条"厥阴之为病，消渴，气上撞心，心中疼热，饥而不欲食，食则吐蛔，下之利不止"。这一条是里部胃肠系统的一个寒热错杂证，如果没有发热那也是个慢性病，仲景也不可能把它列为六病提纲。而且最后也有个"下之利不止"，如果没有发热也没有可下的症状，这也是因为发热用汗法不解又误用下法才造成利不止。

从以上分析看，六个病的纲领条文都应该有发热。在《伤寒论》里，发热是六个病的共有症状，在这六条原文里都把"发热"二字省略了。不然的话，张仲景笔下的伤寒不就没有发热这个症状了吗？那《伤寒论》还论什么呢？

《伤寒论》不仅在标准六病条文里省了"发热"二字，在非标准六病条文里也把"发热"二字省略了，冠在条文前的六病名称本身就内含发热。如第20条"太阳病，发汗，遂漏不止……"前面的太阳病本身就内含发热。不然为什么要发汗呢？第238条"阳明病，下之……"这阳明病本身也内含发热，不然为什么要下呢？第276条"太阴病，脉浮者，可发汗，宜桂枝汤"。这条太阴病如不内含发热，为什么可发汗呢？其实没必要举例，凡条文前冠以六病名称的都内含发热。如把这些条文都补上发热则整个条文一清二楚，很好理解。具体地解释，"太阳病"就是巳时到未时发热的病，也可以说是太阳时发热的病。这个病名既包括标准的太阳病，也包括非标准太阳病，究竟是标准太阳病还是非标准太阳病，那就依条文后边的内容而定了。其他五病都如此。如此看来《伤寒论》大部分条文都内含发热，所以《伤寒论》里的大部分方子都能退热，也都在退热。

那么，有的条文前头冠以六病名称，而后面的条文内为什么又有发热的症状呢？这是因为在这些条文内发热又有其特殊的诊断意义，需将发热重复提出。这种情况常常是与其他症状对举提出的，最多的对举症状是汗的有无，因为在发热的前提下有汗还是无汗其病性大不相同。而发热与有汗或无汗对举出现的情况又是以有汗多见，因为有汗的特殊诊断意义较大。如第2条"太阳病，发热，汗出，恶风，脉缓者，名为中风"。这是紧接第 1 条发热无汗的标准太阳病提出的，说这是太阳病里的中风，不是标准太阳病。如第 27 条"太阳病，发热恶寒，热多寒少……"这是把发热与恶寒对举提出以论述发热多恶寒少已不是单纯的表证了，已有入里化热的情况了，这也是其特殊的诊断意义。如此的例子很多，情况也复杂，待逐条学习时再做细述。

另一个写作特点表现在写作方法上。《伤寒论》是医学论著，按一般的写作方法应该是以讲道理为主，以摆事实为辅。而《伤寒论》是以摆事实为主，讲道理为辅。全篇讲道理的文字很少，大部分道理需读者从所摆的事实中悟出来。在摆事实上，《伤寒论》几乎都是完整地如实地记录了一个一个的病案。从原发病到治疗经过，病程日数，现症状，治疗方法，所用方药，煎服方法，服药后的护理观察等，原原本本地记录了下来。原发病内含了发病时间；治疗过程包括了正确的和错误的治疗；病程日数一般以疾病周期 6～7 天为单位，或半个周期，或一个周期，或两个及两个以上周期；现症状以典型的关键的突出的症状为主；治疗方法和所用方药包括随证的加减；护理观察包括衣食起居等。

特别是对那些误治后的坏病记录更详细，因为他对误治造成的后果非常遗憾痛心。他在序里曾这样说："赍百年之寿命，持至贵之重器，委付凡医，恣其所措。咄嗟呜呼！厥身已毙，神明消灭，变为异物，幽潜重泉，徒为啼泣。"当然，这里"厥身已毙"的不都是误治而死，但包括了误治而死的，张仲景对此感到非常痛心愧惜。所以在《伤寒论》里记录最多的病案是误治病案，全篇随处可见。

最早从第 15 条就记录了误治病案，第 15 条说："太阳病，下之后，其气上冲者，可与桂枝汤，方用前法。若不上冲者，不得与之。"这条的原发太阳病是一个麻杏石甘汤证,因麻杏石甘汤证有发热汗出,故医者误当承气汤证而用了下法,造成了里部的虚寒证,故其气上冲。

到第20条就又说:"太阳病,发汗,遂漏不止,其人恶风,小便难,四肢微急,难以屈伸者,桂枝加附子汤主之。"这条的误治有两种可能,一是原发太阳病是麻黄汤类证,用麻黄汤发汗是正确的,但发汗过猛,造成汗出遂漏不止;二是原发太阳病是桂枝汤类证而误用了麻黄汤类方发汗,造成汗漏不止的虚寒证。上两条论述了误下误汗的不良后果和补救办法。可是在条文里张仲景只是摆了事实而没有讲道理,其道理需读者根据事实自己去思考、认识。只要道理认识到位了,患者虽未经误下误汗,但只要病理符合上两条,也可按上两条的方法治疗。类似上两条的条文全篇很多,都需仔细分析。另一方面也说明当时伤寒的发病很多,误治的也很多,张仲景接诊的误治患者也很多。

第七节 用三部六病学习《伤寒论》的具体方法

用三部六病学说来学习《伤寒论》是个尝试,其目的是使汉代的《伤寒论》的理论与实践更接近今天的医疗实践,使之更易于理解和应用。

一、用三部六病归类《伤寒论》的内容

对《伤寒论》用六时归类、认识疾病的意义有多大,实用价值有多高,笔者现在实不敢妄言,还需随着时代的发展继续研究,但确实是有意义的。从目前临床看,如果从病时、病位、病性和症状都能和条文相符,那么用该条文之方治疗效果是很好

的。如第 319 条"少阴病,下利六七日,咳而呕渴,心烦不得眠者,猪苓汤主之"。如果患者确是在少阴时出现发热、咳、渴,心烦不得眠而属阴亏有热者,以猪苓汤治疗效果很好。笔者在临床上也非常注意探求这方面的意义,也确实收到过很好的效果,有时甚至是意外的效果。其实大多数中医都注意疾病表现特别是发热的时间规律,就连西医也很重视发热的时间规律。

虽然《伤寒论》对疾病以六时归类很有意义,但以笔者目前的水平总觉得还是较乱,较难掌握运用,因为每一个病里几乎寒热虚实都有。目前诊断和治疗疾病时,仍然是以病位和病性相结合来归类的方法的规律性和准确性强,易掌握运用。因此在学习《伤寒论》时仍然是以病位和病性相结合来归类疾病,也就是以三部六病来归类疾病,病时作为临床诊断的重要参考内容。在以病位病性辨证难以定论或效果不佳时用病时来辨证可能收到很好的效果。

用三部六病归类《伤寒论》的内容首先是要从大纲上归类。在三部六病里对疾病的归类病位分表部、里部、枢部,病性分阳病和阴病。阳病由热证和实证相合,阴病由寒证和虚证相合。每部有一个阳病和一个阴病,共六个病。这就是表阳病、表阴病、里阳病、里阴病、枢阳病、枢阴病。《伤寒论》用时间归类疾病也有六个病,即太阳病、阳明病、少阳病、太阴病、少阴病、厥阴病。那么三部六病和《伤寒论》的六病是什么关系呢?根据对各自的病位和病性分析大致是这样的:《伤寒论》的标准太阳病相当于三部六病的表阳病,因为《伤寒论》的标准太阳病也是表部的实热证。依次分析《伤寒论》的标准阳明病相当于三部六病的里阳病,标准太阴病相当于里阴病,标准少阳病相当于枢阳病,标准少阴病相当于枢阴病。

除此之外，三部六病还有一个表阴病，《伤寒论》还有一个厥阴病，这两个病互不对应。原文326条"厥阴之为病，消渴，气上撞心，心中疼热，饥而不欲食，食则吐蛔，下之利不止"。这是里部消化道的寒热错杂证，这个病符合厥阴时的阴时阳时相重合的时间特点，是标准厥阴病，它与表阴病没有关系，应归到里部。那么在《伤寒论》里的表阴病是什么呢？《伤寒论》里关于表阴病的论述很多，最早出现的是太阳病篇的第2条"太阳病，发热汗出，恶风，脉缓者，名为中风"，这是紧接第1条标准太阳病即表部实热证而论述的，这是最多见的非标准太阳病。其病位在表部，但病性与第1条正好相反，是表部的虚寒证。以这一条作为《伤寒论》表阴病的代表条文是较合适的。在这一条的代表下，以后的关于表阴病的论述条文便依次展开了。

这样的归类方法就把《伤寒论》的篇章结构打乱了。对每条原文无论它原来在哪一篇，根据该条文论述的病位和病性，符合三部六病的哪一病就把它归到哪一病内。对那些合病、并病、合证、兼证、牵连证的条文，视其证的主要方面符合三部六病的哪一病就归到哪一病。如此《伤寒论》原文的辨太阳病脉证并治等篇目名称就不再充当篇目名称了，也就不再是纲了。而新立的篇目名称是表阳病、表阴病、里阳病、里阴病、枢阳病、枢阴病。

说到这里出现了这样一个问题，《伤寒论》是以六时归类疾病，那么辨霍乱病脉证并治和辨阴阳易差后劳复病脉证并治两篇该怎么归类呢？这个问题应从《伤寒论》的篇章结构和对篇目名称的词义解释上来分析。在《伤寒论》里，六时归类的六个篇章已经可以把所有的外感急性发热性疾病归纳在内了，这两篇的内容同样可以归到前面的六个病里，但张仲景为了对一些特殊的问题做特殊的强调而另列篇章以作为前面六病的附篇。那么这两篇有什么特殊呢？从辨霍乱病脉证并治篇的内容看，这些条文所论述的病都是急性六病中的特急重者，而且大多数是以急重吐利为主要症状者，由于急重频繁的吐利，使机体的气血急骤大伤而成危候，必须极度重视，及时正确抢救治疗，稍有迟延或误治即刻会有生命危险，所以这一篇论述的都是急性的极严重的阴性病，绝不可误用寒药，因此张仲景立了一个篇章起名霍乱，以示疾病的急重性和治疗的及时准确性。

关于辨阴阳易差后劳复病脉证并治一篇的认识就要从篇目名称的词义上分析了。词义的分析主要是"阴阳"和"易"，有的医家认为阴阳易是男女交合，再引申一下就是男女交合而病，如是这样这个篇目名称就应该是"辨男女交合而病，愈后因劳而复发病的脉证和治疗"，这显然是不正确的。那么应该如何认识呢？首先看一下阴阳的含义。阴阳这两个词在《伤寒论》里出现过很多次，在序里就有"经络府俞，阴阳会通"，在正文里有时是以"阴"或"阳"单词出现，有时是以"阴阳"并列词组出现，有时是论述疾病的，有时是论述脉的。通观《伤寒论》全篇分析，阴阳大致有以下含义。

1. 阴阳主要代表部位

阳代表表部，阴代表里部。在《伤寒论》的病位归类上，表部主要是太阳病，其他五病都归到了里部。比如原文第148条"……此为阳微结。必有表，复有里也。脉沉，亦在里也。汗出为阳微。假令纯阴结，不得复有外证，悉入在里，此为半在里半在外也……"这条"阳微结"就是表微结，就是表部虽被病邪侵犯而结，但结得不严重不完全。如果结得重而完全那就是麻黄汤证了，那就不会有头汗出，所以说汗出为阳微。"纯阴结"是纯粹里结，若是纯里结就是标准的阳明病，既是阳明燥结则"不得复有外证"，这个外证指的是"微恶寒"，所以说"此为半在里半在外也"。这条的阴阳主要代表的是部位。

2. 阴阳以部位为主时代表表里的功能

如原文第 23 条"……脉微而恶寒者，此阴阳俱虚，不可更发汗、更下、更吐也……"这条的阴阳指的是表里的功能。从"不可更发汗，更下，更吐也"看，此病在"得之八九日"间已经用过汗、吐、下法了，而且用得较猛。由于大量地发汗使表部的气血和热量大量丢失而使表部的功能降低；由于大量地吐下，使里部的气血和热量大量丢失而里部的功能降低。故而出现"脉微而恶寒"，这是表里俱虚的病理，故称"此阴阳俱虚"。又如原文第 60 条"下之后，复发汗，必振寒，脉微细。所以然者，以内外俱虚故也"。原文第 93 条"太阳病，先下之而不愈，因复发汗，以此表里俱虚……"原文第 153 条"太阳病，医发汗，遂发热恶寒，因复下之，心下痞。表里俱虚，阴阳气并竭……"这三条也都是因用了不正确的吐下，使表里的气血热量大量丢失而造成了表里俱虚。由此看来"阴阳俱虚""内外俱虚""表里俱虚""阴阳气并竭"都是同义词，所以阴阳能代表表里的气血功能。

3. 阴阳以部位为主时代表表里病邪的侵犯和病证的所在

原文第 269 条"伤寒六七日，无大热，其人躁烦者，此为阳去入阴故也"。这是伤寒已过六七天，热虽有所降低，但患者却出现了烦躁，这是因为病邪病证已不在表部而进到里部了。

4. 阴阳以部位为主时代表表里的气血

原文第 211 条"发汗多，若重发汗者，亡其阳，谵语……"这一条指的就是表部的气血。标准阳明病本来就汗多，但医者又重发汗，使表部的气血大量丢失，使里部的燥结更重，这就成了虚实并存的危候。气血丢失严重者脉易短，故说"脉短者死"；气血丢失不严重者则脉不短，故说"脉自和者不死"。在序里说的"经络府俞，阴阳会通"也指的是表部的气血和里部的气血通过经络府俞内外循环运行周身。

5. 阴阳在论述脉时代表脉的寸部和尺部

如原文第100条"伤寒，阳脉涩，阴脉弦，法当腹中急痛……"阳脉涩是表部气血已虚，阴脉弦是里部寒而胃肠痉挛，所以腹中急痛。由此看来在论述脉时，阴阳虽代表的是寸部和尺部，但寸脉主表，尺脉主里，所以阴阳仍是代表着表里。

总之，在《伤寒论》里阴阳主要代表的是部位，即里部和表部，并由此引申出了表里的功能、表里的气血、表里的病邪病证等。由此看来"辨阴阳易差后劳复病脉证并治"里的阴阳代表的也是表里。易是各种变化，引申为各种病理变化，主要是外感急性发热性疾病的各种病理变化。所以这条篇目名称的正确意思是"辨表里各种急性发热性疾病愈后因劳作（包括饮食不节）复发病的脉证和治疗"。这在当时为的是强调急性热病初愈后的护理调养的重要性和因调养不周而复发的一些治疗。所以这篇的内容也可归到六病里，只是另列出来强调上述意义而已。

二、条文的排列

为了把条文排列好，首先需将条文分为三类。有论有治有方的条文为证治类，有论无方的为证论类，还难以解释清楚的为存疑类。为了理论上与实践中便于连贯理解应用，在条文排列时证治类和证论类条文可穿插排列。存疑类条文排到最后不做解释或稍加说明。

三、对方剂不做解释

本书对《伤寒论》的方剂不一一作详细的解释，因为方剂的功能尤其是《伤寒论》的方剂功能是较难作正确解释的。有时稍谈一些笔者的认识，仅供参考。

四、条文归类提示

在逐条学习时，前面有一个该条文的归类提示，如："证治·里阳病""证论·枢阴病不可发汗""证治·里部并病""证治·三阴合病"等。这里的病、证、合病、并病、合证、兼证等以及学习条文时的这些名词是三部六病里的名词，与《伤寒论》原文里的这些名词不是一回事，其内涵也不完全一样，甚至根本不一样。学习时定要注意分清。

第七章　条习《伤寒论》

　　用三部六病学说逐条学习《伤寒论》是一个大胆的尝试。具体方法是以三部六病为纲，以各方证为目，将《伤寒论》的条文逐条归类再作学习。对现在难以归类难以学习的条文归于存疑类放到后面，不做学习或稍加讨论。

　　三部六病的主要症状和代表方剂在前面已经列举，其病理也已详细论述，但为了便于与《伤寒论》对照学习，起到纲举目张的作用，在本章仍要将主要症状和代表方剂重复列举，至于其病理就不再重复论述了。为了节约篇章，关于三部的十二单证的主要症状、代表药、代表方剂以及病理也不再重复。

　　把条文按三部六病归类后，根据条文内容大体按病、证、合病、合证、兼证、牵连证的次序排列。证治类和证论类条文的排列原则上是先证治类后证论类，但根据内容的连贯需要可穿插排列。在具体学习条文时一般是一条一条学习，也可根据条文内容的相关性数条合并学习。条文号仍以明刻本398条的条文号为准。

第一节 表 部

一、表阳病

主要症状：发热恶寒，无汗，头痛，脉浮，或咳喘。

代表方：葛根麻黄汤

葛根 30 克 麻黄 15 克 杏仁 12 克 生石膏 30 克 生甘草 10 克

上五味，以水 500 毫升，浸泡 30 分钟，煮沸 30 分钟，取汁，再以水 300 毫升，煮沸 40 分钟，取汁与前汁相合，温分三服，早、午、晚空腹服，病急可随时重服，隔 4 小时服一次。忌食辛辣、油腻、生冷、坚硬食物。

证论·太阳病范围

原文 9. 太阳病，欲解时，从巳至未上。

这一条是针对《伤寒论》的疾病归类排列的。凡是从巳时至未时发病的急性外感性疾病为太阳病。

证论·表阳病提纲

原文 1. 太阳之为病，脉浮，头项强痛而恶寒。

这条在《伤寒论》里是标准太阳病。本条应有发热而省略了。对照第 2 条"太阳病，发热汗出，恶风，脉缓者，名为中风"看，这条把无汗也省略了。由此看来本条所论之病发病在太阳时，病位在表部，主要症状是发热，恶寒，无汗，脉浮，头项强痛。这是《伤寒论》标准太阳病的高度概括，是提纲，所以仲景未列治方。从病理和临床实践看，用刘老的葛根麻黄汤效果很好。

原文 3. 太阳病，或巳发热，或未发热，必恶寒，体痛，呕逆，脉阴阳俱紧者，名为伤寒。

这一条是对第 9 条和第 1 条的进一步论述，论述的是标准太阳病。这里应该是"巳"发热而不应该是"已"发热，是说太阳病或是巳时发热或是未时发热。进一步明确了太阳病欲解时从巳至未上指的是这个时段上发病。同时也说明了太阳病三个字就内含有发热，这就把第 1 条的发热补出来了。这也就把其他条文太阳病三个字的发热也补出来了，以此类推其他五个病的发热都补出来了。或巳发热或未发热这是太阳病的共有症状，太阳病必然是巳时或未时发病而发热。反过来讲，凡是在巳时或未时发病而发热的急性外感性疾病都叫太阳病，这是太阳病的共性。如何辨太阳病的个性呢？这一条也做了概括的示范性论述。在太阳时发热的前提下如果有恶寒，体痛，呕逆（寒邪对里部也有所伤），脉阴阳俱紧者，名为伤寒。这个伤寒是标准太阳病即表阳病。这一条的论述和结论既补充了第 1 条，又针对了第 2 条。从症状上补充了发热喘逆，从脉上补充了阴阳俱紧。脉阴阳俱紧是寸脉和尺脉俱紧。这就是说标准太阳病的脉应该是寸尺都浮紧。这一条与第 1 条相结合就把标准太阳病即表阳病脉证较全面地论述清楚了。病时是太阳时，热型是发热恶寒即发热和恶寒同时存在，主要的症状是头项强痛，体痛，脉阴阳俱浮紧，无汗。仲景将此证叫太阳病的伤寒。

原文第 2 条"太阳病，发热汗出，恶风，脉缓者，名为中风"。这条讲的是非标准太阳病而且是最多见的非标准太阳病。其虽也是太阳时发热，但其他症状及病理与第 1 条、第 3 条正好相反。虽也发热，但是发热汗出。这里把发热提出来是与汗出并举，一则给第 1 条补出了无汗，二则突出了发热汗出与标准太阳病发热无汗的鉴别。同时结合脉缓可知表部组织松弛，功能降低。汗出是表部虚的表现，所以恶风是必然的症状。由此分析，此条是非标准太阳病，是表部的虚寒证。

通过上三条的分析，可进一步明确太阳病三字确实是太阳时发病发热的意思。其病性究竟如何还需靠其他症状分析判断。

证治·表阳病（大青龙汤）

原文38. 太阳中风，脉浮紧，发热恶寒，身疼痛，不汗出而烦躁者，大青龙汤主之。若脉微弱，汗出恶风者，不可服之。服之则厥逆，筋惕肉瞤，此为逆也。

大青龙汤方

麻黄六两，去节　桂枝二两，去皮　甘草二两，炙　杏仁四十枚，去皮尖　生姜三两，切　大枣十枚，擘　石膏如鸡子大，碎

上七味，以水九升，先煮麻黄，减二升，去上沫，纳诸药，煮取三升，去滓。温服一升。取微似汗。汗出多者，温粉粉之。一服汗者，停后服。若复服，汗多亡阳，遂虚，恶风，烦躁，不得眠也。

此条证在《伤寒论》里是较标准的太阳病，病时是太阳时，病位在表部，病性是实热证。条文第一句"太阳中风"应该是"太阳伤寒"。因为本条病理符合第3条而不符合第2条。这是寒邪伤于表部，机体正气尚足，将病邪定位于表部并与之抗争。机体的反应是阳性的。机体将大量的气血调于表部与邪抗争，所以脉浮而发热。由于寒邪伤表使表部最外层收缩而无汗脉紧。最外层的寒热感受器得不到气血的供应而恶寒。这不仅使表部的散热功能大大减低，而且使表部的大量代谢产物和病邪不能及时排走而堆积于表部。由于这些堆积物质的刺激使得温度更高且身体疼

133

痛。这条在冠以太阳中风的同时又重提出了发热，这是与恶寒并举，指出了太阳病的特有热型。无此不能定标准太阳病，不可用大青龙汤。这条的烦躁是什么症状呢？是患者心中热烦且躁动不安。表阳病不应有这个症状，应该是枢热证的症状。这是表阳病的一个兼证。根据条文所述的证候看，这个表阳病很严重，可能已一二日以上了。热和实都很重，表部的散热功能严重障碍，热不能充分从表部散走而在向里深入，已稍侵犯枢部。枢部血液的温度已有所升高，所以出现了烦躁的症状。但是病的主要方面还是表阳病，枢部只是刚刚被侵犯，属很次要的矛盾。大青龙汤的石膏正好一举两得，既降表部的温又清枢部的热。

从大青龙汤用生姜、大枣分析，本条所述虽是表阳病，但由于病情很严重，机体将大量的气血调于表部，相对地里部的气血就少了，所以里部会显得有些虚寒。可是表部气血的大量消耗，尤其是服药后要出汗更需要大量的气血，这就需要里部消化吸收经枢部运送补充，所以用了生姜和大枣以加强里部和枢部的功能。犹如战争中加强后方以补养前方，既消灭了敌人又保护了自己，可见张仲景制方何等精妙。

本条证的实是很重的，所以麻黄用到六两。笔者经临床实践对《伤寒论》用药剂量的验证，《伤寒论》的一两相当于现在的6～7克，一般健壮的成人以7克较为合适。所以大青龙汤麻黄的用量就是42克。仲景的给药方法是分三次服，也就是说每次服14克麻黄，14克麻黄的发汗力也是可观的。所以仲景说"温服一升，取微似汗。汗出多者，温粉粉之"。这就是说服一次就可能汗出过多。又说"一服汗者，停后服。若复服，汗多亡阳"。这就是说一服汗出者不可再服，若再服会出汗过多，使表部的气血大量丢失而造成虚证。这样不仅使表部虚而出现汗出恶风，而且枢部也会虚衰出现烦躁不得眠。这个烦躁不同于前面条文里的烦躁。那是热烦，这是虚烦，是血容量不足、心脏供血不足的心衰烦躁，脑供血不足而不得眠。这个心烦是心慌烦乱不安，这就告诉我们用大青龙汤时一定要谨慎。现在的中医治病往往是家属自己煎药送服，也不太懂护理，易于误事。所以使用大青龙汤时，或医护人员亲自护理，或详细嘱其家属护理，不可轻率。在临床上遇到此证用刘老的葛根麻黄汤也可收到良好的效果且较平稳。因为以葛根易了桂枝，由葛根助麻黄发汗较稳妥，但力量总不如大青龙汤。

大青龙汤是一个力猛效捷的方子，若误用后果严重。所以张仲景强调"若脉微弱，汗出恶风者，不可服之"。这正是第2条的太阳中风，是表部的虚寒证。若误投大青龙汤必然大汗，使气血大伤，阴阳俱竭而出现四肢厥逆、筋惕肉瞤、循环衰竭的现象。

通过这一条的学习，可以看出一个问题，就是理论与实际的差距。任何理论都为的是认识实际，但任何理论又不能完全地认识实际。因为理论是人们根据事物实际总结出来的事物的一些共性规律，而事物的个性是千姿百态层出不穷的。理论是指导认识事物解决问题的思维方法，而不是一个萝卜一个坑的死理。如大青龙汤证，在《伤寒论》里虽是标准的太阳病即表阳病，但已有向枢部侵犯的趋向，所以张仲景在立太阳病提纲时，只是将标准太阳病的主要病理症状立起，而未立具体治疗方药。其他五病也是如此。这充分显示了张仲景在医学上既是伟大的理论家，又是伟大的实践家。

原文 39. 伤寒脉浮缓，身不疼，但重，乍有轻时，无少阴证者，大青龙汤发之。

在《伤寒论》里，大部分主要条文冠以某某病，如太阳病、阳明病等。有一部分是冠以伤寒，极个别的冠以中风。这是为什么呢？从《伤寒论》的内容看，广义的伤寒指的是一切外感病，这就是《伤寒论》的伤寒。这个广义的伤寒里又分伤寒和中风。第2条和第3条就把太阳病的中风和伤寒清楚地分开了。其余五病篇里也有伤寒和中风。但中风的条文很少，叙证也很简单，很难看出其症状和病理。把六病篇里冠以伤寒和中风的条文总起来分析可能是这样的。伤寒指的是伤于寒邪发病，中风指的是中于热邪发病。条文前冠以某某病的既包括该病的伤寒也包括该病的中风。如太阳病第2条是中风，第3条是伤寒。无论是伤寒还是中风都出不了六病的范围。但是凡冠以伤寒或中风的条文其发病时间是不确定的，所以张仲景以其病位为主结合病性该归到哪个病就归到哪个病里。比如表部的伤寒和中风归到太阳病里，里部的伤寒和中风归到阳明病和太阴病里，枢部的伤寒归到少阳病和少阴病里，而把伤寒出现厥逆的归到厥阴病里。这里需说明的是，凡冠以伤寒或中风的其大部分条文也内含发热，也是省笔了。其理由和意义与六病是一样的。

这条也是标准太阳病即表阳病。这条在叙证上较简单，没有叙述大青龙汤证的必备症状，而是举出了大青龙证的一些特异症状。比如发热恶寒，无汗烦躁就省笔了。因为这一条是紧接上条在上条的基础上论述的，所以相同的必备症状就不再重复了，而是把不同的症状列举出来，以说明一种证的多种表现。所不同的是上条脉浮紧，本条脉浮缓；上条身疼痛，本条身不疼但重，乍有轻时。为什么会有这些不同呢？这是因为病情的进一步加重，特别是表实证的进一步加重。由于较长时间的很重的发热而无汗，代谢产物在表部越积越多，对表部的刺激越来越重，使表部的感觉由于过度的刺激而走向相反的反应，由剧烈的疼痛转向了麻痹，所以身不疼而感到重。这个重有自觉和他觉，自觉是患者感到身体沉重转侧费力，他觉是护理者在帮患者翻身时感到患者配合不力，需护理者使劲用力扶助，这是表实证极严重的表现。所以仲景用大青龙汤发之。发即猛力发散之意，是急取之意。所谓乍有轻时是一天内有时短时地症状有所缓解，一般易在晚上 11 点左右即少阴时。为什么要提这一点呢？这是要与第 219 条白虎汤证的"身重，难以转侧"相鉴别。第 219 条的身重难以转侧是一天 24 小时没有减轻的时候，那是全身的高热使大脑昏迷之故，是中枢性的身重难以转侧。凭此两证可以鉴别。

出于慎重，在使用大青龙汤时，本条又提出无少阴证者方可使用。这里的少阴证指的是脉微细但欲寐。因为身不疼但重与但欲寐稍有相似。但少阴证是精神疲惫少气无力不愿动且脉微而细，而本条是脉浮缓。缓是相对上条紧而言的，是血管的紧张度稍有缓和，但必浮而有力并较大，这是气血偏走表部，表部气血较盛的脉象。

其实用大青龙汤时其他五病都应排除。排除脉浮弱汗出恶风的表阴病，脉微细但欲寐的枢阴病，心下悸（腹主动脉搏动亢进）下利的里阴病，身重难以转侧无轻时有口渴的枢阳病，不恶寒但恶热腹有压痛的里阳病。若能做到此，用大青龙汤可无误矣。

证治·表热证（麻杏石甘汤）

原文 63. 发汗后，不可更行桂枝汤。汗出而喘，无大热者，可与麻黄杏仁甘草石膏汤。

麻黄四两，去节　杏仁五十个，去皮尖　甘草二两，炙　石膏半斤，碎，绵裹上四味，以水七升，煮麻黄，减二升，去上沫，纳诸药，煮取二升，去滓。温服一升。本云，黄耳杯。

这一条论述的是一个表热证。表热证的重心就到肺里了（包括整个呼吸系统）。

条文前没有说什么病而是说发汗后，不可更行桂枝汤。那么原来为什么要发汗，是用什么方子发汗呢？张仲景省笔了。从"不可更行"看，原先用的是桂枝汤发汗。为什么要用桂枝汤发汗呢？因为有发热汗出。在《伤寒论》里，发热汗出是许多证的一个共有症状，是一个多义症。如桂枝汤证、麻杏石甘汤证、白虎汤证、承气汤证等，都有发热汗出，所以张仲景对这个症多次鉴别。其他鉴别在有关条文下说明。本条原症就是麻杏石甘汤证的发热汗出，但医者误认为是桂枝汤证的发热汗出，所以误用了桂枝汤。麻杏石甘汤证是表热证，而桂枝汤是一个热性方子，误用后加重了病情，使表热加重，肺热加重而出现了喘。在桂枝汤的用法里张仲景说不效可用至二三剂，这是指药证相符的情况下而言。今用桂枝汤不对证，张仲景恐医者不悟而继续用桂枝汤，所以强调不可更行桂枝汤，这是表热证，应该用麻黄杏仁甘草石膏汤。

那么临床怎样排除桂枝证呢？首先桂枝汤证是汗出恶风，而本条证虽汗出但不恶风。再则，可腹诊一下，若没有心下悸才可用麻杏石甘汤，若有则另当别论。

原文162. 下后，不可更行桂枝汤。若汗出而喘，无大热者，可与麻黄杏子甘草石膏汤。

麻黄四两　杏仁五十个，去皮尖　甘草二两，炙　石膏半斤，碎，绵裹

上四味，以水七升，先煮麻黄，减二升，去白沫，纳诸药，

煮取三升，去滓。温服一升。本云黄耳杯。

本条证也是表热证。原本也是麻杏石甘汤证，有发热汗出。医者误认为是里阳病的承气汤证，所以用了下法。所幸的是虽下但没有变坏，只是热更加重了而出现了喘。此时张仲景怕医者一错再错，不可因下而不效再错误地认成桂枝汤证而再误投桂枝汤。正确的治疗是用麻杏石甘汤。

通过上两条的学习我们应该有两点认识。一是在认证时要以病位病性为依据，其病的治疗经过和证的来由作为重要参考；二是懂得张仲景在《伤寒论》里常把鉴别诊断作为论述证治的方法，必须潜心学习其用意。比如，通过上两条的学习应该将桂枝汤证、麻杏石甘汤证、承气汤证的发热汗出鉴别开来。桂枝汤证的发热汗出是表虚汗腺松弛而汗出，故有恶风；麻杏石甘汤证的发热汗出是因为表热而无表实，为了散热机体排汗，故无恶风；承气汤证的发热汗出是里部实热，里部的热经枢部带到表部经排汗而散走，其不恶寒反恶热，苔黄厚，腹内有压痛。

证治·表实证（麻黄汤）

原文 35. 太阳病，头痛，发热，身疼，腰痛，骨节疼痛，恶风，无汗而喘者，麻黄汤主之。

麻黄三两，去节　桂枝二两，去皮　甘草一两，炙　杏仁七十个，去皮尖

上四味，以水九升，先煮麻黄，减二升，去上沫，纳诸药，煮取二升半，去滓。温服八合。覆取微似汗，不须啜粥，余如桂枝法将息。

本条论述的是表实证。由于病邪侵袭表部，使表部收缩而无汗，病邪与大量的代谢产物不能及时排出体外而堆积于表部。这些有害物质的刺激，更加重了表部肌肉的痉挛形成头痛，身疼，腰痛，骨节疼痛。实际上全身表部的肌肉都痉挛疼痛。由于表部外层失于供血而恶寒（这里应是恶寒不是恶风）。这条把发热重提出来一是与恶寒对举，二是与无汗对举，充分说明表实证的必备证。本条证的发热有两个原因，一是病邪作用于机体而引起发热，更主要的是表部收缩不出汗，散热功能减低而使温度更高。此时解决表实是一个关键的问题，所以治疗重心是发汗。发汗力最强的方剂莫过于麻黄汤。通过发汗可将病邪与代谢产物一并排出体外而缓解肌肉痉挛，同时也把热带出了体外。本条的喘不同于麻杏石甘汤的喘，彼是表热重积于肺部，使肺部充血温度升高甚至发炎，故需降温消炎而用石膏；本条的喘是由于表实散热功能减低，肺部代偿散热而喘，故说"无汗而喘"。一旦汗出表解，喘便自消。

原文 46. 太阳病，脉浮紧，无汗，发热，身疼痛，八九日不解，表证仍在，此当发其汗。服药已微除，其人发烦目瞑，剧者必衄，衄乃解。所以然者，阳气重故也。麻黄汤主之。

这一条也是表实证，但有其特殊意义。第一是时间问题。病虽已八九日，但仍是太阳病的实证，仍需以麻黄汤治疗。这就说明辨证时必须以病位和病性为主，不能以病程长短下结论。第二，如何认识表实证呢？除脉浮紧，无汗，发热，身疼痛外，关键是表证仍在。那么这里的表证指的是什么呢？指的是恶寒。如果没有恶寒那仅凭上述症状是难以定表实证的。本条又把发热提出来与恶寒无汗并举，这三个症状缺一不能定表实证。那么服麻黄汤后为什么会出现发烦目瞑，剧者必衄呢？张仲景说阳气重故也。这是患者体质较壮，病邪也重。机体把大量的足够的气血调于表部与邪斗争，斗争是激烈的，所以表部的充血较重。当用麻黄汤后，更扩张了表部的血管，更加强了表部气血的运行，使表部温度更高，表部尤其是头部的毛细血管更充血，所以有发烦目瞑的症状。严重者在发汗的同时鼻黏膜的毛细血管易破裂出血。所以仲景说这是表部气血与病邪并重之故。通过衄血使过盛的气血与病邪有所排泄，故可解。

本条与上条比较虽都是表实证，但本条已过八九日，表热已比上条加重，所以用热药发汗出现了衄。如果用刘绍武先生的葛根麻黄汤可能会避免衄。

原文 51. 脉浮者，病在表，可发汗，宜麻黄汤。

原文 52. 脉浮而数者，可发汗，宜麻黄汤。

上述两条论述的也是表实证，但叙证很简单，临证时应结合其他条文，必须是麻黄汤证全备，方可用麻黄汤，不可仅凭脉浮或脉浮数就用麻黄汤。但说明一点，脉浮紧是麻黄汤证的脉，但脉浮数也不是麻黄汤的禁忌脉。只要是发热恶寒无汗就可以用麻黄汤。

原文 55. 伤寒脉浮紧，不发汗，因致衄者，麻黄汤主之。

此条是接第 46 条而论的。第 46 条是服麻黄汤后出现衄，本条是还没有服麻黄汤就出现衄，这是阳气更重之故，临床要慎之。如果衄后热退则不再投麻黄汤，衄血很重但热不退也不可再投麻黄汤，以葛根麻黄汤为好。如衄血不多，发热恶寒不解可用麻黄汤，但应严密观察。

原文 232. 脉但浮，无余证者，与麻黄汤。若不尿，腹满加哕者，不治。

麻黄汤

麻黄三两，去节　桂枝二两，去皮　甘草一两，炙　杏仁七十个，去皮尖

上四味，以水九升，煮麻黄，减二升，去白沫，纳诸药，煮

取二升半，去滓。温服八合。覆取微似汗。

本条原载阳明篇，是承接前几条而论，所以条文一开始说脉但浮。这是在阳明时发热而脉但浮。虽在阳明时发热，但没有里部证候，所以说无余证。可是，发热恶寒无汗必须有，否则不可与麻黄汤。如果不是无余证而是有余证则应辨证论治。比如有不尿，腹满加哕者，这是有里部虚寒的里阴病。里有阴病，外有发热，这显然是假热。假热绝不可予麻黄汤，否则恐有生命危险，所以说不治。所谓不治是不能用麻黄汤治，应辨证论治。可能用真武汤之类效佳，供参考。

原文235. 阳明病，脉浮，无汗而喘者，发汗则愈，宜麻黄汤。

此条与上条一样，病在阳明时，但不是里部病而是表实证。条文只说无汗而喘，但一定有发热恶寒。

《伤寒论》里的治疗，有某某方主之，有可与某某方，有宜某某方。凡言某某方主之者，方与证非常相当，非此方不能治此证。言可与某某方者，是方与证基本相符，也可另选方，但必须与此方是一类方。言宜某某方者，也是方与证基本相符，与某某方为一类的方可用，但本方较宜。

原文36. 太阳与阳明合病，喘而胸满者，不可下，宜麻黄汤。

本条言太阳与阳明合病，是指病发于太阳时，但从太阳时到阳明时都发热。由于阳明时发热，故有标准阳明病存在的可能。但本条的重点症状只是喘而胸满，未言其他。这是以喘为代表症状，说明只有表部病而无里部病，否定了阳明时发热的诊断意义，故说不可下。本条只是以喘而胸满为重点症状代表地说明了只有表证而无里证，以方测证必有恶寒无汗的症状，否则不可用麻黄汤。

证论·表实证自愈

原文 47. 太阳病，脉浮紧，发热身无汗，自衄者愈。

本条论述的是表实证。发热与无汗并举，恶寒是必有症状，只是省笔而已。表实证如果出现较多的鼻出血，实可随血而解。如此不必再治。

证论·表阳病转里阳病及治疗原则

原文 48. 二阳并病，太阳初得病时，发其汗，汗先出不彻，因转属阳明，续自微汗出，不恶寒。若太阳病证不罢者，不可下，下之为逆，如此可小发汗。设面色缘缘正赤者，阳气怫郁在表，当解之、熏之。若发汗不彻，不足言，阳气怫郁不得越，当汗不汗，其人躁烦，不知痛处，乍在腹中，乍在四肢，按之不可得，其人短气但坐，以汗出不彻故也，更发汗则愈。何以知汗出不彻？以脉涩，故知也。

本条开头说二阳并病是现证，是标准太阳病（表阳病）和标准阳明病（里阳病）同时存在，但不是同时发病，是由表阳病转里阳病，又没有完全转为里阳病。那么是怎么转的呢？是太阳病初得病时，发其汗，汗先出不彻，因转属阳明。为什么会汗出不彻呢？有两种可能，一是发汗药力量小，二是错用了发汗剂，就是错用了桂枝汤。第 16 条里说"桂枝本为解肌，若其人脉浮紧，发热汗不出者，不可与之也"，这是以热治热反而助热，故仲景强调"常须识此，勿令误也"。这说明当时桂枝汤的应用较多，误用的情况也较多。表阳病误用桂枝汤而转为里阳病的病例也时有发生，本条证不排除这种可能。由于汗出不彻，于是转属阳明。由恶寒变为不恶寒，由不汗出变为续自汗出。这是转变的原因和过程。

如何治疗呢？太阳病不罢者不可下之，下之为逆。那么太阳病（表阳病）罢与不罢以什么为依据呢？主要看有无恶寒。只要有恶寒说明太阳病没有罢。恶寒越重太阳病越多，恶寒越少太阳病越少。本证虽已转属里阳病但仍有较轻的表阳病。因恶寒较轻，所以可小发汗。如果面色出现缘缘正赤，那是表邪怫郁所致，当解之。以上把二阳并病的病因、过程、病理、治疗原则都说清了。以下是补充汗出不彻的一些情况。汗出不彻不足言是汗出不透邪排不尽还不算治愈。阳气怫郁是病邪还在表部与正气相争，仍有发热。由于汗出不彻，正气虽能与邪抗争，但又不能取胜，所以患者有烦躁，不知痛处，乍在腹中，乍在四肢，按之不可得，其人短气但坐。这是机体欲排汗而不能，患者的一种全身憋闷躁烦的感觉，并不是真的疼痛。此时少给点发汗剂以助正气则可一汗而解。

第32、36条是太阳与阳明合病，本条是二阳并病，它们有什么不同呢？通过以上学习可以这样认识，合病是开始发病时第一个病时与第二个病时连续发热，到第二个病时，出现某某证。如第32条太阳与阳明合病，自下利，这是太阳时发病发热一直到阳明时仍发热而且出现下利，这就用葛根汤治疗。临床上如果是这样效果很好。并病是一个病时先发病且是本病时的标准病，继而又出现另一病时的标准病，两个病同时存在。如本条开始是太阳病（表阳病），因汗出不彻继而又出现阳明病（里阳病）。

证论·表阳病误下后自愈

原文49.脉浮数者，法当汗出而愈。若下之，身重、心悸者，不可发汗，当自汗出乃解。所以然者，尺中脉微，此里虚，须表里实，津液自和，便自汗出愈。

第52条说"脉浮而数者，可发汗，宜麻黄汤"。这就说明浮数脉不是麻黄汤证的标准脉，只是近似脉，所以说宜麻黄汤。这样看来本条法当汗出而愈也是宜麻黄汤发汗而愈。当然还应有发热恶寒无汗。若误用下法使里部气血大量丢失则虚寒，进而累及枢部也虚寒，就会出现身重心悸。此时汗无来源，故虽仍发热也不可发汗。如强发之则可能出现虚脱。尺中脉候里部，故尺中脉微。其实此时已不是表部病而是里部枢部合病了。必须是自汗出才能愈。这里的自汗出有两个意思，一是不用药物治疗，等里部枢部气血和功能恢复，津液自和，机体自己抗病外出而自汗出愈；二是用药物使里部和枢部的气血功能尽快恢复，津液自和抗病外出而自汗出愈。总之是不用发汗药而汗自出，所以叫自汗出愈。这里的表里实、津液自和就是里部枢部气血和功能恢复，有足够的气血供应表部而表部的功能也恢复，使表部有足够的津液化汗而祛邪外出。

证论·表实里虚禁汗

原文 50. 脉浮紧者，法当身疼痛，宜以汗解之。假令尺中迟者，不可发汗。何以知然？以荣气不足，血少故也。

上条是因误下使里部枢部虚寒，此条是患者自身里部和枢部就虚寒，气血化源不足汗无来源。所以虽脉浮紧，发热，恶寒，身疼痛，但不可发汗。张仲景只说不可发汗，没说如何治疗。根据张仲景合病用合方的原则，可用麻黄附子细辛汤合附子汤治疗，供参考。

上条的重点症状是尺中脉微，本条是尺中迟。在《伤寒论》里脉的部位所代表的病位基本上是这样的：寸脉代表胸以上和外部，关脉代表心下胃脘部，尺脉代表中、下腹部。所以尺脉如果不好则说明中、下腹部不正常。这个部位主要是小肠、大肠的所在部位，是里部消化吸收的主要位置。所以尺脉微迟时里部虚寒而消化吸收功能降低，气血来源不足而使全身气血不足。

证论·辨病传与不传的原则

原文 4. 伤寒一日，太阳受之。脉若静者，为不传；颇欲吐，若躁烦，脉数急者，为传也。

原文 5. 伤寒二三日，阳明、少阳证不见者，为不传也。

以上两条是论述如何辨病的传与不传。其方法是以病程的时间来论述的。目的是打破以时间来辨病之传与不传的观点。可能当时的医生受《素问·热论》的影响，以时间来推算病的传与不传者较多。这是教条主义，所以张仲景特以时间来论述而否定以时间辨传与不传的观点。

第 4 条是以一天来论述。太阳病病程只有一天，如果脉静为不传。这个脉包括太阳病的所有症状，如发热，恶寒，无汗，脉浮紧等。如果这些症状没有变化，也没有见里部病和枢部病的症状，那是不传。如果见颇欲吐，若躁烦，脉数急者，尽管是在一天内也是传了。出现轻微的想吐是传里部，出现躁烦脉急数是传枢部了。这几个症状是作为代表症状说明问题的，而不是传与不传的唯一依据。只要太阳病脉证不变，又没有出现其他病的症状，就是不传，一旦出现其他病的症状，虽仅一日也是传了。

第 5 条是以二三日来论述。伤寒虽已二三日，但是阳明证（里阳病）、少阳证（枢阳病）的症状不见者，病仍在表部而没有传。

以上两条说明辨病的传与不传要从症状入手，从病位病性上辨别，时间长短只能作为参考而不能作为依据。同时告诉我们辨别的方法有二，一是看本病证的脉证是否有变化；二是用排除法，排除其他病证的有无，无则不传，有则为传也。

在《伤寒论》里常常提到太阳证、阳明证、少阳证等某某证，这些某某证大多都在条文里而很少冠在条文首。凡在条文里的某某证指的都是标准某某病的证。比如太阳证指的就是标准太阳病（表阳病）的热证或实证，阳明证指的就是标准阳明病（里阳病）的热证或实证。

证论·辨病之表里、周期

原文 7. 病有发热恶寒者，发于阳也；无热恶寒者，发于阴也。发于阳，七日愈，发于阴，六日愈。以阳数七阴数六故也。

原文 8. 太阳病，头痛至七日以上自愈者，以行其经尽故也。若欲作再经者，针足阳明，使经不传则愈。

这两条一起论述了两个内容。一个是辨病位表里的关键证，一个是疾病的周期。第 7 条是以恶寒为重点依据来辨病位的表里。条文一开始说病指的是广义的伤寒病。如果是发热恶寒，那这个恶寒就是发于表，病在表。在《伤寒论》里，只有太阳病说表，其他五病都称为里，所以说发热恶寒是太阳病。无热恶寒发于里，这里的里主要指的是标准太阴病（里阴病）和标准少阴病（枢阴病）。里阴病和枢阴病如果发起热来反而就不恶寒了。

以上是以恶寒为主要症状立论。通过学习也可以发热为主要症状立论来讨论一下发热的表里。那就是发热恶寒发于阳，发热不恶寒发于阴。发热恶寒同时见，而且是发热越重恶寒也越重，这个发热就发于表，就是太阳病；如果是发热不恶寒那就是发于里。在《伤寒论》里其他五病都属里，所以这个发热可以是其他五病的任何一个病。究竟属何病需根据症状进一步辨证。

发于阳七日愈，发于阴六日愈，这是个约数。从今天的外感病看，如果没有治疗也没有意外的并发证，一般病程在六七天左右，从发热开始到热退病除需六七天。所以说六七天是广义伤寒病的一个疾病周期。如果病不很重，六七天就应该热退病除。若病不愈即进入第二个周期，两个周期约十二至十四天左右。所以第 8 条说太阳病头痛至七日以上自愈者，以行其经尽故也。这里的经指的是六七天这个周期，是这个周期走完了。若欲作再经者，针足阳明，使经不传则愈。这是说一个周期完了，但病还未愈，要进入第二个周期。此时的病是原发病还是已经传变很难说，而且未必传为阳明病，同时针足阳明经也未必能阻止传变，所以"若欲作再经者，针足阳明，使经不传则愈"一句不像是张仲景所言，可能是后世医者所补。

总之，六七天是疾病的一个周期。张仲景在论述疾病病程时往往以周期为单位，或一个周期，或两个周期，甚至半个周期或一个半周期不等。

证论·表实证误治及处理原则

原文 16. 太阳病三日，已发汗，若吐、若下、若温针，仍不解者，此为坏病，桂枝不中与之也。观其脉证，知犯何逆，随证治之。桂枝本为解肌，若其人脉浮紧，发热汗不出者，不可与之也。常须识此，勿令误也。

条文一开始说太阳病三日，已发汗。那么这个太阳病是什么证候呢？发汗用的是什么方子呢？为什么发汗而病未愈热仍在呢？又用了吐、下法治疗病仍不解反成了坏病，这又是为什么呢？条文到这里才做回答。这是因不应该用桂枝汤而用了桂枝汤造成的。该如何处理呢？要观其脉证，知犯何逆，随证治之。为什么说这是误用桂枝汤而造成的呢？条文说"桂枝本为解肌，若其人脉浮紧，发热汗不出者，不可与之也"。这就可以看出条文开始所说的太阳病是表阳病。其证是脉浮紧，发热汗不出。从脉浮紧也可知有恶寒。此本是麻黄汤证而错用了桂枝汤，所以热不退而病不愈。那么错用了桂枝汤后形成了什么病证呢？条文没有说。但有一点可以肯定，绝不是里阳病，因为又用了吐、下之法后病仍不解。用了吐、下之法后又形成了什么证呢？更不知道。又用了温针仍未愈，那证情就更复杂了。张仲景称之为坏病，即治坏之病。

那么，为什么条文开始不把太阳病的症状写清呢？这是张仲景的写作特点。前面不写是伏笔，在后面补出，其目的是既强调了误用桂枝汤的严重性，"常须识此，勿令误也"，又补出了开始太阳病的症状而省了很多笔墨。

或曰"桂枝不中与之也"是紧接"此为坏病"，是说造成坏病后不可再用桂枝汤。这既不符合理论又不符合实际。试想，也不知太阳病是什么证候，也不知用什么方药发汗吐下，那造成的证就可能是任何病证，为什么就不会是桂枝汤证呢？同时，张仲景在条文的后半部分明确地论述了错用桂枝汤的原理和错用前的具体脉证，这又是为什么呢？这就充分说明这条是论述表阳病而错用桂枝汤并一错再错的后果和处理原则以及牢记教训的重要性的。

总之，这一条论述了两个问题。一个是把麻黄汤证错误地用了桂枝汤造成坏病的严重教训，二是提出了"观其脉证，知犯何逆，随证治之"的辨证论治原则。这虽是针对坏病而言，实是张仲景贯穿《伤寒论》全篇的辨证论治原则。今天看来，这应该是理论上和实践中对一切疾病辨证论治的正确原则。只有始终遵循这个原则，才不会犯主观主义、教条主义、经验主义的错误。

证论·发汗禁忌

原文 83. 咽喉干燥者，不可发汗。

原文 84. 淋家不可发汗，发汗必便血。

原文 85. 疮家，虽身疼痛，不可发汗，汗出则痉。

原文 86. 衄家，不可发汗，汗出必额上陷，脉急紧，直视不能眴，不得眠。

原文 87. 亡血家，不可发汗，发汗则寒栗而振。

原文 88. 汗家，重发汗，必恍惚心乱，小便已阴疼，与禹余粮丸。

以上六条论述的都是不宜发汗的证候。其实这六条所列的证候本不是需发汗的证候，那么为什么要提出来呢？这六条讲的是患者原有的证候，在这些原有证候的基础上又感受外邪而发伤寒兼有表证时，不能按一般情况去发汗，主要指的是不能用麻黄汤类方药发汗。

第 83 条是患者原本阴液亏，若单纯发汗会使阴液更亏而造成坏病。第 84 条的淋家是尿路有热，有充血炎症，若用麻黄汤类发汗会使尿路的微血管更扩张，更充血，更加重炎症。

第 85 条是讲表部有疮的患者，表部有疮必有脓菌，如用麻黄汤类发汗会使表部的血管扩张，血液循环加速，易把疮内的脓菌带到血液内而成脓菌血证，同时脓肿更充血，发炎更重。

第 86 条是讲平素有衄血的患者，其上部就有充血的状态，若发汗会使上部更充血而加重衄血，也可能促使脑出血。

第 87 条的亡血家是病伤寒前有大出血史，枢部血容量已经不足，若再发汗会使血容量进一步减少而形成枢部的虚寒证。

第 88 条的汗家是平素易自汗的人，说明表部已虚，津液已大量丢失，若重发汗，津液进一步丢失，会使枢部的血容量更不足而造成枢部的虚寒证。

证论·表里合病治疗原则

原文 90. 本发汗，而复下之，此为逆也，若先发汗，治不为逆。本先下之，而反发汗，为逆，若先下之，治不为逆。

本条论述的是表里合病时的治疗原则，主要指的是表阳病和里阳病的合病。此时要看是哪个病为主。只要里阳病不是很重很急，一般应先发汗而后下之，否则易把表部病引入里部。若里阳病已很重很急，就应先下之，否则会因汗液丢失而使里阳病加重，甚至走向极端。

从临床实际看，表里合病时若里阳病不很急重应先发汗。但发汗后仍需用下法把里部的实去掉，否则病易复发。若里部病重而表部病轻时，可先用下法。当里部的实热去掉后，表部自动出点汗，可能表部病也就随着好了，不必再用发汗剂。当然，根据合病用合方的原则，也可根据表里病各自多少而组表里双解的方子治疗。

证论·可自愈证

原文 58. 凡病，若发汗，若吐，若下，若亡血、亡津液，阴阳自和者，必自愈。

本条论述的是如何判断可自愈之证。条文一开始说凡病主要指的是伤寒六病。当患伤寒六病时，或发汗，或吐，或下，气血津液丢失，正气必有点虚弱，仍可有些不适。此时要观察判断是否可通过机体自我调节而自愈。如阴阳自和则可自愈，不必再治。若阴阳不和则应观其脉证，知犯何逆，随证治之。

那么，阴阳自和指的是什么呢？这里的阴指的是里部功能，阳指的是表部功能。阴自和是里部的功能已基本正常，饮食虽不及平素多，但食欲已恢复，对饭菜味道的感觉已正常，只要饮食不过量也已能正常消化，大便也能正常排解。阳自和是表部的功能已基本恢复正常，表现为汗液排泄已正常，该排汗时排汗，不该排汗时没有自汗，没有明显的恶风，对周围的冷热感觉也正常，不喘，不咳。如果表里的功能达到这种情况，虽还有些其他不适，也可自愈。如不是这样则还应辨证治疗。已经说过，在《伤寒论》里除太阳病的麻黄汤类证和桂枝汤类证外其他病都是里部病，所以这里的阴自和也就包括枢部。枢部的和应该是无涩脉、无心动悸和短气。不过一般只要表部里部自和了，说明枢部也自和了。因为枢部不和表里是难和的。

原文 59. 大下之后，复发汗，小便不利者，亡津液故也。勿治之，得小便利，必自愈。

本条紧接上条而论。大下之后复又发汗，使津液伤而小便不利。这不是小便排不走，而是体内津液缺乏，无尿可排。待津液恢复，小便即利。但这里必须有个前提，就是上条所说的阴阳自和。必须是在阴阳自和的前提下才可等待津液的恢复。这是对上条的重点举例补充，否则应辨证治疗。

证论·合证误下

原文 189. 阳明中风，口苦，咽干，腹满，微喘，发热，恶寒，脉浮而紧。若下之，则腹满小便难也。

本条冠以阳明中风是在阳明时发病而发热，只不过较轻而已，但不是标准阳明病。口苦咽干是标准少阳热证，腹满是标准太阴寒证，微喘、发热、恶寒、脉浮紧是标准太阳实证。这是枢热证、里寒证和表实证的合证。如果仅凭是阳明时发病发热就用下法显然是错误的。下后会使里部更寒而加重腹满，由于里部的吸水功能降低反射地会使肾脏的排尿功能自动降低而小便不利。

本条只说若下之会出现腹满小便不利的坏病，但对于不下应如何治疗却没有说。从条文所述的证候看可用小青龙加石膏汤治疗，下后腹满小便难可用五苓散之类治疗，供参考。

二、表阴病

主要症状：自汗恶风，手足冷，肢节痹痛或无力，脉细或浮弱。

代表方：黄芪桂枝汤。

黄芪20克　桂枝20克　白芍20克　生姜20克　生甘草10克　大枣6枚

上六味，以水500毫升，浸30分钟后煮30分钟，取汁，再以水300毫升，煮40分钟，取汁与前汁相合。温分三服。早、午、晚空腹服。忌食辛辣、油腻、生冷，坚硬食物。

证论·表阴病提纲

原文2. 太阳病，发热汗出，恶风，脉缓者，名为中风。

在《伤寒论》里关于表阴病的条文大部分在太阳篇。在太阳时表部发病时实热证是标准太阳病，虚寒证是非标准太阳病，而且是最多见的非标准太阳病，是表阴病。由此看来在《伤寒论》里表阳病和表阴病其病时和病位是一样的，而病性是相反的。第1条纲领性地论述了标准太阳病的病理和症状，第2条和第3条分别论述了中风和伤寒的病理和症状。第2条的中风是表阴病，第3条的伤寒是表阳病。表阳病是恶寒无汗脉浮紧，表阴病是恶风汗出脉浮缓。虽都有发热，但表阳病是实热证的发热，是真热；而表阴病的发热是虚寒证的发热，是假热。

证治·表阴病（桂枝汤）

原文12. 太阳中风，阳浮而阴弱，阳浮者，热自发，阴弱者，汗自出。啬啬恶寒，淅淅恶风，翕翕发热，鼻鸣干呕者，桂枝汤主之。

桂枝三两，去皮　芍药三两　甘草二两，炙　生姜三两，

切　大枣十二枚，擘

上五味，咬咀三味，以水七升，微火煮取三升，去滓。适寒温，服一升。服已须臾，啜热稀粥一升余，以助药力。温覆令一时许，遍身漐漐微似有汗者益佳，不可令如水流漓，病必不除。若一服汗出病差，停后服，不必尽剂；若不汗，更服，依前法；又不汗，后服小促其间，半日许令三服尽；若病重者，一日一夜服，周时观之，服一剂尽，病证犹在者，更作服；若汗不出，乃服至二三剂。禁生冷、黏滑、肉面、五辛、酒酪、臭恶等物。

桂枝汤是《伤寒论》第一方，桂枝汤证是《伤寒论》第一证。在以后的篇章中以桂枝汤衍化的方剂很多，说明以桂枝汤证衍化的证很多。所以努力学好桂枝汤和桂枝汤证是学好《伤寒论》的一个基础。

用三部六病归类，桂枝汤证可以归于表阴病范畴，但它的病理却不是表部病的概念可以说清楚的。我们说过，任何理论都是人们根据事物的一般规律人为地总结出来的，它是人们认识事物解决问题的思维方法，不能把它当成机械的可套用的死的格式。不过任何理论，其越接近实际，越符合实际，其真理性越强。三阴病从理论上讲很清楚，是各自独立的一个病，但从实际看，由于都是虚寒证，所以常常是互相影响，互为因果。外感而患三阴病的患者，往往平素其三部的功能就不同程度地不正常而虚寒，一旦感受外邪，其三部的功能就不同程度地被邪所抑制，出现以某部突出的某阴病或某阴证。桂枝汤证就是上述情况的一个证。

本条开始讲太阳中风，这是承第2条说的，病时是太阳时。在《伤寒论》里中风与伤寒有什么不同呢？从第2条和第3条分析，中风可能是中热邪发病。外界温度高时机体的气血偏于表部，表部松弛多汗以便散热。但过热过汗易使气血丢失，同时使里部的气血也因过度偏少而呈里寒状态。外界温度低时，机体的表部收缩，汗腺封闭，以减少体温的丢失，使得气血偏向里部。过寒的环境不仅大量吸取机体的热量，而且使表部收缩封闭过度，气血供应过少而发病。所以在夏天外感时往往易见桂枝汤类证，冬天外感时多见麻黄汤类证。

条文接着说阳浮而阴弱。阳浮和阴弱指的是什么呢？阳浮是气血虚浮于外，阴弱是气血不足于内。此类证患者大多平素里部就寒，当病邪侵袭表部时，机体总是要调集气血偏向于表部与邪抗争，里部的气血相对减少而呈里寒状态。尤其到夏天由于外界的高温使此类患者里部更寒，但也由于外界的高温人们易喜食饮生冷，如此使里部更寒而表部更虚，从而易致外邪侵袭而发病。无论哪种情况，都是胃肠痉挛、消化吸收机能抑制，不能吸收足够的营养以供表部抗邪所用。阳浮与阴弱是相联系而言，表部气血虽与病邪抗争，但来源不足故曰阳浮，里部机能抑制不能足够地供应表部营养故曰阴弱。虚浮之气血与邪抗争故发热，表部得不到里部充足的气血供应而组织松弛故自汗出。

通过分析可以看出，这个证是表部的虚和里部的寒同时存在，但病的重点表现是在表部，所以归为表阴病。同时表部的虚和里部的寒又互相形成了一个恶性循环，机体越是把气血调于表部，里部的气血就越少，寒证就越重；里部的寒证越重，给表部的供应就越少，表部就越虚。所以出现了啬啬恶寒，淅淅恶风，翕翕发热的表虚证和干呕的里寒证。关于鼻鸣是鼻腔有炎症，也可能是腹鸣，因为腹鸣与干呕并提符合张仲景的文法，也符合病理实际。里部吸收功能降低时，胃肠内容易有积液，易有腹鸣，这与干呕构成生姜证。供参考。

上述病理也可以从桂枝汤的方药组成和服药方法中进一步认

识。桂枝是一味热药，是表阴、里阴、枢阴的三阴通用药。生姜主要是温胃止呕。芍药是缓解平滑肌痉挛而止痛的药。芍药在桂枝和生姜的协同下使里部的寒性痉挛缓解，消化吸收功能恢复。甘草与大枣既能助其他三味药缓解里部的痉挛，又能补虚强心增加营养物质。同时在服药后少顷喝热稀粥一升，这样食物的营养和药物的作用直达表部。在表部，桂枝汤又可温通表部气血。这就使表部的气血旺盛，功能强健，一战而胜病邪。再从护理上看，服药喝粥后又需适当给患者加盖点被物保护体温，使里部的温度尽快恢复，从而使全身的气血恢复，微微排汗而使邪去病愈。

从诊断上讲，本条证是啬啬恶寒，淅淅恶风，翕翕发热。啬啬恶寒是抱肩缩背；淅淅恶风是风来便恶风，过则稍安。这个恶寒恶风虽不重但却是发自内里，是机体虚寒的表现，得衣被、居密室可缓解，不同于表阳病的恶寒很重且得衣被而不解。翕翕发热是热度不高，常常是38℃左右，而且不是一直发热，是断断续续的发热，热几个小时可自动降至正常，甚至可降到稍低于正常。这是不足之正气与病邪呈拉锯式战斗。干呕是里部胃肠痉挛的表现。即使无干呕，胃肠痉挛也是肯定的，脐周深部必有压痛。痉挛严重时腹主动脉也痉挛而搏动亢进。这是鉴别诊断桂枝汤证较可靠的症状。

通过以上学习，对桂枝汤的作用和桂枝汤证可得出以下结论：

第一，桂枝汤不是专作用于表部的方子，而是对三部阴病都有效的方子。对里部可温里散寒缓解肠痉挛，对枢部有增强循环功能加强气血运行的作用。这一点还可用第16条来说明。第16条说："桂枝本为解肌……"这里说的桂枝本为解肌解的是什么地方的肌呢？或曰是表部的肌，但张仲景说："若其人脉浮紧，发热汗不出者，不可与之也。"脉浮紧、发热汗不出是表部肌痉挛收缩而不可与之，这显然说明不是解表部的肌，看来这就是解里部和枢部的肌了。所以桂枝汤不仅能缓解胃肠的痉挛，也能缓解腹主动脉的痉挛。

第二，桂枝汤不是一个直接发汗的方子，它是通过改善里部枢部的功能，把足够的气血运到表部使表部功能强健，一战而胜病邪，经微汗将病邪排出体外。

第三，桂枝汤证不是表部独立的一个证，而是与里部、枢部相联系的一个证，只是其病的重点表现在表部。

原文 13. 太阳病，头痛，发热汗出，恶风，桂枝汤主之。

原文 95. 太阳病，发热汗出者，此为荣弱卫强，故使汗出。欲救邪风者，宜桂枝汤。

原文 53. 病常自汗出者，此为荣气和，荣气和者，外不谐，以卫气不共荣气谐和故尔。以荣行脉中，卫行脉外。复发其汗，荣卫和则愈，宜桂枝汤。

原文 54. 病人脏无他病，时发热，自汗出而不愈者，此卫气不和也。先其时发汗则愈，宜桂枝汤。

原文 42. 太阳病，外证未解，脉浮弱者，当以汗解，宜桂枝汤。

桂枝去皮 芍药 生姜切，各三两 甘草二两，炙 大枣十二枚，擘

上五味，以水七升，煮取三升，去滓。温服一升。须臾啜热稀粥一升，助药力，取微汗。

以上五条通过临床实际进一步论述了桂枝汤证的病理和桂枝汤的应用。

第13条提出一个头痛，头痛是表阳病和表阴病的一个共有证，出现在桂枝汤证里则用桂枝汤治疗。

第95条是论述桂枝汤证的病理。为什么太阳病出现了发热汗出呢？是荣弱卫强的缘故。荣弱是气血供应不足，卫强是虚浮之卫气勉强与邪相争。欲救风邪者，用一"救"字，这个救不是救邪风，而是救被邪风所伤之不足之气血。

第53条文字可能有误，荣气和应该是荣气弱，在95条就已经定论是荣弱卫强，荣气弱所以外不谐。机体的一切功能都是经血液循环把营养物质输送到组织间与组织细胞发生代谢作用产生的，这就是气。机体的卫气也是这样产生的，所以说荣行脉中，卫行脉外。如果脉中营养不足则不能充分供养卫气。所以应该是营气不供（共）卫气谐和故尔。如此看来荣气弱在前，外不谐在后，荣气弱是内因，外不谐是外因作用于机体表部造成的。用桂枝汤复发其汗是首先使脉中营养充足则卫气充足，这就使荣卫和，可战邪而胜之。这个荣气弱或者是患者平素里部就寒，或者是贪食生冷而使里部寒。尤其在夏月，凡因食冷而外感留邪者大多是桂枝汤证。

第54条时发热自汗出是桂枝汤的标准热型，不定时发热同时有自汗出，热一阵又自动降至正常，但病不愈，过一阵又发热，这样反复发作。这也是荣卫不和，应该在发热前服桂枝汤微汗出则愈。

第42条的外证未解是仍发热恶风。言外之意可能已经经过治疗而热仍在。脉浮弱是浮而虚软，脉管内血液的充盈度不足。这显然是荣弱卫不谐，故可用桂枝汤治疗。

以上五条中心是论述荣弱卫强。荣弱由里部虚寒形成，卫强只是勉强，是以不足之正气与胜己之病邪勉强战斗。这是桂枝汤证的根本病理即阳浮阴弱。

原文 234. 阳明病，脉迟，汗出多，微恶寒者，表未解也。可发汗，宜桂枝汤。

桂枝三两，去皮 芍药三两 生姜三两 甘草二两，炙 大枣十二枚，擘

上五味，以水七升，煮取三升，去滓。温服一升。须臾，啜热稀粥一升，以助药力取汗。

本条在阳明病篇并冠以阳明病。其病时在阳明时但其病位病性不是里阳病而是表阴病的桂枝证。因其发病发热在阳明时且脉迟汗出多，所以易认成里阳病。临证时一定要仔细辨证。脉迟应理解为脉缓，微恶寒应理解为微恶风。同时还要从有无口渴、苔黄厚，大便之难易等多方面辨证方能无误。

原文 276. 太阴病，脉浮者，可发汗，宜桂枝汤。

桂枝三两，去皮 芍药三两 甘草二两，炙 生姜三两，切 大枣十二枚，擘

上五味，以水七升，煮取三升，去滓。温服一升。须臾啜热稀粥一升，以助药力，温覆取汗。

本条在太阴病篇并冠以太阴病，这是病时在太阴时。桂枝汤证本来就是以表阴病为重点而有里阴病的病理，所以用桂枝汤很合适。本条叙证简单，只举脉浮一证，临床应多找症状以求无误。

原文 56. 伤寒不大便六七日，头痛有热者，与承气汤；其小便清者，知不在里，仍在表也，当须发汗；若头痛者必衄，宜桂枝汤。

本条主要论述了伤寒不大便六七日，头痛有热的表里阴阳的辨证要点及治疗方法。本条的辨证要点是小便。如果是里阳病，

应该小便黄赤，治疗应该是用承气汤。如果是小便清，这就不是里阳病而是表阴病的桂枝汤证。这个不大便是由于里寒，胃肠痉挛，蠕动减弱而不大便。服桂枝汤后胃肠痉挛被缓解，大便自下。临床还应结合其他症状而定。

这里重点谈一下"若头痛者必衄，宜桂枝汤"的问题。这里桂枝汤所治的范畴是伤寒不大便六七日，头痛有热，其小便清者和头痛必衄。按说鼻衄是个热证，不应该用桂枝汤，这里为什么用桂枝汤治疗呢？这还需从桂枝汤证的病理来谈。桂枝汤证的基本病理是里阴寒而表阳浮。表部以头最高，所以表阳浮以头部为重点，气血浮于表时以头部为最重。在前面的条文中大多有发热汗出，由于自汗出，浮于表部的气血不时丢失，所以表部虚弱。本条是不大便六七日，头痛有热而无汗出。这里的不大便是由于患者平素里部就寒，感受外邪后更加重了里部的寒，使里部进一步强直性痉挛，蠕动减弱而不大便。由于里部胃肠及胃肠外组织以及血管的痉挛，甚至腹主动脉的痉挛，使腹腔内血液循环的阻力大大加大，腹腔的血流量大大减少，这样从心脏射出的血就被逼而向外走得多了，特别是向头部走得多了。所以头部充血而见头痛鼻衄。而且本条证没有汗出，浮于表部的气血丢失不多，这也是加重头部充血、头痛鼻衄的一个原因。用桂枝汤治疗可将腹腔的一切痉挛缓解，恢复其血流量，这样向外向上的血自然会减少下来，头部的充血自然缓解，头痛鼻衄可愈。笔者以此思维方法用桂枝汤治疗多例顽固性鼻衄效果较好。诊断时除本条所列小便清及一些里寒症状外，腹诊很重要。腹诊时不仅脐周有压痛，而且腹主动脉搏动亢进严重。

原文 57. 伤寒发汗已解，半日许复烦，脉浮数者，可更发汗，宜桂枝汤。

　　本条叙证很少，较难理解。从伤寒发汗已解看，可能是麻黄汤证用麻黄汤发汗而解，但因发汗过多而转为桂枝汤证。临证时还是要多找桂枝汤证的症状，确系桂枝汤证时再投桂枝汤。

　　原文 387. 吐利止而身痛不休者，当消息和解其外，宜桂枝汤小和之。

　　桂枝三两，去皮　芍药三两　生姜三两　甘草二两，炙　大枣十二枚，擘

　　上五味，以水七升，煮取三升，去滓。温服一升。

　　本条在霍乱病篇，是急性里阴病合表阴病。吐利是里阴病，或经过治疗，或机体自我调节，里阴病基本愈而吐利止。但由于吐利使气血大量丢失，里部的气血功能一时还未能完全恢复正常，还不能足够地供应表部气血抗邪，所以表阴病仍在而身痛不休。用桂枝汤可由里达表，温通三阴，恢复三部的气血和功能，从而祛邪外出，表阴病愈。

　　原文 44. 太阳病，外证未解，不可下也，下之为逆。欲解外者，宜桂枝汤。

　　本条是紧接第 43 条而论。第 43 条太阳病是桂枝汤证，表未解而下之，故出现微喘。所以本条说太阳病外证未解不可下，下之为逆。本条太阳病也是桂枝汤证，所以欲解外宜桂枝汤。

　　从本条"不可下"看，本条证除有发热汗出恶风外还有大便难。这易与里阳病之发热汗出大便难混淆，所以张仲景在此特别强调外证未解不可下，下之为逆。辨证要点是本条证有恶风而里阳病无恶风（恶寒），甚至里阳病有恶热。从病理上讲，本条证之大便难是里部寒，胃肠痉挛，蠕动减弱之故，而里阳病是热实相结大便难。用桂枝汤不仅表部病可解，里部之大便难也可解，这是因为桂枝汤缓解了里部痉挛之故。

原文 45. 太阳病，先发汗不解，而复下之，脉浮者不愈，浮为在外，而反下之，故令不愈。今脉浮，故在外，当须解外则愈，宜桂枝汤。

本条也是承前两条而论，本条证也是一个桂枝汤证。为什么先发汗而不解呢？这是第 12 条里所说的"服一剂尽，病证犹在者，更作服，若汗不出，乃服至二三剂"。本条是服一剂后仍不解，发热、汗出、恶风仍在。恶风这个症状居室内无风时可很轻。医者此时忽略了恶风，以发热汗出误认为是里阳病，故用下法。本证原本就脉浮，病就在外，今治不对证故不愈。好在虽误下但脉仍浮，病仍在外，仍是桂枝汤证，仍宜用桂枝汤治疗。

本条的重点是要认准桂枝汤证，不可因一服发汗不解就怀疑辨证错误，尤其不可认成里阳病而用下法。这是张仲景用实例论述第 12 条。

原文 164. 伤寒大下后，复发汗，心下痞，恶寒者，表未解也，不可攻痞，当先解表，表解乃可攻痞。解表宜桂枝汤，攻痞宜大黄黄连泻心汤。

本条证的原发病可能也是个桂枝汤证，而医者误认成承气汤证而大下之。大下之后不愈又复发汗。这就徒伤表里的气血而使表里同病。表未解是仍有发热恶寒。心下痞是里部虚寒而稍有点炎症，是里部并病。在治疗时遵循先表后里的原则，先用桂枝汤之类治愈表阴病，再治里部病。从病机分析来看，用生姜泻心汤较好，供参考。

证治·表阴病重证（桂枝加附子汤）

原文 20. 太阳病，发汗，遂漏不止，其人恶风，小便难，四肢微急，难以屈伸者，桂枝加附子汤主之。

桂枝三两，去皮　芍药三两　甘草三两，炙　生姜三两，

切 大枣十二枚，擘 附子一枚，炮，去皮，破八片

上六味，以水七升，煮取三升，去滓。温服一升。本云桂枝汤，今加附子，将息如前法。

本条太阳病原发证是桂枝汤证，为什么发汗遂漏不止呢？这有两种可能，一是第12条所言，用桂枝汤发汗，汗不如法而如水流漓；二是错用了麻黄汤。第二种可能性大。第16条是麻黄汤证错用了桂枝汤，本条是桂枝汤证错用了麻黄汤，所以出现了汗漏不止。桂枝汤证是表部虚寒证，自汗就丢失气血，今又误发其汗，使得汗出更甚，气血大量丢失，加重了表部虚寒的程度，甚至是汗漏不止的虚脱证。从条文看本条证已无发热了，有时体温反而偏低。恶风，四肢微急，难以屈伸，是表部虚寒并重而以寒更甚。小便难一方面是津液大量从表部丢失无尿可排，另一方面是肾血管痉挛，泌尿功能降低。这是一个寒更重的桂枝汤证重证，故在桂枝汤里加了附子，与桂枝一起增强了温阳的作用，使寒去证平。

这里要说一下，当寒证时往往也会自汗甚至是漏汗。如第353条"大汗出，热不去，内拘急，四肢疼，又下利厥逆而恶寒者，四逆汤主之"。这就是很重的寒证而有大汗出。这种汗是气血外脱的汗，是很危险的汗，急需回阳止汗。由此可知虚可自汗，寒也可自汗，而且是更虚脱的自汗，往往是冷汗。

证治·表寒证（当归四逆汤）

原文351. 手足厥寒，脉细欲绝者，当归四逆汤主之。

当归三两 桂枝三两，去皮 芍药三两 细辛三两 甘草二两，炙 通草二两 大枣二十五枚，擘

上七味，以水八升，煮取三升，去滓。温服一升，日三服。

本条证是一个表寒证。病邪侵袭表部，抑制了表部的机能，

血管收缩，气血供应减少，而且血流无力，流速也慢，所以脉细欲绝。表部温度降低，末梢供血更少，故手足厥寒。此证的重点在表部，所以在治疗上以桂枝汤去掉了温胃之生姜，加了温通之细辛和活血之当归，疏通了表部血管，加快了表部血流速度，振奋了表部机能，加强了表部代谢，恢复了表部的功能。

证治·表寒合里寒证（当归四逆加吴茱萸生姜汤）

原文 352. 若其人内有久寒者，宜当归四逆加吴茱萸生姜汤。

当归三两　芍药三两　甘草二两，炙　通草二两　桂枝三两，去皮　细辛三两　生姜半斤，切　吴茱萸二升　大枣二十五枚，擘

上九味，以水六升，清酒六升和，煮取五升，去滓。温分五服。

这是接上条证又合里寒证。条文只说内有久寒未言症状，从加吴茱萸、生姜看，内寒指的是里部而以胃寒为重点。症状可能有胃痛，胃酸，胃胀，恶心，干呕等，总以寒性胃痉挛为主而兼有肠痉挛。

证治·表寒合里虚证（桂枝附子汤、去桂加白术汤）

原文 174. 伤寒八九日，风湿相搏，身体疼烦，不能自转侧，不呕，不渴，脉浮虚而涩者，桂枝附子汤主之。若其人大便硬，小便自利者，去桂加白术汤主之。

桂枝附子汤方

桂枝四两，去皮　附子三枚，炮，去皮，破　生姜三两，切　大枣十二枚，擘　甘草二两，炙

上五味，以水六升，煮取二升，去滓。分温三服。

去桂加白术汤方

附子三枚，炮，去皮，破　白术四两　生姜三两，切　甘草二两，炙　大枣十二枚，擘

上五味，以水六升，煮取二升，去滓。分温三服。初一服，其人身如痹，半日许复服之，三服都尽，其人如冒状，勿怪。此以附子、术并走皮内，逐水气未得除，故使之耳。法当加桂四两。此本一方二法，以大便硬，小便自利，去桂也。以大便不硬，小便不利，当加桂。附子三枚恐多也，虚弱家及产妇，宜减服之。

本条前半条是表寒证。伤寒虽已八九日但病仍在表。这里的风实际是寒。湿是组织间水分多余。湿和肿是一个病理，都是组织间水分多余而程度不同。水分虽多余但还没有使组织的体积明显增大为湿；若水分过多使组织体积明显增大为肿。寒邪伤表与湿相结合存在于表部组织间，使表部肌肉痉挛疼痛，不能自转侧。不呕是没有严重的里阴病，不渴是没有里阳病和枢阳病。脉浮虚是表阴病之脉，涩脉是枢部虚寒。桂枝附子汤是桂枝汤去芍药加附子而成，且附子用量很大，约60～70克（临床用时要慎重，应从小剂量开始，量大时应先煎附子一两个小时）。这说明里部的痉挛不严重而表部的痉挛很严重。腹诊时腹肌较软，压痛不明显。后半条若其人大便硬，小便自利者，去桂加白术汤主之。这个大便硬是因里部虚寒之故。由于肠蠕动力弱，向下推动食物残渣无力，使粪便在结肠内停留时间过长而成硬便。治疗时在前方的基础上加了白术。桂枝有点利尿作用，为了使津液少从小便走一点以润大肠之硬便，故把桂枝去掉了。

证治·表寒合枢阴病（甘草附子汤）

原文175. 风湿相搏，骨节疼烦，掣痛不得屈伸，近之则痛剧，汗出短气，小便不利，恶风不欲去衣，或身微肿者，甘草附

子汤主之。

甘草二两，炙　附子二枚，炮，去皮，破　白术二两　桂枝四两，去皮

上四味，以水六升，煮取三升，去滓。温服一升，日三服。初服得微汗则解。能食，汗止复烦者，将服五合。恐一升多者，宜服六七合为始。

本条证与上条证病理基本相同。所不同的是：第一，上条证寒湿主要搏结于肌肉，症状主要是大肌肉疼烦，不能自转侧；本条证寒湿主要搏结于大关节，掣痛不得屈伸，近之则痛剧。第二，本条证所合的里阴病不明显而枢阴病明显。汗出是虚汗，是枢部、表部虚的表现。短气是枢部虚，是心源性短气，这是由于多汗造成的血容量不足之故，所以小便也就少了。恶风也是恶寒，不欲去衣是表部和枢部阳虚的表现。身微肿是湿已较重而有肿象。可见本条证较上条证为重。治疗用甘草附子汤，去掉了上条桂枝附子汤内作用于里部的姜、枣，减少了附子的用量，相对突出了甘草的用量。甘草不仅能缓急止痛、补虚，而且还能通过保钠提高血管内的渗透压而增加血容量。所以方名叫甘草附子汤。还有一点需提及的是，一开始服药症状缓解，后又反复者，再用本方要减一半量，比用原量效果好。

证治·表寒合里寒证（小青龙汤、桂枝加厚朴杏子汤）

原文40.伤寒表不解，心下有水气，干呕，发热而咳，或渴，或利，或噎，或小便不利、少腹满，或喘者，小青龙汤主之。

麻黄去节　芍药　细辛　干姜　甘草炙　桂枝去皮，各三两　五味子半升　半夏半升，洗

上八味，以水一斗，先煮麻黄减二升，去上沫，纳诸药，煮

取三升，去滓。温服一升。若渴，去半夏，加栝楼根三两；若微利，去麻黄，加荛花如一鸡子，熬令赤色；若噎者，去麻黄，加附子一枚，炮；若小便不利、少腹满者，去麻黄加茯苓四两；若喘，去麻黄加杏仁半升，去皮尖。且荛花不治利，麻黄主喘，今此语反之，疑非仲景意。

本条证是表寒合里寒证。表不解是寒邪仍然束表，仍有发热恶寒。心下有水气是里部寒，胃里有少量的积水，故干呕。由于里寒和表寒的结合，使肺脏也呈水肿状态，所以出现咳喘。因胃肺都呈水肿状态，所以咳痰常常是痰多而稀，易咳出。即使痰少而稠也是色白或灰白且感到清冷。或渴是稍有点虚热，故加栝楼根。或利是胃肠的吸水功能过低而积水过多，临床上加白术、苍术为好。或噎是寒重，气管甚至纵隔痉挛，使胸骨后有一种噎塞憋闷感，吞咽毫无不适，反而在吃热饭时由于热将痉挛暂时缓解可暂时无噎塞感，故加附子以温开。在临床上只要背恶寒较重，脉沉细者均可酌情加附子。小便不利是胃肠吸水功能降低，水液代谢障碍所致，临床上术、苓同用较好。少腹满是寒邪使盆腔内脏痉挛，不是膀胱尿潴留。喘者可加杏仁但不一定要去麻黄。

小青龙汤证在诊断上一般是脉弦，喉痒，痰清稀而冷，食欲不振，舌多津苔薄白，腹部稍有压痛，中脘部有抵抗感，甚至胃里有水泛声。干姜、细辛、五味子三味药同用止咳效果很好，凡寒咳均可与他药配伍使用。

原文41. 伤寒，心下有水气，咳而微喘，发热不渴。服汤已，渴者，此寒去欲解也。小青龙汤主之。

本条证与上条证完全一样，主要是论述"渴"的鉴别。本条证原虽发热但不渴，这是毫无热证。服小青龙汤后出现渴，这是寒邪渐去，水液代谢逐渐正常而需要补充水的表现。这个渴并不厉害，少饮点热水即可，切不可用寒凉药。上条的或渴是在服小青龙汤之前的原发证，是有点热，故加栝楼根；本条的渴是在服小青龙汤以后，是寒去阳回的表现，不是热故不加寒凉药。

原文 43. 太阳病，下之微喘者，表未解故也，桂枝加厚朴杏子汤主之。

桂枝三两，去皮　甘草二两，炙　生姜三两，切　芍药三两　大枣十二枚，擘　厚朴二两，炙，去皮　杏仁五十枚，去皮尖

上七味，以水七升，微火煮取三升，去滓。温服一升。覆取微似汗。

本条原发太阳病是桂枝汤证。桂枝汤证有发热汗出，医者误认为是里阳病的发热汗出而误用了下法，加重了里部的虚寒。所以本条证应补一个腹满证。由于里寒的加重，使表寒也加重而出现了微喘。表证未解说明原桂枝汤证仍在。所以本条证的症状说全了应该是发热汗出，恶风，腹满微喘，脉缓。在治疗上桂枝汤加厚朴、杏仁以去腹满微喘。临床上遇此证未必是经误下，只要是此病理即可用此方。其他条文也如此。

原文 18. 喘家作，桂枝汤加厚朴杏子佳。

本条证的病理与上条相同。此类患者平素里部就寒，而且影响到表部肺也寒。一旦遇到外寒的侵袭或饮食生冷，即更加重了寒而出现咳。经常这样发作故曰喘家。每发作时往往需要此方治疗。本证在诊断上患者有反复发作史，常常因冷食劳累或外感风寒而发作，证有腹满咳喘，腹诊时腹动亢进且有压痛，苔白腻。

证治·表实合表寒证（桂枝麻黄各半汤、桂枝二麻黄一汤、桂枝二越婢一汤）

原文 23. 太阳病，得之八九日，如疟状，发热恶寒，热多寒

少，其人不呕，清便欲自可，一日二三度发。脉微缓者，为欲愈也；脉微而恶寒者，此阴阳俱虚，不可更发汗、更下、更吐也；面色反有热色者，未欲解也，以其不能得小汗出，身必痒，宜桂枝麻黄各半汤。

桂枝一两十六铢，去皮　芍药　生姜切　甘草炙　麻黄去节，各一两　大枣四枚，擘　杏仁二十四枚，汤浸，去皮尖及两仁者

上七味，以水五升，先煮麻黄一二沸，去上沫，纳诸药，煮取一升八合，去滓。温服六合。本云桂枝汤三合，麻黄汤三合，度为六合，顿服。将息如上法。

本条是以证论为主的一条条文，主要论述大病后的转归情况。条文虽冠以太阳病，但已过八九日，一个周期已完。这八九日是怎样过来的呢？从后面的不可更发汗、更下、更吐看，是经过汗、吐、下的治疗过来的。现症状是发热恶寒而热多寒少，也不是一直发热恶寒，而是一日二三度发。从不呕、清便欲自可看，虽经汗、下、吐的治疗，但里部没有严重的证候。结合全条文看，虽发热但也是低热。从前面这一段的论述看，在八九日间汗、下、吐的治疗不是很正确。开始的太阳病可能是大青龙汤证，却用了麻黄汤发汗，所以热难去净，但也未入里部。随后又下、吐，这是针对里部，故热仍未能全解而成发热恶寒，热多寒少，一日二三度发。在这种情况下如何辨证呢？如果是脉微缓者，为欲愈也。这个脉微缓是脉微弱而和缓，这是正气渐复将排余邪而自愈。如果是脉微而恶寒严重，这是表里俱虚了。为什么会表里俱虚呢？一开始的不很正确的发汗使表虚，接下来的下、吐使里虚。所以不可更发汗更下更吐也。但笔者认为仍需治疗，可用少量的桂枝加附子汤微和表里，供参考。《伤寒论》里的

"里"包括枢部。这里的虚主要指的是寒。如果面色反有热色者，好像人处在热气蒸腾的环境中面色有点红润，这是表部还有点郁邪，体表有点痒，治疗需小发汗。毕竟是阴阳俱虚的基础，所以用桂枝麻黄各半汤。从方药的剂量看，突出了桂枝的用量，这就突出了温复三部的作用而达到小汗出的目的。

原文 24. 太阳病，初服桂枝汤，反烦不解者，先刺风池、风府，却与桂枝汤则愈。

本条证与上条桂枝麻黄各半汤证基本相同，只是表实证稍轻而以桂枝汤证为主。所以服桂枝汤给表部加强气血后有点烦热郁闷。点刺风池、风府后表实即开，再与桂枝汤则愈。

以上两条证诊断上都有发热恶寒（风），都有腹动亢进，都无汗，但第 24 条的证没有面部发红，供参考。

原文 25. 服桂枝汤，大汗出，脉洪大者，与桂枝汤，如前法。若形似疟，一日再发者，汗出必解，宜桂枝二麻黄一汤。

桂枝一两十七铢，去皮 芍药一两六铢 麻黄十六铢，去节 生姜一两六铢，切 杏仁十六个，去皮尖 甘草一两二铢，炙 大枣五枚，擘

上七味，以水五升，先煮麻黄一二沸，去上沫，纳诸药，煮取二升，去滓。温服一升，日再服。本云桂枝汤二分、麻黄汤一分，合为二升，分再服。今合为一方，将息如前法。

本条有两个论题。一是患者原为桂枝汤证，服桂枝汤后，或由于服药过量，或由于护理不当（如给患者盖的被物太多太厚），使患者汗出过多，表部气血偏走过多而脉洪大，这就造成病仍不解，桂枝汤证仍在，那就再与桂枝汤如前法。这也是以临床实例说明第 12 条的。这里需说明的一点是大汗出脉洪大是在服桂枝汤后的两小时左右出现的症状，随后这些症状就不见了，继而出现的又是桂枝汤的发热，汗出，恶风，脉缓，并不是大汗出特别是脉洪大一直存在。如果是那样就可能是第26条的白虎加人参汤证了。再是出现发热恶寒，一日发两次，好像疟疾一样，这与第23条最后的病理一样，只是虚寒方面较重一点，故加大了桂枝汤的比例，相对地缩小了麻黄汤的比例。

原文27. 太阳病，发热恶寒，热多寒少，脉微弱者，此无阳也，不可发汗，宜桂枝二越婢一汤。

桂枝去皮 芍药 麻黄 甘草各十八铢，炙 大枣四枚，擘 生姜一两二铢，切 石膏二十四铢，碎，绵裹

上七味，以水五升，煮麻黄一二沸，去上沫，纳诸药，煮取二升，去滓。温服一升。本云当裁为越婢汤、桂枝汤合之，饮一升。今合为一方，桂枝汤二分、越婢汤一分。

本条证的病理与第23条、第25条基本相同，但表部证已有向枢部传而转向枢热的迹象。脉微弱是脉浮的程度有所减弱。加之发热多而恶寒少，这是表证逐渐减少，枢部逐渐有热的表现。所谓"无阳"是说不是完全的表证了。所以不能单纯地发汗，那样会助热而犯第23条一开始的错误。应在微发汗的同时兼清枢热。所以桂枝汤合了越婢汤。

证论·表里枢三阴合病

原文75. 未持脉时，病人手叉自冒心。师因教试令咳而不咳者，此必两耳聋无闻也。所以然者，以重发汗，虚故如此。发汗后，饮水多必喘，以水灌之亦喘。

本条是论述由于过度发汗大量丢失气血和温度，造成三部都虚寒的证候。患者手叉自冒心是双手重叠按在自己的中脘部位。这是里部和枢部虚寒，腹主动脉搏动亢进而出现了心下悸和心中悸的症状。耳聋是内耳供血不足，缺血缺氧水肿而致。里部虚寒，饮水后易积存胃肠而成水饮，严重影响全身水液代谢，使肺脏也水肿而喘。表部虚寒若再以冷水冲洗身体会使表部更寒，肺脏也因寒而喘。总之，这是因过多地发汗，使全身气血大量丢失，三部都得不到充足的气血供应而都虚寒且较严重。本条没有设方治疗，从证候看，以真武汤合附子汤再合苓桂术甘汤治疗可能较合适，供参考。

证论·表虚证

原文 196. 阳明病，法多汗，反无汗，其身如虫行皮中状者，此以久虚故也。

本条证是阳明病发热日久，气血消耗很大，使表部得不到充足的气血濡养，所以原本多汗今反无汗，并出现了表部营养不良性瘙痒。

证论·表寒证

原文 337. 凡厥者，阴阳气不相顺接，便为厥。厥者手足逆冷者是也。

本条是论述"厥"的病理。厥是手足逆冷。为什么会出现手足逆冷呢？因为阴阳气不相顺接。什么是阴阳气呢？阴气是里部的气血（《伤寒论》里枢部也是里部），阳气是表部的气血。正常生理状态下经枢部的转运，里部的气血要运到表部，表部的气血又要运回到里部，这样表里的气血循环不止。它们的交接点在微循环。所以张仲景在《伤寒论》的序里说"经络府俞，阴阳会通"，这就是说表里的气血是通过经络府俞而相互会通的。无论什么原因使里部的气血不能顺利到达表部，表部的气血不能顺利运回到里部，都会使表部的微循环发生障碍或衰竭而出现手足逆冷，这就是阴阳气不相顺接。无论是什么原因引起的厥，对表部来说都是寒证。但只有原因就在表部，即病邪侵犯表部引起表部微循环障碍，才是真正的表寒证。如果不是这样，而是由于里部、枢部的原因造成厥，虽以表部而言是表寒证，但必须从里部、枢部找到真正的原因来辨证论治。如白虎汤证的厥是枢热厥，四逆汤证的厥是枢寒厥，四逆散证的厥是枢实厥，承气汤证的厥是里部实热厥等。在这些情况下，表部的厥就是牵连证了。

证论·表竭证

原文 346. 伤寒六七日不利，便发热而利，其人汗出不止者死。有阴无阳故也。

这条论述的是表部功能衰竭之证。伤寒六七日已够一个周期。在这一周期内虽有发热但无下利。将进第二个周期时突然出现发热而利，汗出不止，这说明在前六七日间本证就是一个阴病。在一个周期完结将进第二个周期时，病情不是向好的方向发展而是突然加重，出现下利、汗出不止。下利是里部阴病加重的表现，但不是下利不止，说明里部的功能还没有完全衰竭。但汗出不止却是表部功能完全衰竭的表现。三部里只要有一部的功能完全衰竭就要死人，所以说汗出不止者死。本条证里部的功能尚存而表部的功能完全衰竭了，所以说有阴无阳故也。

证论·外感病的周期性

原文 10. 风家表解而不了了者，十二日愈。

风家指的是一般的外感病，表解是已经不发热了，但总还是觉得不舒服，周身还有困乏或轻微的疼痛等。十二日可愈正是两个周期，这是外感病的病程规律。

三、表部并病

主要症状：发热，项背强，肢节痛，恶风，有汗或无汗。

代表方：葛根加石膏汤。

葛根 30 克　桂枝 15 克　白芍 15 克　麻黄 10 克　生甘草 12 克　生石膏 20 克　生姜 20 克　大枣 5 枚

煎服禁忌按常规。

证治·表部并病（葛根汤、葛根加半夏汤、桂枝加葛根汤）

原文 31. 太阳病，项背强几几，无汗，恶风，葛根汤主之。

葛根四两　麻黄三两，去节　桂枝二两，去皮　生姜三两，切　甘草二两，炙　芍药二两　大枣十二枚，擘

上七味，以水一斗，先煮麻黄、葛根，减二升，去白沫，纳诸药，煮取三升，去滓。温服一升，覆取微似汗。余如桂枝法将息及禁忌，诸汤皆仿此。

原文 32. 太阳与阳明合病者，必自下利，葛根汤主之。

原文 33. 太阳与阳明合病，不下利，但呕者，葛根加半夏汤主之。

葛根四两　麻黄三两，去节　甘草二两，炙　芍药二两　桂枝二两，去皮　生姜二两，切　半夏半升，洗　大枣十二枚，擘

上八味，以水一斗，先煮葛根、麻黄，减二升，去白沫，纳诸药，煮取三升，去滓。温服一升。覆取微似汗。

以上三条都是表部并病。如果对桂枝汤证和麻黄汤证的病理理解了，那对这三条里的葛根汤证的病理也就好理解了。桂枝汤证的病理是三部都寒而重心在表部，里部较枢部稍重。麻黄汤证的病理是表实无汗，表部痉挛较甚，所以身体疼痛。而葛根汤证是既像麻黄汤证有项背的痉挛无汗，又有桂枝汤证的三部皆寒以表部为重的恶风。诊断时既定不成麻黄汤证，也定不成桂枝汤证。所以只好模糊地定为表部并病。

第 31 条是标准的葛根汤证，其病发于太阳时，其证除发热、无汗、恶风外，很特殊的一个症状是项背强几几。这是寒邪使项

背部的肌肉痉挛所致。为缓解这个痉挛，在桂枝、麻黄等从里到外发散风寒的同时，重用了葛根以加强缓解痉挛的作用。葛根是一味解肌平痉挛的特效药，其对横纹肌最好，对平滑肌也有效。心脏既有横纹肌又有平滑肌，所以当心肌被病邪侵害而痉挛时，葛根是首选药。从第31条的道理可推而广之，全身任何部位的肌肉（主要是横纹肌）痉挛，只要是因寒而致，都可以用葛根汤治疗，或组方时重用葛根。

第32条太阳与阳明合病，是在一日内太阳时发葛根汤证直到阳明时又出现了自下利。此自下利是未用下法而下利。这是桂枝汤证里寒的一面加重了。但这个下利是顺乎生理特性而稍过的病理。在桂枝汤的作用下再加葛根，稍过的平滑肌痉挛可缓解。在这里，葛根既缓解了表部的痉挛，也缓解了里部的痉挛。所以不必另设药治疗，葛根汤即可主之。

第33条的病理与第32条是基本一样的，但其痉挛的主要部位不是肠而是胃，而且是逆性蠕动亢进，所以不下利而呕。呕是逆乎生理性的病理，必须加重降逆的作用，故在前方中加入了降逆止呕的半夏，共同缓解胃的痉挛而止呕。

原文 14. **太阳病，项背强几几，反汗出恶风者，桂枝加葛根汤主之。**

葛根四两　麻黄三两，去节　芍药二两　生姜三两，切　甘草二两，炙　大枣十二枚，擘　桂枝二两，去皮

上七味，以水一斗，先煮麻黄、葛根，减二升，去上沫，纳诸药，煮取三升，去滓。温服一升，覆取微似汗，不须啜粥。余如桂枝法将息及禁忌。

本条证与第31条证基本相同，但有一个反汗出。既然汗出那用麻黄就不太合适了，起码不应该用到三两。同时本方之药味用量及煎服法与第31条葛根汤一样而方名不一样，本条名桂枝加葛根汤，可见本方应没有麻黄。

第二节 里 部

一、里阳病

主要症状：发潮热，或自汗出，大便难，苔黄厚，腹压痛，口渴。

治疗代表方：大黄芒硝汤

大黄20克　芒硝15克　厚朴20克　枳实20克　白芍30克

上五味，以水800毫升，煎30分钟，加入大黄再煎20分钟，去滓，纳芒硝，煎一两沸。温分三服。得利止后服。

证论·阳明病范围

原文193. 阳明病欲解时，从申至戌上。

本条也是针对《伤寒论》的疾病归类而列的。凡从申时至戌时发病的急性发热性疾病都是阳明病。阳明病的病位大多在里部。标准阳明病就是里阳病。

证论·里阳病提纲

原文180. 阳明之为病，胃家实是也。

这是《伤寒论》标准阳明病的提纲，是里部的实热证。本条的省笔很多，在以后的条文中陆续都会补齐。就本条而言，阳明之为病就内含发热。胃家实是里部胃肠物质多余，障碍里部代谢，是由里部吸水功能增强而使里部粪便干结造成的。胃家指的是胃肠系统，但里实的部位大多在降结肠和横结肠，是此段粪便干结排不走。这个实与热就构成里阳病。

证论·里阳病的成因

原文 181. 问曰: 何缘得阳明病? 答曰: 太阳病, 若发汗, 若下, 若利小便, 此亡津液, 胃中干燥, 因转属阳明。不更衣, 内实大便难者, 此名阳明也。

在《伤寒论》398 条原文内有 10 条是问答式的文字。从全篇看, 这种写法似乎不像张仲景的写作手法, 可能是后世医家给学生讲解《伤寒论》的内容逐渐被列入正文了。在这 10 条文字中, 有的很难解释如第 30 条, 有的较符合实际如本条。我们的原则是不去考究其是否是仲景的原文, 而是看其是否符合临床实际。符合的就要学习应用, 暂时难以解释的就存疑, 待以后逐步研究。

本条是论述里阳病形成的原因。当患者患太阳病(表阳病)时, 或发汗过多, 或误下, 或利其小便, 使津液大量丢失, 胃肠缺水而干燥, 粪便干结难以排出体外, 形成里实。排不走的粪便被吸收又成了致热物质而使机体发热, 热实并存形成了标准的阳明病, 即里阳病。这是里阳病形成的一个原因, 还有其他原因。

到下午机体的气血由旺于表部逐渐偏向里部。此时里部的功能逐渐加强, 气血运行增多加快, 致热物质的吸收量也逐渐增多, 故体温逐渐升高。所以里阳病的发热常常是在申至戌上, 即下午 3 点至晚上 9 点。

原文 185. 本太阳, 初得病时, 发其汗, 汗先出不彻, 因转属阳明也。伤寒发热, 无汗, 呕不能食, 而反汗出濈濈然者, 是转属阳明也。

本条也是论述里阳病的一个成因。初得表阳病时, 或因选方不当, 或因用药力小而汗出不彻, 使原本应发汗而愈的表阳病未愈，反传入里部，热与实相结而成里阳病。所以原本发热无汗，进而呕不能食，继而反汗出濈濈然，这就是转属里阳病了。

本条从呕不能食看，初得病虽是表阳病，但里部已有实证存在，故治疗稍不得法则易转入里部。这在临床上是常见的一个规律。

证论·里阳病表部症状

原文 182. 问曰：阳明病外证云何？答曰：身热，汗自出，不恶寒反恶热也。

六病虽各自存在于三部，但在病理上三部间互相影响，症状上三部互有表现，尤其是里部病和枢部病都在表部有表现，因为人体是一个整体，思维时应始终不忘整体观。

本条是论述里阳病在表部的表现。其主要是身热，汗自出，不恶寒反恶热。里部病的热是从里部产生的，在未下之前热必须经枢部到表部散到体外。主要的方式是通过出汗蒸发，所以是身热，汗自出。在散热期间，机体周围环境的温度越低，体内外温差越大，其散热效果越好，机体感到较轻爽。反之机体周围的环境越热，体内外温差就越小，其散热效果就越差，机体就感到烦躁难耐。故里阳病发热时不恶寒反恶热。

证论·里阳病恶寒的特点

原文 183. 问曰：病有得之一日，不发热而恶寒者，何也？答曰：虽得之一日，恶寒将自罢，即自汗出而恶热也。

在急性发热性六病里，其初始发热时都可能有点恶寒。但由于六病各自的病理特点，其初始的发热也有各自的特点。本条是论述里阳病初始无热而恶寒的特点。里阳病是里部的实热证，其首先一个症状是发热。在初始发热前有一个短暂的产热而恶寒的阶段，一旦热起来就不恶寒了，反而恶热了，出现恶热汗出的症状。这个恶寒的阶段很短暂，少则几分钟几十分钟最多不超过一二日。

原文 184. 问曰：恶寒何故自罢？答曰：阳明居中，主土也，万物所归，无所复传。始虽恶寒，二日自止，此为阳明病也。

本条论述里阳病恶寒自罢的病理。里部是接纳食物营养和排泄粪便的系统，病邪一旦和里部的实物结合，那这个病理性物质就既是病理产物又是病源物质。它无法再向其他部传，只能通过大便从里部排走。或者用下法，或者用吐法，或者机体自身战胜病邪而自动排走。其他两部的病就不同了，如表阳病治疗不当可传到枢部成枢阳病，或传到里部成里阳病，枢阳病接近表部时可从表部排走，接近里部时可从里部排走。而里阳病只能从里部排走，所以说无所复传。里阳病再不能传到表部和枢部，所以开始虽有点恶寒，最多二日必自止。这是阳明病的特点。阳明病虽无所复传，但可变。当里阳病发展到极度而得不到正确治疗时，可能向相反的方向转化变为阴病。

证论·里阳病诊断要点

原文 188. 伤寒转系阳明者，其人濈然微汗出也。

伤寒表阳病转系里阳病的一个诊断要点是患者濈然微汗出。这是刚刚从表阳病转为里阳病，所以由原来的发热无汗变为发热微汗。如果里阳病发展到极盛时就不是微汗而是汗自出了。

证论·误汗成里阳病及后果观察

原文 203. 阳明病，本自汗出，医更重发汗，病已差，尚微烦不了了者，此必大便硬故也。以亡津液，胃中干燥，故令大便硬。当问其小便日几行，若本小便日三四行，今日再行，故知大便不久出。今为小便数少，以津液当还入胃中，故知不久必大

便也。

本条论述的是医者把初期的里阳病当表阳病误治了。里阳病初期，虽然热与实结于里部，但粪便还没有结硬。由于里部的实热，表部已有自汗了。此时治疗轻轻泻下即可治愈，但医者误用了汗法。随着大量地出汗，热量被带走，较高的体温是降下来了，但还是有点低热烦躁，尤其是在每天的阳明时更明显。这说明里部大便硬结了。这是由于津液大量丢失使胃肠缺水而成的。此时不可用下法再伤津液，要观察其小便。若患者原一日小便三四次，现一日仅一两次，这是机体在积存水液，调整脱水。这样可使干结的大便再湿润而自行排下。若要治疗可用滋阴养液的方药滋润大便使之排出，如麻子仁丸之类，供参考。

原文218. 伤寒四五日，脉沉而喘满，沉为在里，而反发其汗，津液越出，大便为难，表虚里实，久则谵语。

本条也是论述误汗而成里阳病。伤寒已四五日，脉沉是病邪已入里。但为什么又见喘满呢？从第208条看，里阳病有腹满而喘。里阳病的腹满是里实的腹满，喘是机体为了散热而加快呼吸。这个喘是里部牵连表部的一个牵连证，治疗当以小承气汤和之，里部实热一去则喘自平。而医者反发其汗，使津液大量丢失，里部缺水，大便渐干而大便难，如时间一长里部实热加重就会出现谵语。表虚是误汗使气血从表部丢失而虚，里实是里部粪便渐干结，故说表虚里实。

原文245. 脉阳微而汗出少者，为自和也。汗出多者，为太过。阳脉实，因发其汗，出多者，亦为太过。太过者，为阳绝于里，亡津液，大便因硬也。

本条也是从治疗不当谈里实证的形成。如果寸脉偏微弱而有少量的汗出，这是表部自和的表现。若再发汗使汗出多者，就是太过了。若寸脉较充实有力，这是可以发汗的，但发汗过猛，出汗过多就太过了。凡汗出太过，使里部缺水，大便就硬了。因这个大便硬是由于表部气血津液大量丢失所致，故说阳绝于里，实际应该说阳绝里。

证治·里阳病（大承气汤）

原文208. 阳明病，脉迟，虽汗出不恶寒者，其身必重，短气，腹满而喘，有潮热者，此外欲解，可攻里也。手足濈然汗出者，此大便已硬也，大承气汤主之。若汗多，微发热恶寒者，外未解也。其热不潮，不可与承气汤。若腹大满不通者，可与小承气汤，微和胃气，勿令至大泄下。

大承气汤方

大黄四两，酒洗　厚朴半斤，炙，去皮　枳实五枚，炙　芒硝三合

上四味，以水一斗，先煮二物，取五升，去滓，纳大黄，更煮取二升，去滓，纳芒硝，更上微火一两沸。分温再服。得下，余勿服。

小承气汤方

大黄四两　厚朴二两，炙，去皮　枳实三枚，大者，炙

上三味，以水四升，煮取一升二合，去滓。分温二服。初服汤当更衣，不尔者尽饮之。若更衣者，勿服之。

本条从症状和治疗上较详细地论述了《伤寒论》标准阳明病即里阳病的诊断和治疗。里阳病的主要症状有哪些呢？首先是发热，一般是在下午的3点到晚上9点为重。从三阳病的发展看，发展到里阳病已是三阳病的极点，已无所复传，已有向相反方向转阴的苗头。虽是里部实热证，却已出现了胃肠痉挛特别是大肠痉挛的状态。这说明迷走神经张力有所增高，故出现了腹满、脉

迟的症状。这个腹满是自觉的腹满，外观上腹部没有膨满的表现。脉迟也是迟而有力。在正常的生理状态下，里部是以迷走神经为主，所以对里部的病理而言，迷走神经张力增强虽是病理却还不严重。因此脉迟和自觉的腹满并不可怕。如果出现腹软而胀满脉数，那里部的功能就严重衰竭了，那是绝不可用下法的。

本条证粪便排不走，大量的毒素被重吸收与热并存于全身，故身重。短气实际是喘满，是里部实结，腹式呼吸有所障碍所致。里阳病的治疗是用攻下法，但必须在绝对没有表证的前提下方可攻下（这里指的是单纯攻下法，若表里病证相互合病、合证、兼证时，也可根据病情同时表里双解。根据临床观察，即使解表药与攻里药同时用，因解表药发挥作用快，一般 2 到 4 个小时即可发汗，而泻下药如大黄需经肝肠循环才能发挥作用，一般需 6 到 8 小时才能泻下，故仍是先表后下）。

如何判断有无表证呢？表证的存在有两种情况，一是有汗的表阴病即桂枝汤证类，二是无汗的表阳病即麻黄汤证类。如果虽有汗但无恶寒，那就排除了桂枝汤证类；如果原是无汗恶寒的麻黄汤证类而出现了潮热不恶寒，就可排除麻黄汤证类。

当然，发热是共同的症状。这里的潮热并不是如潮水之来的日晡所定时发热，而是患者发热的同时身体表面潮湿有微汗。这需医者以手摸之可知。如果是定时的发热为潮热，那么其他时间的定时发热为什么不叫潮热呢？以上所述还是较轻的里阳病，粪便还没有干结，所以只是身体潮热。如果手足也出现溅然汗出，那里阳病就严重了，大便已经干结了，热也更高了，表部参与散热的面积更大了，而且出汗也更多了。这时已成为最严重的最标准的里阳病了，所以用大承气汤主之。

从大承气汤的药物组成看，厚朴、枳实都是温性药，都有缓解胃肠痉挛、促进胃肠蠕动而促进排便的功能。这也可以说明里阳病的极盛状态中已内含有转阴的潜在机理。刘绍武先生在治疗本证时方中加了白芍，使缓解肠痉挛的作用更好，泻下更顺利。在下文为了慎重，张仲景再次强调，若汗出多但仍有微发热恶寒，是外未解，仍有桂枝汤证，其热不潮也是外未解，仍有麻黄汤证，故不可予承气汤。看来当时在张仲景接诊的患者中，已被其他医生违反这两条原则误治的患者是很多的，张仲景在全篇中列举的这种病例很多。

条文到此，对于最标准的里阳病已论述得差不多了，退一步又论述了小承气汤证的诊断治疗。只是腹大满不通而无其他严重症状，也就是没有便干结的严重实证，治疗用小承气汤微和胃气则可。

原文 215. 阳明病，谵语，有潮热，反不能食者，胃中必有燥屎五六枚也。若能食者，但硬耳。宜大承气汤下之。

本条是在前几条大便硬的基础上进一步论述大便燥结的诊断和治疗。第 208 条说手足濈然汗出者是大便已硬，本条则以能不能食来诊断大便是否已燥结。里阳病，大便只是硬时，患者尚能食，若大便进一步燥结则患者就不能食了，病情更严重了。燥结的粪便是直径约 1 ～ 2 厘米的呈不规则形状的黑色的质地干而很坚硬的粪块，其部位多在横结肠。一则张仲景往往将整个消化系统称作胃，二则横结肠与胃相重叠，所以说胃中必有燥屎五六枚，实际不在胃里。治疗仍用大承气汤。

在《伤寒论》里，"胃"大多指的是结肠而不是现在所说的胃。现在中医所说的胃一般是心下或心中部位。所以诊断本条证时腹诊很重要。若患者较消瘦，则可在脐上横结肠部位摸到硬块状燥屎且有压痛。若患者较胖，腹壁较厚，可能摸不到燥屎，但压痛仍会很明显。如果患者处于昏迷状态，医者以手压其上述部位，患者会出现疼痛的痛苦表情，同时会下意识地用他的手来阻止医者的手以阻止按压。在粪便没有燥结但已硬时，虽摸不见块状粪便，但已有明显的压痛，腹壁也较紧张。

原文217. 汗出谵语者，以有燥屎在胃中，此为风也。须下者，过经乃可下之。下之若早，语言必乱，以表虚里实故也。下之愈，宜大承气汤。

这一条从文字上看有点乱，有点不像张仲景的原文，所以较难解释。本条主要是论述汗出谵语的治疗。汗出谵语未必就是有燥屎在胃中，如第219条白虎汤证就有汗出谵语。所以当遇到汗出谵语时首先要排除枢阳病如第219条证，其次要排除表证的有无，如第208条。同时更要排除阴病，因严重的阴病如心阳衰严重时也易有汗出烦躁不安。在排除白虎汤证时腹诊很重要。白虎汤证时，患者横结肠、降结肠部位没有压痛或很轻。排除阴病时，腹诊也很重要，阴病严重时腹壁或软弱或板硬，深部没有压痛。总之，一定要确诊时再下，不可早下，以防坏病。

原文220. 二阳并病，太阳证罢，但发潮热，手足漐漐汗出，大便难而谵语者，下之则愈，宜大承气汤。

本条二阳并病是太阳病发生不久阳明病也发作，随后太阳证便罢。这说明本条二阳并病的太阳病是标准太阳病，即麻黄汤证类。麻黄汤证类的特点是发热恶寒无汗。太阳证罢就是恶寒罢，又出现了潮热，即无汗也罢了。而且手足漐漐汗出，大便难，谵语，这是标准的阳明病即里阳病已形成，故下之愈。本条应结合第48条的前三分之一段学习。第48条是发汗而汗出不彻，于是转属阳明，本条是未经治疗而转属阳明。但用下法前须排除表证是一样的。

原文 241. 大下后，六七日不大便，烦不解，腹满痛者，此有燥屎也。所以然者，本有宿食故也，宜大承气汤。

本条证也是里阳病，是大下后仍有里阳病。这里的下有两种可能。一是误下，是将表部病或枢部病误下使病邪入里与宿食相结而成里阳病。另一种是正下，原本就是里阳病，虽下但病邪未除净，续又与宿食相结成里阳病。两种情况都符合实际。临床上是哪种情况并不重要，重要的是现症状。六七日不大便，烦不解，这是有发热，是发热而烦。腹满痛是自觉症状，但必须同时有压痛并压之更甚。否则不是里阳病，不可下。

原文 252. 伤寒六七日，目中不了了，睛不和，无表里证，大便难，身微热者，此为实也。急下之，宜大承气汤。

本条论述的是里阳病的急重证。伤寒六七日正是一个周期，在这一周期内疾病不是向愈的方向发展，而是成为里阳病且由轻至重，由重至极，由极将要逆变。在这一周期内，发热由低而高，由高又转向低而成微热，这是有所衰竭的表现。目中不了了是患者已认物不清了，连家人也认不清了，而且眼神发暗、呆滞。其原因一是高热伤津，阴竭而阳也损；二是里部大便排不走，机体吸收的毒素太多，全身已呈严重中毒状态，大脑由于高热和中毒而出现意识障碍。无表里证是指无表部证和枢部证。这是诊断上的排除法，因为病情急重，须急下，诊断必须准确无误。

原文 253. 阳明病，发热，汗多者，急下之，宜大承气汤。

上条里阳病的急重是以实为主，本条也是里阳病的急重证，是以热为主，所以条文重复提出发热，与汗出多并举。这就说明体温很高，且虽汗出多而不降。大量出汗，一旦脱水严重则易逆变，故必须急下。本条叙证仅突出了发热汗多，在临床上还必须具备里阳病的其他症状，如不大便、腹痛、腹有压痛、苔黄厚等。

原文 254. 发汗不解，腹满痛者，急下之，宜大承气汤。

本条与上条叙证相同，突出了一个发汗不解，腹满痛。发汗不解是虽发汗而热不退。这个发汗是误汗，可能有三种情况。一是将里阳病的发热汗出误认为桂枝汤证而用桂枝汤发汗；二是将里阳病初期误认为表阳病而用麻黄汤发汗；三是将发热汗出的白虎汤证误认为桂枝汤证而用桂枝汤发汗。三者的共同错误都是以热治热反助热，汗出更多，津液丢失更多，里实急速形成，故成腹满痛。须急下之，否则病性将逆变。临床上仍要仔细诊断，不可马虎。

原文 255. 腹满不减，减不足言，当下之，宜大承气汤。

本条叙证突出了腹满。腹满是以自觉为主的一个症状，里阴病、里阳病都有。里阴病的腹满与时间或进食有关系，时间以下午和傍晚为重，而上午和后半夜轻或不满；进食后腹满加重，胃肠排空后轻或不满，其满的轻重程度相差大。里阳病的腹满是因为里部有实物障碍而满，实物不去满不能减，即使有所减轻也是稍有减轻，其程度很小，故不足言，所以当下之，实物去则满不存。但必须详细诊断。

以上四条都不是以里阳病的主要症状来论述，而是突出了一些非主要症状来论述，这是张仲景之周到处。可能当时因这些非主要症状表现突出，使得医者没有及时正确地诊断治疗而误治的不少，所以张仲景把这些表现突出的非主要症状加以论述，以引起医者的注意。这种论述方法在《伤寒论》里很多，我们一定要活学，一定要全面诊断，尤其要用排除法，切不可一证定论。

原文 320. 少阴病，得之二三日，口燥，咽干者，急下之，宜大承气汤。

枳实五枚，炙　厚朴半斤，去皮，炙　大黄四两，酒洗　芒硝三合

上四味，以水一斗，先煮二味，取五升，去滓，纳大黄，更煮取二升，去滓，纳芒硝，更上火，令一两沸。分温再服，一服得利，止后服。

原文 321. 少阴病，自利清水，色纯青，心下必痛，口干燥者，可下之，宜大承气汤。

原文 322. 少阴病，六七日，腹胀，不大便者，急下之，宜大承气汤。

在《伤寒论》少阴病篇里只有这三条里阳病的急下证，所以一起讨论。

按时间规律，标准少阴病是枢部的虚寒证。但任何事物有其普遍规律性，也有其特殊性。本条证虽发于少阴时，但由于患者的气血很旺盛，所以病邪侵入里部仍衍化成了实热证。这就说明时间对病性有影响，但不是绝对的。在诊断病位病性时，时间是一个参考因素，但不是主要依据。

首先，三条的共同症状是少阴时发热，这是冠以少阴病的内涵。从病理上讲，三条都是里部的实热证。在这两点的基础上突出了各条的个性症状。

第 320 条突出了口燥咽干。口燥咽干是许多病证的共有症状，尤以枢阳病多见。在这里只凭它是难定急下证的，必须全面诊断。张仲景在这里将其突出是怕医者仅凭口燥咽干就把里阳病当枢阳病误诊误治而贻误治疗机会。

第 321 条更重要，少阴时发热且自利清水，色纯青，医者很

容易按里阴病治疗。所以张仲景特地论述不是里阴病而是里阳病。为什么会出现自利清水呢？这是因为粪便燥结于结肠内，很硬，排不走。这时患者根本不能进食，只是喝水，水与胆汁相混，到结肠段从燥结的粪便间隙流出，所以色纯青。由于是清水，肛门难以控制，所以是自利。那么根据什么诊断是里阳病呢？就是心下必痛。心下就是横结肠的部位。这个痛是不压就痛，压之更甚。同时有口干燥，与上条之口燥咽干相似，都是热盛伤津之故。

第322条突出了腹胀。腹胀较腹满更严重。腹满是患者自觉满，外形上并不胀大，而腹胀是外形上有所胀大。按说腹胀是里阴病的症状，这里却成了里阳病的症状，可知里阳病已到极重，已有所逆变，故言急下之。

如何辨别腹胀呢？应该参考第255条。这个腹胀也是没有减轻的时候，即使减轻也是稍有缓解，不足言，而不是里阴病胀时很重，缓解时很轻或不胀。再结合大便和脉诊、腹诊、舌诊等全面诊断方可定论。

总之，以上三条较特殊。不要被发热时间和表现突出的非主要症状所迷惑，要全面、细心、正确地诊断。在治疗上第320条和第322条是急下之，第321条是可下之，都是宜大承气汤。这是说治疗必须及时，不可延缓，适宜方剂是大承气汤类。临床上要根据证情适当调整，不可拘泥。

原文239. 病人不大便五六日，绕脐痛，烦躁，发作有时者，此有燥屎，故使不大便也。

此条虽未列治疗和方剂，但"可下，宜大承气汤"是理所当然。绕脐痛也是燥屎在横结肠排不走。烦躁是腹痛较重之故。发作有时是随结肠的蠕动周期而形成，肠蠕动增强时腹痛剧烈，肠蠕动减弱时有所缓解，和肠梗阻的腹痛性质相似。

原文 240. 病人烦热，汗出则解，又如疟状，日晡所发热者，属阳明也。脉实者，宜下之；脉浮虚者，宜发汗。下之与大承气汤；发汗宜桂枝汤。

本条又是论述辨治承气汤证和桂枝汤证的关键。

条文没有说什么病而是说患者，这是说要突破某某病的框框来对待此证。患者烦热是因热而烦，自动出点汗热就退了，过一两个时辰又烦热，好像疟疾一样。发热的时间常在下午阳明时所以说属阳明也。这种热型桂枝汤证和承气汤证都可能有，单凭热型是难辨病性的，所以很可能误诊误治。但是，两证的病性是相反的，一旦误治后果很严重。所以张仲景在这里明确地论述了辨证要点。脉实的是承气汤证，是里阳病，宜下之；脉浮虚的是桂枝汤证，是表阴病，宜发汗。脉实首先是脉不浮，而且脉管内血液的充盈度饱满，脉鼓指有力，是里部气血充实。脉浮虚首先是脉偏浮，而且脉管内血液充盈度不足，按上去有一种落空感，脉鼓指力弱是表部气血不足，热是假热。所以说下之与大承气汤，发汗宜桂枝汤。

原文 212. 伤寒若吐、若下后不解，不大便五六日，上至十余日，日晡所发潮热，不恶寒，独语如见鬼状。若剧者，发则不识人，循衣摸床，惕而不安，微喘直视，脉弦者生，涩者死。微者，但发热谵语者，大承气汤主之。若一服利，则止后服。

本条仍是在论述一个误治的病例。伤寒发热经吐下后仍发热，这是治疗不当。吐、下前的发热是个什么证呢？条文没有说，我们可以推测一下。若是表阳病麻黄汤证类，那必然是发热恶寒，头痛，无汗，身痛，医生对这个证误用吐下的可能性小。若是对表阴病的桂枝汤证可能误认为里阳病而误用吐下，但桂枝汤证一经吐下往往形成里阴病而不可能形成里阳病。所以本条的发热可能是枢阳病的白虎汤证。白虎汤证有发热汗出，津液本来就已经丢失，再误用了吐下之法，使津液进一步丢失，大肠内粪便干结而不大便五六日，上至十余日，已经快两个周期了，这就形成了里阳病，而且是很重的里阳病。症状出现了下午发潮热，不恶寒，严重的有谵妄，甚至不认识人，循衣摸床，惕而不安，微喘直视等一派神志异常症状。这是自身中毒很重和体温很高形成的。

这时病已发展到了极盛，将要逆变为阴病而出现衰竭。在当时的医疗条件下，一旦出现衰竭就要死人了。如何判断其衰竭不衰竭呢？这就要看脉了。若脉是弦脉，脉管的张力还好，血管内血液的充盈度也还好，脉鼓动有力均匀，这说明不仅枢部还好，里部胃肠的肌张力也还好，所以治愈的可能性大。若出现涩脉，脉管的张力已软弱，血管内血液的充盈度也不良，脉跳动时而有力时而无力，甚至至数不清，那就不仅是枢部衰竭，里部胃肠也严重肌无力了，所以治愈就很难了。张仲景对这两种情况没有谈治疗，只是对没有这么严重而是微者即只有发热谵语者，用大承气汤治疗。这是因为前两种情况太难治了，特别是脉涩者几乎没有治愈的希望了。但在今天，与西医共同抢救还是有可能治愈的。

原文 238. 阳明病，下之，心中懊憹而烦，胃中有燥屎者，可攻。腹微满，初头硬，后必溏，不可攻之。若有燥屎者，宜大承气汤。

本条与第 240 条虽属证治性条文，但内容偏于证论。这是阳明病下后的两种可能。一种是里阳病，一种是里阴病。为什么会出现这两种情况呢？这是由原阳明病的病性决定的。条文冠以阳明病，但可能不是标准阳明病。如原阳明病是任何一部的实热证尤其是枢阳病，下后可能出现里阳病；如原阳明病是任何一部的虚寒证尤其是桂枝汤证，则下后可能成为里阴病。本条所说的这两种情况有一个共同点是不大便和大便硬。如何辨别其属阴属阳呢？除其他鉴别诊断外，本条提出了以腹满和大便的溏硬来鉴别。如腹满不严重而且是时满时不满，这是里阴病的腹满。其大便虽硬必是初头硬后必溏。这只是直肠段的吸水功能尚可而其他结肠段吸水功能很弱之故。这万不可攻，若攻之可能形成利下不止。若与上述情况相反，腹满不减或减不足言，大便始终都是硬，那就是里阳病了，是结肠中有燥屎，攻之可愈。

原文 242. 病人小便不利，大便乍难乍易，时有微热，喘冒，不能卧者，有燥屎也。宜大承气汤。

本条应与第 203 条结合学习。这是机体企图通过自身调节将燥屎排走的一种状态。患者原本有燥屎结于肠内，此时小便往往正常。但机体欲将燥屎软化排走，便将津液偏走于大肠而小便减少。当软化一部分燥屎时排便就易，但终不能一下把所有的燥屎全部软化排出，故排走一部分后大便又难，这样反复便出现了大便乍难乍易。本条主要认识的现象就是大便乍难乍易。由于有乍易，故医者不敢轻定为里阳病而下之，所以要仔细观察。患者有阶段性低热，喘，头目眩晕，卧则更甚，这是燥屎所造成的。再结合其他症状综合诊断，可定其为里阳病。

原文 251. 得病二三日，脉弱，无太阳、柴胡证，烦躁，心下硬，至四五日，虽能食，以小承气汤，少少与，微和之，令小安。至六日，与小承气汤一升。若不大便六七日，小便少者，虽不能食，但初头硬，后必溏，未定成硬，攻之必溏。须小便利，屎定成硬，乃可攻之，宜大承气汤。

本条虽最终论到里阳病上，但整个条文是在论述里部虚实并存的一个中间证。得病二三日是发热二三日，但脉弱，这是气血不足、体质虚弱的表现。没有太阳病是没有表部病，无柴胡证是没有枢部病。这是说明只有里部病。烦躁，心下硬是发热和里部实的症状。心下硬是他觉症状，医生须腹诊才能得知。心下指的是中脘、下脘部位，是横结肠的部位。硬是腹壁和深部有抵抗力且有压痛。这样到四五日虽患者能食，但里实已成。因脉弱所以是虚中有实，治疗不可大下。以小承气汤少少与，微和之，使病情稍有缓解，胃肠稍有排便之行动。到第六日再与二分之一承气汤。到此则应治愈。如仍不大便到六七日，小便反而少，虽不能食，大便是初头硬后必溏。这纯是里阴病了，绝对不能再下了。若误下必致利下不止。因为虽不大便但小便反少，是水已偏走大肠，胃肠内特别是升结肠内必有积液。此时应该用五苓散、理中丸一类的方子治疗。必须是小便正常，不大便才可定为屎硬，方可攻之。论虽如此，但还要结合其他诊断特别是腹诊方可定论。

原文 209. 阳明病，潮热，大便微硬者，与大承气汤。不硬者，不可与之。若不大便六七日，恐有燥屎，欲知之法，少与小承气汤。汤入腹中，转矢气者，此有燥屎也，乃可攻之。若不转矢气者，此但初头硬，后必溏，不可攻之，攻之必胀满不能食也。欲饮水者，与水则哕。其后发热者，必大便复硬而少也。以小承气汤和之。不转矢气者，慎不可攻也。

本条与上条相似，虽论证治却以证论为主。不大便是里部的症状，有虚寒实热之分。如何辨呢？这就要从各个方面诊察，如脉的虚实，腹肌的紧张度及深部压痛，舌苔的黄白厚薄等。如果经各方面诊察仍难下定论，那就要采用以治求证的方法。本条主要论述了以治求证的方法。

阳明病已有潮热，这是已无表证。若能确诊大便硬而小便正常者可用大承气汤。如能确诊不硬者不可与之。如果不大便六七日又确诊不了大便是否已硬，那就需以治求证了。少与一点小承气汤，仔细观察其动静。服药后如果肠鸣较原来亢进并不断排气，这说明里部胃肠平滑肌的张力还好，经泻药的刺激蠕动还能增强，不大便是粪便干结，可以用大承气汤软坚攻下。服药后如果肠鸣没有反应也不排气，这是里部虚寒，吸水功能降低，胃肠平滑肌松弛无力，肠蠕动减弱，故大便排不走。此时大便虽硬必是先硬后溏。治疗只可温燥切不可攻下。如果误用攻下必致胃肠平滑肌更松弛无力，温度更降低，里部的功能衰竭而胀满不能食。如果出现口渴欲饮水，这不是真正的口渴，是里部吸水功能低下，胃肠道积着水而吸收不到组织间，故口渴。若给大量饮水，则更加重了胃肠道的积水而出现哕，甚至吐水。这与第74条的病理是一样的，可互参学习。其后再有发热，这是大便又硬了，是指条文一开始的大承气汤证，经过攻下，热已退，又发热是大便又硬了。这说明里阳病有下后复结的情况，但毕竟较轻，可用小承气汤和之，不必大下了。如果是不转矢气的绝不可攻。

证论·里阳病见厥

原文 335. **伤寒，一二日至四五日，厥者，必发热。前热者，后必厥。厥深者热亦深，厥微者热亦微。厥应下之，而反发汗者，必口伤烂赤。**

手足厥逆是表部、里部、枢部病都可能有的一个证，而且是寒热虚实都可能有的一个证。本条论述的是里阳病的手足厥逆。伤寒到四五日出现手足厥逆而全身发热，继而出现厥热复现，前热者，后必厥，而且是厥重者热也重，厥轻者热也轻。条文至此只是论述了发热与厥逆的症状，仅凭此是难诊断其病位病性的。条文紧接着说厥应下之，这就把本条证的病位病性定了。既然应下之，那么病位就在里部，而且是在结肠部位，病性是实热证，这就是里阳病。既然是里阳病，那么里阳病的其他主要症状就应该有。这就明确地看出，本条证是在里阳病的主要症状具备的情况下又见手足厥逆。这是里阳病极其严重时出现的一个反常症状，是里部实热极重时反射地末梢毛细血管痉挛而出现末梢循环障碍。这是阳病转阴表现出的危候。厥是一个牵连证，是里部牵连表部出现的一个症。当里阳病消除后，厥自愈。所以说厥应下之。张仲景未列方药，从病情看仍是宜大承气汤。如果错用麻桂发汗，必使表热更甚，尤其是口腔、鼻腔黏膜更加充血而发炎赤烂。

证论·里阳病死证

原文 210. 夫实则谵语，虚则郑声。郑声者重语也。直视、谵语，喘满者死，下利者亦死。

本条首先论述了谵语和郑声两个症状的病理机制，以便给下面的诊断提供依据。《伤寒论》里的谵语包括以下内容：一是昏迷状态的自言自语，此时语无伦次，声高有力；二是清醒状态下的语言错乱；三是清醒状态下语言较多，声高有力；四是病到极重濒临死亡时的垂死挣扎回光返照。前三种情况是实热证的表现，第四种情况是三部气血将绝的表现。郑声包括两种情况，一是在睡眠状态下或精神严重疲惫似睡非睡状态下郑声，二是在清醒状态下与人说话郑声。郑声是语言重叠，少气无力，一口气说不完一句话，常常是一个字两个字地重叠说，数次说完一句话。如说"早晨"说成"早、早、早晨"，显得气不够用。这是三部气血极度虚弱所造成的。

本条在阳明病篇，其直视、谵语、喘满是极重的标准阳明病即里阳病。此时的里阳病已由极重向相反的方向逆转。直视、谵语是大脑的功能已严重障碍，喘满是以心脏为中心的枢部功能已衰竭而出现肺郁血，病至此已很难治了。根据第212条"微喘直视，脉弦者生，涩者死"来看，此时还要参考脉象。脉弦说明血管、胃肠道张力还好，所以还可治；脉涩是血管和胃肠道已瘫软无力，功能已衰竭了，故死。下利者亦死指的是直视谵语加下利。这是里阳病已逆转为里阴病了，而且是极重的里阴病。里部的功能已丧失，肠管已完全无力了，就连肛门括约肌也完全无力了。此时肯定是涩脉了，枢部也衰竭了。这两种情况都是危候，只是尽力抢救而已，可用干姜附子汤，供参考。

原文211. 发汗多，若重发汗者，亡其阳，谵语，脉短者死；脉自和者不死。

本条首先说发汗多，发汗多的证候很多，此发汗多指的是什么呢？本条在阳明病篇，再结合后文分析指的是标准阳明病的发汗多，是里阳病初始，虽已发热汗出，但还没有谵语。医者未能明辨，错误地当成了桂枝汤证而用桂枝汤重发汗，以热治热使气血从表部大量丢失。此时可能出现两种情况：一是气血丢失太多，使血容量严重不足，出现循环衰竭而见脉短。短脉是上不盈寸下不盈尺，只是关部有脉，这是危候。这时可能有谵语，但那是假象，是三部气血将绝出现的反常现象。二是错用桂枝汤后气血从表部丢失不很严重，而是以热治热使里部更热，加重了里阳病而出现了谵语。这时脉是自和。这个自和是针对脉短而言的，是说脉仍上能盈寸下能盈尺，不是无病之脉而是里阳病的正脉。形成上述两种结果的原因，一是看患者的体质，若患者三部气血很旺盛则易成后者，否则易成前者。二是看医者发汗的力度，若力度不大易成后者，若力度过大易成前者。

证论·便难不可下

原文 204. 伤寒呕多，虽有阳明证，不可攻之。

本条阳明证指的是大便难或不大便。伤寒呕多是里寒证，幽门部痉挛，胃排空不良故呕多。大、小肠处于纵性痉挛状态，蠕动减弱故大便难。治疗当温里解痉，切不可用承气汤攻下。可用吴茱萸汤加减或桂枝剂加减治疗，供参考。

证论·机体自身调节而利

原文 358. 伤寒四五日，腹中痛，若转气下趋少腹者，此欲自利也。

从条文"欲自利"可知本条主症是伤寒四五日不大便，是里实证。在四五日内不自觉地腹痛而出现绕脐腹中痛，这是横结肠开始加强蠕动，欲将停留的粪便排走。肠内的气体易排，故首先将气体排向降结肠、直肠进而排出体外，接着就会排便。这是机体自身调节将病态恢复到正常，是好现象。本条与第209条互参，彼是少与小承气汤，促进肠蠕动而转矢气以知肠内有燥屎；本条是机体自身调节，加强肠蠕动而转气下趋少腹。都是横结肠内有粪便停留。

证治·里阳病兼枢热证（调胃承气汤）

原文 207. 阳明病，不吐，不下，心烦者，可与调胃承气汤。

甘草二两，炙　芒硝半升　大黄四两，清酒洗

上三味，切，以水三升，煮两物至一升，去滓，纳芒硝，更上微火一二沸，温顿服之，以调胃气。

本条证病时在阳明时，不吐不大便是没有里阴病而有里实证，心烦是枢热证。热邪易传，里部枢部都热了。这是里阳病合枢热证，用调胃承气汤把里部的实热泄走，枢部的热也就随之而消了。

证治·里实证（调胃承气汤）

原文 248. 太阳病三日，发汗不解，蒸蒸发热者，属胃也。调胃承气汤主之。

本条冠以太阳病但最终是以里实为主的实热证。这可能有两种情况。一是病虽发于太阳时，但病位病性却是里实证。这是非标准太阳病，所以发汗不解，反而加重了里部实热而出现了蒸蒸发热。二是发病是标准太阳病，错误地用了桂枝汤发汗，以热助热促成了里部的实热证。正如第 16 条所说的：桂枝不中与之也。属胃是里部，具体在横结肠有实物。因为较轻故以调胃承气汤主之。

原文 249. 伤寒吐后，腹胀满者，与调胃承气汤。

本条证原本就是里实证，病位在横结肠，但医者以为在胃里故用了吐法，使胃有所损伤故出现了胀满。可是结肠里的实物没有去掉，仍需以调胃承气汤去其实。

原文 70. 发汗后，恶寒者，虚故也；不恶寒，但热者，实也，当和胃气，与调胃承气汤。

芒硝半升　甘草二两，炙　大黄四两，去皮，清酒洗

上三味，以水三升，煮取一升，去滓，纳芒硝，更煮两沸，顿服。

本条论述发汗后出现的两种证候，但发汗前是什么证未讲，用什么方药发汗也没有讲。从全篇推论有两种可能：一是误汗，如麻黄汤证用桂枝汤发汗则可能出现里实证，若是桂枝汤证用麻黄汤发汗则易出现表虚证。二是发汗过多，比如用麻黄汤、大青龙汤等方发汗，掌握不好可能过汗。在过汗的情况下如患者平素体质欠壮则易成表虚证；若患者平素体质较壮且肠内有宿食则易成里实证。汗后恶寒是表部、枢部虚寒了，应该用有人参附子一类的方子治疗。若只是发热而不恶寒，这是以实为主的里部实热证，用调胃承气汤泻之。

原文 105. 伤寒十三日，过经，谵语者，以有热也，当以汤下之。若小便利者，大便当硬，而反下利，脉调和者，知医以丸药下之，非其治也。若自下利者，脉当微厥，今反和者，此为内实也。调胃承气汤主之。

本条为里实证。虽是证治性条文，却以证论为主。伤寒十三日是病程已两个周期了，故曰过经。这么长的病程出现了谵语，这是里部实热相结，当以调胃承气汤下之。当时仲景接诊的患者常常有这样的情况，虽伤寒十三日，过经，谵语，但患者在小便利的同时又出现大便利，同时脉也调和。这是当时那些凡医没有用调胃承气汤治疗而以丸药攻下。丸药可能是以巴豆为主要成分做成的，其作用是热下。虽已下利但不仅没有去掉里部的实热，反而助长了里部的热，热又能结实。所以说非其治也。为什么能诊断出这个结果呢？如果是自下利，那是里部虚寒较甚，脉当微而四肢稍厥。今脉也调和四肢也不厥，故知是以丸药下之。内之实热仍在，所以仍应以调胃承气汤治之。

证治·里热证（大黄黄连泻心汤）

原文 154. 心下痞，按之濡，其脉关上浮者，大黄黄连泻心汤主之。

大黄二两　黄连一两

上二味，以麻沸汤二升渍之，须臾绞去滓。分温再服。

调胃承气汤证是实热相结以实为主。本条证则纯属里热而无里实，是里部有热以胃为主。胃黏膜热而充血发炎感到嘈杂不适，所以心下痞。但由于没有实物存在，故按之抵抗感不强且没有压痛。这种抵抗力不强是胃脘部腹肌张力正常或稍有紧张，绝不是柔软无力，那就是虚证了。本条证无实，只需去热，故以大黄黄连泻心汤治之，且药不煎煮，轻而去热即可。本方主要是去里部之热，故应有黄芩一两。

在《伤寒论》里，脉的寸、关、尺所候病位大致是这样的，寸脉候胸中，关脉候上腹，尺脉候下腹。本条的病位在心下胃里，故脉呈关上浮。

证治·里热合枢寒证（附子泻心汤）

原文 155. 心下痞，而复恶寒，汗出者，附子泻心汤主之。

大黄二两　黄连一两　黄芩一两　附子一枚，炮，去皮，破，别煮取汁

上四味，切三味，以麻沸汤二升渍之，须臾绞去滓，纳附子汁。分温再服。

本条证之心下痞是第 154 条之心下痞，是里热证，故主方仍用大黄黄连泻心汤。但本条证又见恶寒汗出，这是枢部的寒证。复恶寒可视为背恶寒，是心阳不足之恶寒。枢部寒累及表部使表部也虚寒而有汗出。所以在大黄黄连泻心汤内加入附子。

证治·里热证（黄芩汤、黄芩加半夏生姜汤、白头翁汤）

原文 172. 太阳与少阳合病，自下利者，与黄芩汤。若呕者，黄芩加半夏生姜汤主之。

黄芩汤方

黄芩三两　芍药二两　甘草二两，炙　大枣十二枚，擘

上四味，以水一斗，煮取三升，去滓。温服一升，日再夜一服。

黄芩加半夏生姜汤方

黄芩三两　芍药二两　甘草二两，炙　大枣十二枚，擘　半

夏半升，洗　生姜一两半，一方三两，切

上六味，以水一斗，煮取三升，去滓。温服一升，日再夜一服。

本条为里热证而重点在结肠，是结肠因热发炎而下利。从方内有白芍看，本条证必有腹痛，利而不爽，有痢疾样症状，不同于里阴病的下利。太阳与少阳合病是太阳与少阳时都出现发热与上述症状。

黄芩加半夏生姜汤证实际是一个里部并病，即里部的寒热错杂证。热的重点在结肠，寒的重点在胃，是胃寒痉挛而呕。所以治疗时在黄芩汤的基础上加半夏生姜温胃止呕即可。

原文 371. 热利下重者，白头翁汤主之。

白头翁二两　黄柏三两　黄连三两　秦皮三两

上四味，以水七升，煮取二升，去滓。温服一升，不愈，更服一升。

本条证之热毒较上条更重，已成痢疾而出现里急后重，可能有脓血便。白头翁汤清热解毒之力较黄芩汤强，故可治之。在实际中本条证里急后重很重，且大多有腹痛。炎症分泌物滞留肠内又可成为致病源，故急需排走，所以本方加入白芍、陈皮、大黄效果更佳。适当加点干姜也很妙，供参考。

原文 373. 下利欲饮水者，以有热故也。白头翁汤主之。

本条与上条是一个证，只是用欲饮水做一个补充诊断。第277条说"自利不渴者，属太阴，以其脏有寒故也。当温之，宜服四逆辈"。病位同是里部，同有下利（当然利与利的其他症状也有不同），渴欲饮水是里热，当清；不渴者是里寒，当温。

证论·里热证便脓血

原文 258. 若脉数不解，而下不止，必协热便脓血也。

本条是与第 257 条相对比论述里热证的诊断。第 257 条论述下后脉数不解，至六七日不大便者，有瘀血，是枢实证；本条论述脉数不解而下利不止，是里热证，必便脓血。一是枢实一是里热，但都脉数。这就以利与不利来鉴别是白头翁汤证还是抵当汤证。临床上应再以腹诊鉴别，抵当汤证必有少腹硬满急结，而此证没有，最多有点压痛。

原文 363. 下利，寸脉反浮数，尺中自涩者，必清脓血。

本条也是辨下利的寒热。如下利而脉沉迟是里寒证，如出现脉浮数就是里热证了。易便脓血。

原文 367. 下利，脉数而渴者，今自愈。设不差，必清脓血，以有热故也。

从第 360 条至第 375 条都是在鉴别下利之寒热。本条下利之脉数而渴是里部稍有点热，经机体自身调节可自愈。但当热毒较重时则易便脓血。治疗仍是白头翁汤。

原文 19. 凡服桂枝汤吐者，其后必吐脓血也。

本条证原本是里热，重点在胃里。服桂枝汤后加重了里热，热极化火使胃里发炎化脓，故吐脓血。

证治·里热证（葛根芩连汤）

原文 34. 太阳病，桂枝证，医反下之，利遂不止。脉促者，表未解也。喘而汗出者，葛根黄芩黄连汤主之。

葛根半斤　甘草二两，炙　黄芩三两　黄连三两

上四味，以水八升，先煮葛根，减二升，纳诸药，煮取二升，去滓。分温再服。

本条之脉证与治疗很不相符。桂枝证而反下之绝不会变成葛根黄芩黄连汤的里热证。本条应与第 163 条一起学习方能符合临床实际。第 163 条说"太阳病，外证未除而数下之，遂协热而利，利下不止，心下痞硬，表里不解者，桂枝人参汤主之"。从两条的内容看都有误。第163条是协热而利，怎么能用桂枝人参汤呢？所以看来两条的内容有所互换了。

第34条言太阳病，且明确是桂枝证，本应以温热的桂枝汤治疗，但医反下之。这里所用的下剂肯定是承气汤之类，故言反下之。寒证以寒药下之，必造成更重的寒证，尤以里寒为主。所以应该出现里部虚寒的里阴病症状，如下利不止，心下痞硬。由于利下不止，津液大量丢失，营养物质和热量也大量丢失，必然影响到枢部而出现枢部的虚寒证。所以本证应以桂枝人参汤主之。

第163条"太阳病，外证未除而数下之"，对这里的太阳病没有说是什么证，与第34条相对照，并从下后出现的协热而利可以看出，这里的太阳病是表阳病。从数下之来看，患者的体质是很壮的，下一两次并没有改变太阳病。但医者不悟而数下之，终将表热引向里部而成里热证，出现协热而利。此时表部仍有热，故成了表热里热的合证。治疗应表热里热一起清，故用葛根去表热、黄芩黄连去里热的葛根芩连汤很合适。

在第34条内有"脉促，表未解，喘而汗出"。这是163条的表阳病误下后使表热有所加重和内陷，但未纯陷入枢部和里部，而是加重了肺热，变成了以肺热为主的表热证即麻杏石甘汤证。

从上述分析看，这两条内容合在一起一共有三个证。第一，太阳病，外证未除而数下之，遂协热而利，表里不解者，葛根黄芩黄连汤主之；第二，太阳病，桂枝证，医反下之，利遂不止，心下痞硬，桂枝人参汤主之；第三，太阳病，外证未除而数下之，脉促者，表未解也，喘而汗出者，麻黄杏仁甘草石膏汤主之。因是以证治习条文，故把葛根黄芩黄连汤证仍属第34条归到里热证里。

证治·里实证（小承气汤、大陷胸丸、大陷胸汤）

原文 213. 阳明病，其人多汗，以津液外出，胃中燥，大便必硬，硬则谵语，小承气汤主之。若一服谵语止者，更莫复服。

本条原发就是里阳病，初发大便还未硬。因里阳病发热汗出多，又没有及时治疗而任其发展，津液大量丢失，使胃肠道缺水而大便硬结，所以出现谵语。此时里部以实证为主，病情稍轻，故用小承气汤去其实即可。

原文 214. 阳明病，谵语，发潮热，脉滑而疾者，小承气汤主之。因与承气汤一升，腹中转气者，更服一升；若不转气者，勿更与之。明日又不大便，脉反微涩者，里虚也，为难治，不可更与承气汤也。

本条虽归为证治类，但条文内容是以证论为主，主要是鉴别严重的里阳病和里阴病。

患者阳明时发热而且是潮热又谵语，这是里阳病的症状，故以小承气汤治之。但脉疾不是里阳病的正脉，正脉应该是稍迟而实，起码不疾。所以这些症状可能是相反的里阴病，而且是很重的里阴病，并且涉及枢部而有枢阴病。这就是真寒假热证。里阳病的脉滑而疾是里部热极，气血运行加速加量的缘故，谵语是里部的毒素和热刺激大脑而发；里阴病的脉滑是里部极寒极度痉挛，里部供血减少，温度降低，将气血逼向了表部所致。脉疾是里部极寒累及枢部，心脏衰竭而心跳加快。潮热是发热而稍有汗，其病理就更相反了。里阳病的热而有汗是通过汗出散热，里阴病的汗出是虚脱。

从"小承气汤主之"看，更重要的是条文省略了一个不大便的症状。里阳病的不大便是大便燥结排不走，而里阴病的不大便是里部强直性痉挛，肠蠕动减弱而不排便。在临床上这种情况的里阴病经常遇到。如果用温药治疗，服两三剂后脉反而会变得沉涩且细而不数，潮热也退，大便自下。这是里部痉挛缓解，气血运行逐渐恢复，偏外的气血返回到里部，里部功能逐渐恢复。

对上述症状相似但病理相反的病证临床上如何鉴别呢？张仲景是用小承气汤试探。与小承气汤一升，服后患者自觉腹中有转动且转矢气，这是里实证，可继续给小承气汤下之而愈。若腹中不转动也不转矢气，这是里部虚寒，即使服药后有所大便，那也是鞭打乏牛，雪上加霜，只会使里部更虚寒。明日不大便脉反微而涩，这不仅是里部虚寒，全身都衰竭了，故为难治。应给四逆汤、四逆加人参汤之类抢救。供参考。

除用承气汤试探外还有没有鉴别诊断的办法呢？这就主要得靠腹诊了。里阳病时腹肌张力很好而不痉挛或稍有痉挛，腹深部有压痛，尤以横结肠部位明显。里阴病时或腹肌痉挛严重难以压到深处，或腹肌松软无力腹主动脉搏动亢进，或腹中有水泛声、水泛波，尤以升结肠部位多见。凭此可明确诊断，供参考。

原文 250. 太阳病，若吐，若下，若发汗后，微烦，小便数，大便因硬者，与小承气汤，和之愈。

本条是表阳病误治所致的里实证。表阳病本应以麻黄汤类方子发汗，但医者先用了吐法，热仍不解又用了下法，热还是不解才发汗。这样虽把体温基本降下来了，但津液丢失太多，而且麻黄有利尿作用，这就使得里部缺水而大便结硬。但这个结硬较轻，其引起的热也较轻，所以因热引起的烦也是微烦。这是较轻的实证，故以小承气汤和之愈。

原文 374. 下利谵语者，有燥屎也，宜小承气汤。

大黄四两，酒洗　枳实三枚，炙　厚朴二两，去皮，炙

上三味，以水四升，煮取一升二合，去滓。分二服。初一服谵语止，若更衣者，停后服，不尔，尽服之。

一般里实证是不大便，而本条却见下利，这是事物的特殊性。本条证的病理与第321条基本相同，只是较轻，是稀水从干结粪便的间隙下流而下利。可根据舌苔黄厚和腹诊确诊。

原文131.病发于阳，而反下之，热入因作结胸；病发于阴，而反下之，因作痞也。所以成结胸者，以下之太早故也。结胸者，项亦强，如柔痉状，下之则和，宜大陷胸丸。

大黄半斤　葶苈子半升，熬　芒硝半升　杏仁半升，去皮尖，熬黑

上四味，捣筛二味，纳杏仁、芒硝，合研如脂，和散。取如弹丸一枚，别捣甘遂末一钱匕，白蜜二合，水二升，煮取一升，温顿服之，一宿乃下；如不下，更服，取下为效。禁如药法。

原文134.太阳病，脉浮而动数，浮则为风，数则为热，动则为痛，数则为虚。头痛，发热，微盗汗出，而反恶寒者，表未解也。医反下之，动数变迟，膈内拒痛，胃中空虚，客气动膈，短气躁烦，心中懊恼，阳气内陷，心下因硬，则为结胸，大陷胸汤主之。若不结胸，但头汗出，余处无汗，剂颈而还，小便不利，身必发黄。

大陷胸汤方

大黄六两，去皮　芒硝一升　甘遂一钱匕

上三味，以水六升，先煮大黄，取二升，去滓，纳芒硝，煮一两沸，纳甘遂末。温服一升。得快利，止后服。

原文135.伤寒六七日，结胸热实，脉沉而紧，心下痛，按之石硬者，大陷胸汤主之。

原文136.伤寒十余日，热结在里，复往来寒热者，与大柴

胡汤。但结胸无大热者，此为水结在胸胁也。但头微汗出者，大陷胸汤主之。

大柴胡汤方

柴胡半斤　枳实四枚，炙　生姜五两，切　黄芩三两　芍药三两　半夏半升，洗　大枣十二枚，擘

上七味，以水一斗二升，煮取六升，去滓，再煎。温服一升，日三服。一方加大黄二两，若不加，恐不名大柴胡汤。

原文137. 太阳病，重发汗而复下之，不大便五六日，舌上燥而渴，日晡所小有潮热，从心下至少腹硬满而痛不可近者，大陷胸汤主之。

以上五条都是论述结胸证的证治的，所以一并讨论。

在《伤寒论》里，主要是以太阳病、阳明病等六病为纲来归类论述急性发热性疾病的证治的。在这六病里也个别地以病名论述了一些具体病的证治，如结胸、脏结、小结胸等。这些病的病性病位都是具体的，明确的，特指的。以上五条就是论述了结胸这个具体病的具体病位病性和对证治疗。

总的来说，结胸病是病邪侵入里部后，不仅损害了胃肠黏膜和肌层，而且损害了胃肠系膜和腹膜，有的甚至损害了胸膜，造成了急性渗出性炎症。发炎的腹膜和胸膜渗出了大量液体，这些液体与病邪搏结在一起，既是病理产物，又成了致病物质，形成了以实为主的实热证。这些病理产物存在于胃肠道，更多地存在于腹腔甚至胸腔。治疗时祛除这些渗出物的途径主要是用下法经里部排出体外。所以在病位归类上归于里部。在病性归类上，虽是实热互结，但以实为主，故归为里实证。仲景所用治疗方剂主要是大陷胸汤和大陷胸丸，既能去水又能清热，故疗效甚佳。

结胸证的具体病位从其病名即可看出主要在胸。《伤寒论》

里的胸主要指的是上腹部和两肋弓内及横膈上下。结胸就是邪结于胃肠、胃肠系膜、腹膜、横膈，造成该部位的渗出性炎症。所以症状也就在这些部位，主要一个症状是心下痛，按之石硬。这是上腹部腹膜严重发炎。严重者从心下至少腹硬满而痛不可近。这是满腹、腹膜都发炎了，整个腹部都痛而拒按。脉沉而紧是病入里部且是阳病，气血也偏向里部与邪相争故脉沉，由于病邪特别是渗出液的刺激，从胃肠到血管都处于痉挛状态，故脉紧。因病属里部故日晡所小有潮热。因腹膜发炎腹肌疼痛严重，腹部运动受限，腹式呼吸减弱，故有短气。为了避免腹肌的运动，其颈项的活动也有所限制，故项亦强，如柔痉状。因热邪上冲头部故有头汗出。

怎么会形成结胸证呢？

第131条说"病发于阳，而反下之，热入因作结胸"，这是指病发于表而且是表阳病，反用了下法，把表热引入里部而成结胸。医者为什么会误下呢？从"以下之太早故也"看，表阳病时里部已有实证，患者有不大便，这是表阳病兼里实证。正确的治疗是先治表阳病，表阳病罢后再治里实证。而医者违反了这个治疗原则，根据不大便，没等表阳病罢就治里实证，故说下之太早故也。为了鉴别诊断，又说"病发于阴而反下之，因作痞也"。这是指若病发于里部而且是里阴病，是里部虚寒所致的不大便，如反用下法可使里部更虚寒而出现痞。

第134条也论述了结胸证形成的原因，也是表证未罢而误下形成结胸。这条为什么会误下呢？是因为有微盗汗出。这里的微盗汗出是表阳病逐渐向枢阳病传。所以虽有发热微盗汗出，但反恶寒，说明表证未罢，治疗用葛根麻黄汤较合适。但医者因发热微盗汗出误以为是里阳病而用了下法，使数脉变成了迟脉，病邪由表部进入了里部。因用了下法，里部没有实物故曰胃中空虚。这里的客气就是热毒，热毒入里而成结胸。若成不了结胸则易成里热证的黄疸。

第 135 条最为精练，也最为准确。讲出了结胸证的病位是在胸，病性是热实，主脉是沉而紧，主证是心下痛、按之石硬。

第 136 条是与大柴胡汤证做鉴别。热结在里，有往来寒热是大柴胡汤证；无往来寒热只有低热是结胸证。

第 137 条是表阳病发汗不得法（可能是错用了桂枝汤），热仍在又用了下法而形成结胸证。以上五条着重谈了表阳病治疗不当而成结胸证。在实际中也有不经误治而得结胸证者，总应以病证为是，不可拘泥。

总之，结胸证是里部以实为主而热较次之的一个证，故可无大热或无热。应以腹诊和现代检查为主要依据。

证论·结胸主证

原文 128. 问曰："病有结胸，有脏结，其状何如？"答曰："按之痛，寸脉浮，关脉沉，名曰结胸也。"

本条文字不像是张仲景的原文。本条与第 129 条共同论述结胸与脏结的主证，但叙证太简单。按之痛主要是指心下按之痛，但仅凭心下按之痛是难定结胸证的。至于寸脉浮、关脉沉，结胸证可能有这种脉，但也不是只有这种脉。同时这种脉也不是只有结胸证有，其他证也可能有。所以本条只作一般参考。

证论·结胸证不可下

原文 132. 结胸证，其脉浮大者，不可下，下之则死。

结胸证是里部实热证，脉以沉而实为好。这说明里部气血较充足，可与疾病抗争。脉一旦出现浮大，说明里部已衰竭，已由实热变成了虚寒。里部的寒将气血逼向了表部，似有阴盛格阳之象，所以不可下。若用下法则里部气血再伤而彻底衰竭。

证论·结胸证危候

原文 133. 结胸证悉具，烦躁者亦死。

结胸证的各种症状都具备，已是标准的极重的结胸证。这时出现烦躁是正不胜邪，主要是心脏衰竭的表现，故易死。

证治·里实证（小陷胸汤）

原文 138. 小结胸病，正在心下，按之则痛，脉浮滑者，小陷胸汤主之。

黄连一两　半夏半升，洗　栝楼实大者一枚

上三味，以水六升，先煮栝楼，取三升，去滓，纳诸药，煮取二升，去滓。分温三服。

本条也是病邪入里损伤里部，但其范围很小，是以胃为主的渗出性炎症。其渗出液主要积于胃里。炎症较轻，故按之则痛，不按则不痛，且压痛正在心下。本证的病理与大陷胸汤证相同，只是范围小而证轻，故曰小结胸病。本证也是以实证为主而热次之，故黄连用量较小而栝楼实用量很大，并伍以半夏以去胃里的分泌物。

证论·里热证治禁

原文 376. 呕家有痈脓者，不可治呕，脓尽自愈。

呕本是里阴病的一个症状，治疗常常以生姜、半夏为主。本条呕是里热肌腐，胃里有脓肿并破溃。若以生姜、半夏之类治之，则使里部更加充血，脓肿更加严重，故曰不可治呕。待脓排完则呕自愈。虽如此说，但也不可被动等待，应按里热证辨证治疗。

证治·里实证（十枣汤、瓜蒂散、蜜煎、麻子仁丸、牡蛎泽泻散）

原文152. 太阳中风，下利，呕逆，表解者乃可攻之。其人漐漐汗出，发作有时，头痛，心下痞硬满，引胁下痛，干呕，短气，汗出不恶寒者，此表解里未和也。十枣汤主之。

芫花熬　甘遂　大戟

上三味，等分，各别捣为散。以水一升半，先煮大枣肥者十枚，取八合，去滓，纳药末。强人服一钱匕，羸人服半钱匕，温服之。平旦服。若下少病不除者，明日更服，加半钱。得快下利后，糜粥自养。

本条应与结胸证比较学习，因为两证的病位都在腹腔、胸腔，都归里部，都是渗出性炎症，都有水液积聚，病性都有实证。

从病位上看，虽都是里部，但结胸证的重点在腹腔而本条证的重点在胸腔。从病性上看，都有里实，而本条证偏虚寒而实。从发病开始看，结胸证或因表阳病误下而得，或病邪直接侵犯里部而成。本条证是已有内饮，复感外邪，成表里同病。其表病为表阴病，里部为虚寒实并存而以实证为主。

条文一开始说太阳中风，这就是表阴病，应该是发热汗出，恶风，脉缓。表阴病往往是里部虚寒复感外邪所致，所以条文紧接着说下利、呕逆。从太阳中风下利呕逆看，这是表阴病和里阴病合病。表解是先把表阴病治好。用什么方子呢？应该用桂枝汤一类的方子。表解后乃可攻之，这就看出虽是里阴病却兼有里实证，且是主要证，是胸腔和腹腔有炎症性渗出物。所以主要症状是心下痞硬满，引胁下痛。干呕是里寒的表现。短气是胸腹有炎症和积液，呼吸受限所致。头痛是寒饮上逆使头部肌肉血管痉挛所致，这是一个牵连证。肺属表部，肺部呼吸困难，使表部功能失常而汗出，但已无表证故无恶寒。发作有时是阴性病的一个特点。凡阴性病发作和缓解相差的幅度较大，比如前面说过的腹满。从以上分析，本证确属里部虚寒实并存而以实为主，所以治疗以逐饮为主。因有寒故用温性逐水药攻下，因有虚故用大枣十枚煮汁调服。

原文166. 病如桂枝证，头不痛，项不强，寸脉微浮，胸中痞硬，气上冲咽喉不得息者，此胸中有寒也。当吐之，宜瓜蒂散。

瓜蒂一分，熬黄　赤小豆一分

上二味，各别捣筛，为散已，合治之，取一钱匕，以香豉一合，用热汤七合，煮作稀糜，去滓，取汁和散，温顿服之。不吐者，少少加，得快吐乃止。诸亡血、虚家，不可与瓜蒂散。

本条证的重点在胃里。寒邪侵犯里部，胃里分泌积存了很多痰液。由于胃的痉挛特别是幽门部的痉挛，痰液不能向下排走，故有上逆之势。病如桂枝证是有发热汗出，这是一个牵连证，是里部牵连表部出现的。头不痛、项不强说明表部没有病。寸脉微浮是寒痰上逆使得气血也上逆的表现。胃里积有寒痰，所以心下痞硬。条文说胸中痞硬是心下胃部痞硬。痞是患者自觉胀闷，硬是腹肌紧张、腹壁板硬。试问胸部怎么会有软硬呢？所以是心下无疑。《伤寒论》里的胸中、心中常常指的是胃部。气上冲咽喉是胃里的寒痰上逆欲吐所致。患者的感觉是从胃里至咽喉有上冲。寒痰不去上冲不息，故当吐之。吐法是逆生理的一种治法，对身体的损伤较汗下为重，故身体虚弱的人不用为好。可用温化寒痰的方药慢慢救治。

原文355. 病人手足厥冷，脉乍紧者，邪结在胸中，心下满而烦，饥不能食者，病在胸中，当须吐之，宜瓜蒂散。

瓜蒂　赤小豆

上二味，各等分，异捣筛，合纳臼中，更治之。别以香豉一合，用热汤七合，煮作稀糜，去滓，取汁和散一钱匕，温顿服之。不吐者，少少加，得快吐乃止；诸亡血、虚家，不可与瓜蒂散。

本条证与上条证的病位病性相同，只是病情较重。手足厥冷是一个牵连证，是胃里寒痰刺激反射地引起外周血管痉挛循环障碍所致。血管的痉挛是阵发性的，故脉乍紧。心下满而烦是心下痞的重症。饥是不正常的饥，是似饥非饥，欲食不能食的一种嘈杂。寒痰不去症状难平，故需瓜蒂散吐之。

原文 324. 少阴病，饮食入口则吐，心中温温欲吐，复不能吐。始得之，手足寒，脉弦迟者，此胸中实，不可下也，当吐之。若膈上有寒饮，干呕者，不可吐也，当温之，宜四逆汤。

本条前半条与上两条相同，只是冠以少阴病，可知病发于少阴时。这是胃里有寒痰，使胃里不能受食，所以饮食入口则吐。不进食时也是温温欲吐。手足寒、脉弦迟是胃里寒痰牵连表部、枢部也寒。此胸中实指的是胃里，故不可下，当吐之。后半条是膈上有寒饮，这就到胸腔里了。虽也有干呕，但无吐物，就是进一点食也不会吐。所以这不能用吐法，胸腔的寒饮是吐不出来的，应该用温药化之，宜四逆汤类。这条的重点是鉴别清楚具体的病位，采用不同的治法。

原文 233. 阳明病，自汗出，若发汗，小便自利者，此为津液内竭，虽硬不可攻下之，当须自欲大便，宜蜜煎导而通之。若土瓜根及大猪胆汁，皆可为导。

蜜煎方

食蜜七合

上一味，于铜器内，微火煎，当须凝如饴状，搅之勿令焦

著，欲可丸，并手捻作挺，令头锐，大如指，长二寸许。当热时急作，冷则硬。以纳谷道中，以手急抱，欲大便时乃去之。疑非仲景意，已试甚良。

又大猪胆一枚，泻汁，和少许法醋，以灌谷道内，如一食顷，当大便出宿食恶物，甚效。

本条证是实与虚并存于里部。这是因误汗使气血津液大伤，造成里部肠道平滑肌松弛无力，大便停留过久，硬而难下。此时不可攻下，必须因势利导，待其自己欲大便时用润燥的蜜煎或猪胆汁导下。若误用下法必致里部大伤而衰竭。

原文247. 趺阳脉浮而涩，浮则胃气强，涩则小便数，浮涩相搏，大便则硬，其脾为约，麻子仁丸主之。

麻子仁二升　芍药半斤　枳实半斤，炙　大黄一斤，去皮　厚朴一尺，炙，去皮　杏仁一升，去皮尖，熬，别作脂

上六味，蜜和丸如梧桐子大。饮服十丸，日三服，渐加，以知为度。

本条从文字上看不像是张仲景的原文，比较乱，难以临床验证。以药测证，结合原文分析，本条是里部稍热，小便又频数，水液丢失较重，里部缺水而便硬难排。所以本条证的病性是以实为主稍兼里热且津液缺乏。故以麻子仁丸润而下之。

原文395. 大病差后，从腰以下有水气者，牡蛎泽泻散主之。

牡蛎熬　泽泻　蜀漆暖水洗去腥　葶苈子熬　商陆根熬　海藻洗去咸　栝楼根各等分

上七味，异捣，下筛为散，更于臼中治之。白饮和服方寸匕，日三服。小便利，止后服。

本条叙证太简单且较模糊，可能脱漏太多。以药测证，当有

胁下痞，小便不利，稍有寒热往来，大便难，口渴等。如此推断本证像伤寒后期病邪损害肝脏而成肝硬化腹水，下肢浮肿。

证论·酒客病不可与桂枝汤

原文 17. 若酒客病，不可与桂枝汤，得之则呕，以酒客不喜甘故也。

《伤寒论》是论述急性病证治的专著，每条都是论述急病新病的治疗，本条也是如此。那么酒客病是一个什么病呢？是酒客于体内的病，就是饮酒过量而醉。仲景在南方，天气较热，醉酒患者往往有汗出，头痛，干呕等症状。有些医者就认为是桂枝汤证而用桂枝汤治疗。张仲景说不可与桂枝汤，得之则呕。为什么呢？以酒客不喜甘故也。这里的甘主要指的是甘草和大枣。饮酒过量的人往往食也多，酒食停于胃里，胃里很酸，所以有恶心干呕。如果再用含糖量很高的甘草和大枣，必然使胃酸更多而致呕吐。再则饮酒过多，急需排泄，主要是从小便排泄。甘草是一味保钠储水药，服之小便更少，不利酒毒的排泄。再加上桂枝助热更易加重病情。所以酒客病不可与桂枝汤指的是急性酒中毒，而不是慢性酒中毒的患者。在临床上那些平素嗜酒的人尤其是嗜酒而又体瘦的人，在急性酒中毒过后患病，无论是慢性病还是急性病特别是伤寒，往往是桂枝汤类证。这就是说嗜酒之人大多里部偏寒。

证论·里阳病自解

原文 110. 太阳病二日，反躁，凡熨其背而大汗出，火热入胃，胃中水竭，躁烦，必发谵语。十余日，振栗，自下利者，此为欲解也。故其汗从腰以下不得汗，欲小便不得，反呕，欲失溲，足下恶风，大便硬，小便当数而反不数及不多，大便已，头卓然而痛，其人足心必热，谷气下流故也。

本条是论述里阳病经机体自身调节而解的各种表现。在当时许多伤寒患者得不到正确的治疗而使病情转重，更有许多患者请不起医生而听天由命任病发展。有的病死，有的在机体自身调节下战胜病邪而愈。本条就是讲了这样一个病例。

太阳病二日，虽时间不长，但病已传枢部成枢热证了，故反出现烦躁。此时当清热治之，但医者反熨其背，以热助热而迫使表部气血循环加强而大汗出。由于津液大量丢失，热入里部，里部缺水，大便开始硬结形成里阳病，故出现了躁烦谵语。又过十余日即两个周期，由于患者体壮，有自身调节能力，故出现了振栗自下利。这是机体自身调节向愈的表现。振栗是战汗，先打冷战随后出汗，这是机体从表部排病。自下利是从里部排病。从"故其汗从腰以下不得汗，欲小便不得"以下这些症状都是伴随振栗和自下利而出现的。临床上未必都有，也未必只有这些。但振栗和自下利是必有的。本条的目的是教医者遇到这种情况要认识其本质是机体在自身调节抗病向愈，是好现象，不要根据这些症状乱辨证乱用药而造成坏病。

这里说明一点，凡外感病无论何部何证何病，无论是机体自身调节向愈，还是药物治愈，无论其向愈前是有汗还是无汗，在向愈时总是要出点汗的。比如枢阴病，无论用麻黄附子细辛汤还是用附子汤，其向愈时总是要出点汗。又比如里阳病，其本身就有汗，但机体自身调节向愈时要振栗出汗；若用承气汤治疗，下利后也要出点汗。又如桂枝汤证，原本就有汗，服桂枝汤向愈时也要出点汗。即使是白虎汤证服白虎汤向愈时也要出点汗。这就是说凡是外感病向愈时都会出点汗，都以微微有汗为佳。汗后顿觉轻松，这就表里和了。但是人们往往知道表部病向愈时出汗而不知道枢部病和里部病向愈时也会出汗，所以对上述振栗就难免认识不了。

证论·误吐致里热证

原文 121. 太阳病，吐之。但太阳病当恶寒，今反不恶寒，不欲近衣，此为吐之内烦也。

本条太阳病是表阳病，本当汗解反用吐法，将表热引入里部而成里热证，故不恶寒反恶热。本条叙证太少，是里热证还是枢热证很难辨清，只是因误吐而使病变，故归到里热证里。

原文 123. 太阳病，过经十余日，心下温温欲吐而胸中痛，大便反溏，腹微满，郁郁微烦，先此时自极吐下者，与调胃承气汤。若不尔者，不可与。但欲呕，胸中痛，微溏者，此非柴胡汤证，以呕故知极吐下也。调胃承气汤。

本条文字较乱，证和治不十分吻合，大体上看是表阳病误用吐下引热入里，但里部又有虚寒的症状。这样看来像个里部并病，用生姜泻心汤治疗较合适。但条文用调胃承气汤，故列到里热证里。

证论·里阴病转里实证

原文 187. 伤寒脉浮而缓，手足自温者，是为系在太阴。太阴者，身当发黄，若小便自利者，不能发黄。至七八日，大便硬者，为阳明病也。

本条证患者平素里部就较虚寒，水液代谢就不正常。伤寒后见脉浮而缓，手足自温，这是里寒外稍热之证，与第 276 条、第 278 条相似，治疗用桂枝汤类即可。如果热偏重与里部的湿相结，这就多见小便不利而身发黄。此时治疗当用茵陈五苓散之类。若小便利则湿去热存，到七八日大便硬是转为里实证了，当以小承气汤治之。

证论·里阳病不可利尿

原文 224. 阳明病，汗出多而渴者，不可与猪苓汤，以汗多胃中燥，猪苓汤复利其小便故也。

里阳病汗多而渴是以里热为主。热而伤津，里部渐显缺水。若再用猪苓汤利尿则津液更伤，易使里阳病加重。

证论·里实证视其何部不利

原文 381. 伤寒，哕而腹满，视其前后，知何部不利，利之即愈。

本条伤寒哕而腹满有两种情况。一是里寒与里实并存，那就哕而腹满大便不利，这用桂枝加大黄汤可治之。二是里寒较盛，里部吸水功能极低，胃肠内积水，这时是哕而腹满小便不利，用五苓散治之或可。供参考。

二、里阴病

主要症状：腹满，或吐，或利，时腹自痛，食不下。

治疗代表方：桂枝人参汤

桂枝 20 克　生甘草 10 克　白术 15 克　人参 10 克　干姜 15 克

煎服禁忌按常规。

证论·太阴病范围

原文 275. 太阴病欲解时，从亥至丑上。

本条也是针对《伤寒论》六病归类而列的。凡在亥时至丑时这一段时间内发病的急性发热性疾病都叫太阴病。标准太阴病就是里阴病。

证论·里阴病提纲

原文 273. 太阴之为病，腹满而吐，食不下，自利益甚，时腹自痛。若下之，必胸下结硬。

本条所论述的是标准太阴病的主证，也就是里阴病的主证。里阴病是里部虚和寒并存的阴性病，所以腹满，吐，利，食不下，腹痛就是里阴病的主要症状和常见症状。条文开始说太阴之为病，这既说明了太阴病的发病时间，又说明了本条是标准太阴病，同时内含有发热。标准太阴病的发热是里寒外热，是假热。里部温度的最低点越低，外表的热就越高。阴病的发热不是持续性发热而是阶段性发热。这个发热与时间有一定的规律关系，就是《伤寒论》阴病发热的时间规律。标准太阴病常常是在亥至丑上。里阴病的治疗应该用温药以提高里部的温度，舒展开里部的组织血管，把逼向表部的气血引回到里部。在当时的一般医生往往辨不清，误认为表阳病而用发汗的方法治疗，当然热不会退。于是又误认为是里阳病而用下法，这就更错了，使里部更加虚寒而出现胸下结硬，这是里部痉挛更严重了。也可能成下利不止，这是里部功能严重衰竭了。在今天要辨清这类的病也比较难，需仔细下功，尤其要注重腹诊。

证论·误下成里阴病

原文 150. 太阳、少阳并病，而反下之，成结胸；心下硬，下利不止，水浆不下，其人心烦。

本条论述因误下成里阴病。太阳、少阳并病除发热外还有什么症状，是什么证没有论述。根据全条推断有两点可以肯定。一是没有里阳病；二是以太阳病为主，因为太阳在前少阳在后。从医者误用下法看，太阳病很可能是桂枝汤证。因桂枝汤证有发热汗出，故误认成里阳病的承气汤证了。从下后的证情看也可能是桂枝汤证，与第 163 条的桂枝人参汤证相似。所以下后虽说成结胸但不是真正的结胸，主要是里部胃肠功能衰竭了。心下硬而不痛，这就不是结胸的硬而是里寒的硬，是心下痞硬。加之下利不止，水浆不下，是里部极度虚寒，功能严重衰竭了，几乎没有消化吸收功能了。其心烦是里部衰竭累及枢部而有点心衰了。这样的证在治疗上应急用桂枝人参汤加附子或四逆汤之类的方子抢救。供参考。

原文 151. 脉浮而紧，而复下之，紧反入里，则作痞。按之自濡，但气痞耳。

本条论述的是表阳病误下而成里虚证。脉浮而紧必有发热，这是省笔，不然何需治之。原本是表阳病应以汗解，医者反用下法，而且是复下之即反复下之。表阳病误下易成里热证而本条却成里虚证，就是因为反复下之。因治疗错误，所以下后仍发热，再下仍发热，直至大伤了里部的气血形成了里虚证。患者自觉有心下胀满的症状，但腹诊时外观上不很胀满，腹壁不紧张，深部没有抵抗和压痛。说明里部没有实物与邪互结，只是由于里虚产气较多排不走，在胃肠里存在一点胀气，所以说但气痞耳。看来本条所论误下成里虚证较上条是很轻的。这是因为是表阳病误下，而上条可能是表阴病误下。治疗用厚朴生姜半夏甘草人参汤可能有效。供参考。

证论·里阴病不可攻

原文 205. 阳明病，心下硬满者，不可攻之。攻之，利遂不止者死，利止者愈。

本条冠以阳明病，可知本证发在阳明时，是阳明时发热而心下硬满。本条还省略了一个症状就是大便难。病发于阳明时且有大便难，这就容易使医者误认为是标准阳明病，所以条文紧接着说不可攻之。本证虽发于阳明时，但其实质是里阴病，是里部虚寒。里部虚寒性痉挛，排空不好，故有心下满大便难。本证的治疗也应该用温补里部的方子如桂枝人参汤之类。那就会热退硬满除大便下。如果用承气汤之类攻下，必使里部更虚寒而见下利不止。若里部衰竭严重又得不到积极正确的治疗，利不止则易死；若以温补里部之剂积极治疗，利止者可愈。

证治·里阴病（桂枝人参汤、桂枝去桂加茯苓白术汤、茯苓桂枝白术甘草汤、五苓散）

原文 163. 太阳病，外证未除而数下之，遂协热而利，利下不止，心下痞硬，表里不解者，桂枝人参汤主之。

桂枝四两，别切　甘草四两，炙　白术三两　人参三两　干姜三两

上五味，以水九升，先煮四味，取五升，纳桂，更煮取三升，去滓。温服一升，日再夜一服。

在里阳病篇讨论第34条时就已与本条一起讨论过，两条在内容上互有交错，在那里已有详细讨论，这里不再重复。以桂枝人参汤证定本条，本条应该是"太阳病，桂枝证，医反下之，利下不止，心下硬，桂枝人参汤主之"。这是很标准的里阴病。从理论上能说通，特别是符合临床实际。本条是一个较严重的里阴病，所以服药时要日夜连续服。在治小儿时应每隔两小时服一次，直到症状减轻再减少次数。

原文 28. 服桂枝汤，或下之，仍头项强痛，翕翕发热，无汗，心下满微痛，小便不利者，桂枝去桂加茯苓白术汤主之。

芍药三两　甘草二两，炙　生姜切　白术　茯苓各三两　大枣十二枚，擘

上六味，以水八升，煮取三升，去滓。温服一升。小便利则愈。本云桂枝汤，今去桂枝加茯苓、白术。

本条证原发就是里阴病而小便不利。肠道痉挛故心下满微痛。表部的头项强痛是牵连证，是里部虚寒牵连表部肌肉痉挛。

翕翕发热是假热，但此热并不高且是时发热，故为翕翕发热。病在里部且是阴病故表部无汗。

本证原发就有头项强痛、翕翕发热，容易误认成桂枝汤证。所以医者先与桂枝汤，不效又与泻下。用桂枝汤虽不效但后果不严重。用下法就可能加重病情，故出现了心下满微痛。

关于去桂一法争论较大。笔者根据临床应用认为该是去甘草。因为本证有小便不利，甘草有保钠储水作用，有碍利小便。在《伤寒论》里许多利小便的方子都不用甘草，如五苓散、真武汤、猪苓汤等。本条明确指出小便利则愈，那小便不利就不会愈。所以去掉妨碍利小便的甘草，加上增强吸水功能的白术和加强利尿功能的茯苓，则小便利而病可除。也有医家认为是去白芍。本证有心下满微痛，故白芍是不能去的。本证的诊断关键是腹诊，腹内必有水泛波或水泛声。

原文 67. 伤寒，若吐，若下后，心下逆满，气上冲胸，起则头眩，脉沉紧，发汗则动经，身为振振摇者，茯苓桂枝白术甘草汤主之。

茯苓四两　桂枝三两，去皮　白术　甘草各二两，炙

上四味，以水六升，煮取三升，去滓。分温三服。

本条证虽归里阴病，但已涉及枢部了，枢部也虚寒了。条文开头说伤寒，究竟属什么证没有说。从吐下后形成的病来看，此伤寒当是里阴病或表阴病。若是表阳病或枢阳病，误吐误下后易成里热证和里实证，如第121条和第131条。同时此伤寒也内含发热。因为阴病的发热较难辨治，一直不解，故误用了吐下之法。本来就虚寒，又误吐下，进一步损伤了气血，使里部更虚寒，而且枢部也虚寒了。里部的虚寒使胃肠蠕动减弱排空不好，胃里有停水。寒气水气上逆形成心下逆满气上冲胸的自觉症状。腹诊时胃脘部有水泛波，听诊时有水泛声。由于气血的大量损耗而枢部也显虚寒。血管的痉挛和血液循环的无力使脉沉紧。循环量不足脑供血不良，故患者卧位时脑供血尚可而不头眩，起时脑供血不足而头眩。由于里部枢部都虚寒，水液代谢障碍，故本证可能有小便不利。本证用苓桂术甘汤以治里阴病为主兼温补枢部，使水液代谢正常，血液循环正常，收效很快。如果再用麻黄汤类强发其汗使气血再度损伤，那不仅脑缺血更严重使头眩加重，而且表部也因缺乏气血而僵硬无力，故易出现身为振振摇。到这种情况可能用真武汤类方药效果才好。供参考。

原文71. 太阳病，发汗后，大汗出，胃中干，烦躁不得眠，欲得饮水者，少少与饮之，令胃气和则愈。若脉浮，小便不利，微热，消渴者，五苓散主之。

猪苓十八铢，去皮　泽泻一两六铢　白术十八铢　茯苓十八铢　桂枝半两，去皮

上五味，捣为散。以白饮和服方寸匕，日三服。多饮暖水，汗出愈，如法将息。

本条太阳病是表阳病，治疗用发汗的方法是正确的。但条文说大汗出，这是发汗太过，使气血津液大伤，全身缺水，所以有口渴烦躁不得眠。此时由于气血的大量损伤，全身的生理机能都低下，里部的功能更弱。所以给水时是给一点吸收一点，再给一点再吸收一点。这样使胃肠的功能逐渐恢复，全身的功能也就恢复了。这是护理上的问题，本不需药治。但若护理不当，一次给水量太多，一下把里部的功能抑制住，那里部的功能就更弱了，吸水功能就更低了。这时由于里部的寒，把气血逼向了表部，故表部见脉浮微热。由于里部吸水功能很低，水停于里部而到不了组织间，故患者口渴严重，小便不利。

本条主要讲了一个护理问题。护理得当则康复，护理不当则又病。虽没有说因饮水多而又病，但全条条文分析仲景意即在此。

关于小便不利一症在《伤寒论》里见得很多，诊断价值也较高。那么如何诊断呢？《伤寒论》里的小便不利不同于现在的小便不利。现在的小便不利是指排尿困难，甚至有尿频尿急尿痛尿少等症状，是泌尿系统疾病。《伤寒论》里的小便不利一般没有排尿困难的感觉，而是排尿量少。需详细询问患者日夜的排尿量，与平时比较才能诊断。

原文 72. 发汗已，脉浮数，烦渴者，五苓散主之。

本条是接第 71 条而论。第 71 条是护理不当饮水过多而成五苓散证，本条是发汗后直接出现五苓散证。这就看出张仲景恐人犯教条主义，辨证时一定要以病位病性为准，其他必须为辨病位病性服务。

原文 74. 中风发热，六七日不解而烦，有表里证，渴欲饮水，水入则吐者，名曰水逆，五苓散主之。

本条是原发五苓散证。中风发热六七天不解而烦，六七天正是一个疾病周期。疾病一个周期应该向愈，不仅不解而出现烦，这是机体缺水了。为什么说不解呢？是有表里证。表证指的是发热，里证指的是渴欲饮水、水入则吐。为什么会渴欲饮水呢？这是第 71 条的病理。为什么水入则吐呢？这是里部积水太多，不仅肠内有积水，胃里也有积水了。组织间缺水而渴，胃内有水而不受水，故渴欲饮水而水入则吐。本条与第 71 条相比，第 71 条较轻，仅肠内主要是结肠内有积水，而本条证胃里也有积水了。

原文 156. 本以下之，故心下痞，与泻心汤，痞不解，其人渴而口燥烦，小便不利者，五苓散主之。

本条之下是误下。原本就是里阴病而反下之，更加重了里阴病，故出现了心下痞。正如第131条所言"病发于阴，而反下之，因作痞也"。本条证之心下痞是胃痉挛之故，毫无热证，也不是寒热错杂的生姜泻心汤证，故与泻心汤，痞不解。因黄连、黄芩的寒又加重了里阴病而成五苓散证。故出现渴而口燥烦小便不利。

证治·里阴病（理中丸、厚朴生姜半夏甘草人参汤）

原文 396. 大病差后，喜唾，久不了了，胸上有寒，当以丸药温之，宜理中丸。

人参　白术　甘草炙　干姜各三两

上四味，捣筛，蜜和为丸，如鸡子黄许大，以沸汤数合，和一丸，研碎。温服之，日三服。

本条说大病差后，主要指的是严重的伤寒愈后。虽说已愈，但里部的功能还没有完全恢复，胃里还有寒饮，所以口腔分泌较多。需以理中丸温之，使胃的吸水功能恢复，全身水液代谢正常则喜唾自愈。此处说胸上有寒主要是胃里有寒饮。

原文 66. 发汗后，腹胀满者，厚朴生姜半夏甘草人参汤主之。

厚朴半斤，炙，去皮　生姜半斤，切　半夏半升，洗　甘草二两　人参一两

上五味，以水一斗，煮取三升，去滓。温服一升，日三服。

本条证是一个较标准的里阴病。条文说发汗后，是正确的发汗还是错误的发汗没有说。但有一点是肯定的，那就是随着汗出气血丢失太过了，这就使里部虚寒了，甚至涉及枢部。本条症状只举了一个腹胀满。这是说腹胀满是本条证的主要症状和必备症状。从所用方药看，本条证还应有恶心、呕吐，甚至有短气等症

状。为什么会有腹胀满呢？这是因为里部胃肠松弛无力，功能降低，蠕动减弱，内容物停留产气使胃肠膨胀而出现胀满。此时，不仅患者感到胀满，从外形上腹部也不同程度地膨满胀大，叩诊呈鼓音。由于虚寒，胃里排空不良，会出现恶心呕吐。治疗上欲改善里部功能，首先必须改善气血的供应，欲改善气血的供应必须加强枢部的功能。所以组方时使用了人参。人参对全身肌肉都有改善功能的作用，而对心肌的作用特别好。此条证虽是里阴病，但枢部的功能也有所虚了。枢部的功能加强，里部胃肠就能得到充足的气血供应而功能恢复。同时重用厚朴半斤，相当于今天的50克左右，以兴奋肠管，加强蠕动排气，这就基本把腹胀满解决了。再重用生姜半斤，也有50克左右，有力地解决里部的寒，并辅以半夏降逆，这就能使整个里部的功能恢复，一切症状消失。

诊断时要注意，本条证之腹胀满从外形上看腹膨满胀大，腹诊时腹壁较软，深部抵抗力也不强，更没有压痛。这与里阳病可鉴别。

证治·里阴病（赤石脂禹余粮汤、旋覆代赭汤）

原文 159. 伤寒服汤药，下利不止，心下痞硬，服泻心汤已，复以他药下之，利不止，医以理中与之，利益甚。理中者，理中焦，此利在下焦，赤石脂禹余粮汤主之。复不止者，当利其小便。

赤石脂禹余粮汤

赤石脂一斤，碎 太一禹余粮一斤，碎

上二味，以水六升，煮取二升，去滓。分温三服。

本条证是因一再误治而成里阴病。重点在直肠，是直肠松弛功能降低而滑脱下利。伤寒服汤药可能是误治，造成下利不止，心下痞硬，这本是桂枝人参汤证，但医者给了泻心汤。无论哪个泻心汤，里面都有寒药，所以效果不理想。医者又以他药下之，这就更加重了里部的虚寒。此时医又以理中与之，给予理中汤是基本正确的，虽未能使利止，但毕竟理中焦的作用使整个里部的虚寒有所缓解。但直肠利是治不了的。赤石脂和禹余粮是直肠利的两味特效药，其他方药较难代替。

原文 161. 伤寒发汗，若吐，若下，解后，心下痞硬，噫气不除者，旋覆代赭汤主之。

旋覆花三两　人参二两　生姜五两　代赭石一两　甘草三两，炙　半夏半升，洗　大枣十二枚，擘

上七味，以水一斗，煮取六升，去滓，再煎取三升。温服一升，日三服。

本条里阴病重点在胃。这是因为一场伤寒大病，经汗、吐、下虽热退但气血大伤所致。心下痞是胃的气血循环不良稍有郁滞，且因寒而稍有痉挛。在《伤寒论》里这个证一般都是人参证。因为人参不仅能改善胃本身的功能，更主要的是能改善枢部心脏的功能而改善胃的气血循环，消除胃的气血郁滞而心下痞可解。噫气不除是患者感到胃里有气，想打呃又打不起来，打起来有食臭。这是由于胃寒，消化功能低，胃虚蠕动无力，食物发酵产气，胃的向下排空不良而有上逆之势，却又无力上排。所以在人参补虚、生姜去寒的基础上，再加降逆之旋覆花、代赭石、半夏可治。

证治·里阴病（五苓散、文蛤散、桔梗白散）

原文 244. 太阳病，寸缓，关浮，尺弱，其人发热汗出，复恶寒，不呕，但心下痞者，此以医下之也。如其不下者，病人不恶寒而渴者，此转属阳明也。小便数者，大便必硬，不更衣十

日，无所苦也。渴欲饮水，少少与之，但以法救之。渴者，宜五苓散。

猪苓去皮 白术 茯苓各十八铢 泽泻一两六铢 桂枝半两，去皮

上五味，为散，白饮和服方寸匕，日三服。

本条比较乱，不像是原文。从全条文看有两个意思。第一，原发太阳病是桂枝汤证，医者误下可成里阴病合桂枝汤证。所以寸缓、关浮、发热汗出、恶寒（风），桂枝汤证的症状仍有，又增加了尺弱、心下痞的里阴病。治疗此证桂枝汤加人参可能有效。如果出现渴欲饮水，应少少与之。若较重者宜以五苓散治之。这与第71条证一样。第二，原发病是表阳病或枢阳病，如果没有下，患者转为不恶寒而渴，发热汗出仍在，这是转为标准阳明病了。这就要出现小便数，大便硬，不更衣等症状。治疗应使用承气汤类方子。

原文141. 病在阳，应以汗解之。反以冷水潠之，若灌之，其热被劫不得去，弥更益烦，肉上粟起，意欲饮水，反不渴者，服文蛤散。若不差者，与五苓散。寒实结胸，无热证者，与三物小陷胸汤，白散亦可服。

文蛤散方

文蛤五两

上一味为散，以沸汤和一方寸匕服，汤用五合。

五苓散方

猪苓十八铢，去黑皮 白术十八铢 泽泻一两六铢 茯苓十八铢 桂枝半两，去皮

上五味为散，更于臼中杵之。白饮和方寸匕服之，日三服。多饮暖水，汗出愈。

白散方

桔梗三分　巴豆一分，去皮心，熬黑，研如脂　贝母三分

上三味为散，纳巴豆，更于臼中杵之。以白饮和服，强人半钱匕，赢者减之。病在膈上必吐，在膈下必利，不利进热粥一杯，利过不止，进冷粥一杯。身热，皮粟不解，欲引衣自覆，若以水潠之、洗之，益令热劫不得出，当汗而不汗则烦。假令汗出已，腹中痛，与芍药三两如上法。

本条较乱，虽像仲景文字，但有错杂。条文开始说病在阳，应以汗解之，这是说病在表部，应以发汗治疗。《伤寒论》病在表有两种情况，一是表阳病的麻黄汤证类，一是表阴病的桂枝汤证类。这两种情况都是以汗解之。但医者反用冷水淋洗全身，企图退热。由于冷水的刺激，使表皮极度收缩而起一身鸡皮疙瘩，这就是肉上粟起。这使表部更不可能出汗，所以其热被劫不得去。在这种情况下，依原发病的两种不同情况可形成两种不同的坏病。如果原是麻黄汤证类，其不仅表热加重，而且会向枢部传，这样枢部也渐热，所以热不退又增加了烦，且稍有渴意。这是表阳病又稍兼点枢热证，与第38条大青龙汤证相似而轻。治疗上原文用文蛤散。文蛤虽有清热生津止渴的作用，但对此未解的麻黄汤类证兼枢热证恐怕治不了。这可能是个错杂，应该用《金匮要略》呕吐哕下利病脉证治第十七篇中的文蛤汤。其方为：

文蛤五两　麻黄　甘草　生姜各三两　石膏五两　杏仁五十个　大枣十一枚

上七味，以水六升，煎取二升，温服一升。汗出即愈。

本方较大青龙汤力小而温和。文蛤、石膏清热生津，麻黄、杏仁、生姜发汗解表，大枣、甘草、生姜温补里部，对此证是很合适的。

如果原是表阴病的桂枝汤证类，经冷水的淋洗，不仅使表部受寒而肉上粟起，而且更加重了里部的虚寒而成里阴病的五苓散证。但证情较轻，仅是意欲饮水反不渴。

至于寒实结胸是另一回事，是里部寒证合实证，表部不发热。用温泻的桔梗白散可治。

证治·里阴病兼枢寒证（真武汤）

原文 82. 太阳病，发汗，汗出不解，其人仍发热，心下悸，头眩，身𥆧动，振振欲擗地者，真武汤主之。

茯苓　芍药　生姜切，各三两　白术二两　附子一枚，炮，去皮，破八片

上五味，以水八升，煮取三升，去滓。温服七合，日三服。

本条证是里阴病兼枢寒证。条文开始说太阳病指的是本条证的原发病，究竟何病没有说。从发汗后出现的证候看，此太阳病不是标准太阳病，像是里阴病，与第 28 条证相似。因为是在太阳时发病，且以发热为主，故医者误当标准太阳病而用麻黄汤类方药发汗，使气血大量损失，不仅加重了里阴病，而且累及了枢部，使枢部也出现了寒证。这个发热已是里阴病和枢寒证的共同发热了。本条对里阴病的症状论述不多，对枢寒证的论述较详细。这是省笔法。

什么是心下悸呢？心下是剑突以下脐以上的上腹部。悸是腹主动脉搏动亢进，重者患者自己能感到此区腹内跳动且感到烦。为什么会出现这个症状呢？本条证的原发太阳病本来就是里阴病，应该用温热药治疗，但医者反用汗法，使气血进一步损伤，里部更寒，温度更低，痉挛更严重。不仅里部胃肠及肠外组织痉挛，连腹主动脉及周围组织也痉挛，特别是在当脐部位痉挛更严重。这就使腹主动脉内血流阻力增大，腹主动脉搏动增强。由于腹主动脉的纵性强直性痉挛，使腹主动脉搏动的幅度也增大，所以出现心下悸。由于腹主动脉内血流阻力的增大，增加了心脏的负担，严重者可感到心慌。

由于里部吸水功能降低，使肠内有积水。由于肾血管的痉挛，血流量减少而小便不利，重者可有浮肿。这就使全身的水液代谢失常了。腹诊时升结肠、横结肠部位有水泛波，听诊时有水泛声。由于误汗，使本来气血就不足的状态加重，枢部也出现了虚寒而全身供血不好。特别是大脑，不仅有点缺氧，而且稍有水肿。所以出现头眩，身瞤动，振振欲擗地等症状。本证如果一直发热，使气血欲脱时，患者会瞳孔散大，临床尤当注意。

真武汤证的发热是一个经常遇到的病证。表部的体温虽很高但患者不很难受，这是里部温度不高之故。所以，虽说该证较难辨认，但若了解了上述机理也就不难了。切记不可误投寒药。

真武汤是一个很好的方子，和五苓散是同类方，但力量较五苓散大得多。特别是有芍药，其解痉作用更强。可以说轻者用五苓散，重者用真武汤。

证治·里阴病合表阴病（五苓散、理中丸）

原文 386. 霍乱，头痛，发热，身疼痛，热多欲饮水者，五苓散主之，寒多不用水者，理中丸主之。

五苓散方

猪苓去皮　白术　茯苓各十八铢　桂枝半两，去皮　泽泻一两六铢

上五味，为散，更治之。白饮和服方寸匕，日三服。多饮暖水，汗出愈。

理中丸方

人参　干姜　甘草炙　白术各三两

上四味，捣筛，蜜和为丸，如鸡子黄许大。以沸汤数合，和一丸，研碎，温服之。日三四，夜二服。腹中未热，益至三四丸，然不及汤。汤法：以四物依两数切，用水八升，煮取三升，去滓，温服一升，日三服。若脐上筑者，肾气动也，去术加桂四两；吐多者，去术加生姜三两；下多者还用术；悸者，加茯苓二两；渴欲得水者，加术，足前成四两半；腹中痛者，加人参，足前成四两半；寒者加干姜，足前成四两半；腹满者，去术，加附子一枚。服汤后，如食顷，饮热粥一升许，微自温，勿发揭衣被。

本条冠以霍乱，可知是突发性的严重的以吐利为主要症状的里阴病。又见头痛，发热，身疼痛，这是合表阴病。本条证以里阴病为主，表阴病是次要的，也可看作是牵连证，是里部的虚寒牵连表部也虚寒。由于急剧地吐利，使得气血大量丢失，全身呈严重的虚寒脱水状态。在症状病理基本相同的情况下，有五苓散证和理中丸证两种稍有差别的证。五苓散证较理中丸证里部虚寒轻。五苓散证的脱水是高渗性脱水，所以证见欲饮水，应有小便不利。理中丸证的脱水是低渗性脱水，故口不渴，不欲饮水，并感到腹中寒。

为什么说有腹中寒呢？在理中丸的服药方法中有"腹中未热，益至三四丸"。这样看来"热多"指的是表部的热多，"寒多"指的是里部的寒冷感。发热好诊知，腹中寒冷需详细问诊。胃肠内积水两证都有，但五苓散积水较多。本条证是以里阴病为主，故在治疗上，治好里阴病表部的症状也随之而解。

本条证的重点是理中丸证，故对理中丸的服法做了详细的说明。首先服药次数是日三夜二服。初服每服一丸，服一日夜腹中仍不觉热者，可增至三四丸。这一方面说明丸药效果较缓，另一方面也说明病较重。所以仲景说仍不如汤。在加减上也做了详细的说明。根据实际看，在加减的论述中有两处是互错了。腹中痛是寒盛，应加附子一枚，而腹满是胃肠松弛，应加人参，足前成四两半。

证治·里阴病合表寒证（四逆汤、桂枝汤）

原文91. 伤寒，医下之，续得下利清谷不止，身疼痛者，急当救里；后身疼痛，清便自调者，急当救表。救里，宜四逆汤，救表，宜桂枝汤。

本条证也是一个误治病例。条文一开始说伤寒，医下之。那么这个伤寒是什么证呢？医者为什么要下呢？根据后面证的推断这个伤寒是表阴病的桂枝汤证。桂枝证有发热汗出，医误以为是里阳病，故下之。这样不仅加重了表阴病而出现了身疼痛，而且使本来就虚寒的里部更加虚寒，甚至是虚脱而出现下利清谷不止。里部虚脱，表部更乏气血，里阴病已是主要矛盾，故急当救里。待里部功能恢复，大便正常后，若仍有身疼痛，这时再治表。如此虚脱的里阴病，当然应该用四逆汤，其他方恐力薄效慢。治表也当然用桂枝汤为宜。实际中常常是里部恢复，表寒证也可自愈。

原文372. 下利腹胀满，身体疼痛者，先温其里，乃攻其表。温里宜四逆汤，攻表宜桂枝汤。

桂枝汤方

桂枝三两，去皮　芍药三两　甘草二两，炙　生姜三两，切　大枣十二枚，擘

上五味，以水七升，煮取三升，去滓。温服一升，须臾啜热稀粥一升，以助药力。

本条证与第91条证的病位病性基本相同，只是第91条证为医者误下而成，本条证是原发而得。两条证都有下利，第91条证是下利清谷不止，较本条证重，故第91条说急当救里，本条说温里。温里也用四逆汤，治表也用桂枝汤。

证论·里阴病不可攻其热

原文194. 阳明病，不能食，攻其热必哕，所以然者，胃中虚冷故也。以其人本虚，攻其热必哕。

本条冠以阳明病，可知病发于阳明时，且有发热。不能食是里阴病食不下的类似证，热是里阴病的假热。治应温补里部，其热自退。若用发汗或清下之法退其热，必使里部更虚寒而出现哕。

本条提供的症状很少，一个发热，一个不能食，发热又在阳明时。里阳病有燥屎时也有这些症状，如第215条。欲辨明阴阳就需要详细诊查。里阴病时口不渴，或渴，如五苓散证，苔不黄。重点还得从腹诊上鉴别，里阳病时在横结肠部位压痛明显而拒按，甚者可摸到干结的粪块。里阴病时无压痛，或有压痛而喜按，或有水泛波和水泛声，或腹主动脉搏动亢进。

原文197. 阳明病，反无汗而小便利，二三日呕而咳，手足厥者，必苦头痛。若不咳，不呕，手足不厥者，头不痛。

本条证虽病发于阳明时，但发热反无汗而小便利，这是与里阳病比较所说的。假如是里阳病，不只是阳明时发热，且是潮热或汗出，由于水液从汗走而小便不利。可知本条证是里阴病。过二三日若出现呕而咳，手足厥者，这是里阴病加重且累及表部而出现头痛。这个头痛是个牵连证，一是里寒使表也寒，二是呕和咳使头部充血。不然是不会有头痛的。

证论·里阴病不可攻表

原文364. 下利清谷，不可攻表，汗出必胀满。

本条所论机理与第 66 条证形成的原因相似。下利清谷说明里部已很虚寒，若再强行夺汗，气血再丢，必然加重里部的虚寒而胀满。

这里有这样一个问题，患者下利清谷，谁还会去给发汗呢？但仲景强调不可发汗，这说明是发热而见下利清谷，这是省笔。这样看来这个发热就是假热，是里寒外热，是里阴病的发热。治疗用四逆汤一类的方子就会热退利止。仲景说不可发汗就是不应该发汗，由此看来第 66 条之发汗也有误汗的可能。

证论·误吐成里阴病

原文 120. 太阳病，当恶寒发热，今自汗出，反不恶寒发热，关上脉细数者，以医吐之过也。一二日吐之者，腹中饥，口不能食。三四日吐之者，不喜糜粥，欲食冷食，朝食暮吐，以医吐之所致也，此为小逆。

本条里阴病重点在胃，是医者将太阳病误用吐法治疗，不仅使气血大伤，而且胃因过度的反复的逆蠕动而疲乏无力成虚寒证。条文开始就说太阳病当恶寒发热，今自汗出反不恶寒发热。自汗出前没有"反"字，可知原来就有自汗出。太阳病有自汗出，看来原是一个桂枝汤证。反不恶寒发热，是病已不在表部，已进入里部了。今自汗出，发热而不恶寒，这岂不像是里阳病了吗？紧接着说关上脉细数。关候横膈上下，胃正是其候，脉细数是胃的气血不足而虚弱了，同时表部也虚了。这一个症状就把病位病性定下来了。为什么会这样呢？这是医者误吐形成的。如果得病才一二日，机体的虚寒还不很严重而用了吐法，这后果还较轻，只是腹中饥口不能食。腹中饥是假饥，是胃里嘈杂，似饥非饥，欲食不能食，终归能少食一点。若病程已三四日或更长，机体正气更虚而用吐法，那胃的伤害就大了，连糜粥也不能食了。

欲食冷食是由于胃里极寒，将气血逼于上部，口腔和咽部充血而有热感。这是假热，绝不能给吃冷食，如食必是早晨食傍晚吐出。这是因为胃里的消化排空能力很弱，幽门又痉挛，食物在胃里一天几乎没有消化，也没有向下排空，到晚太阴时气血内归，胃的张力稍好，便把胃里的食物吐出来了。治疗以吴茱萸汤为主疗效很好。供参考。

证论·误汗成里阴病

原文122. 病人脉数，数为热，当消谷引食，而反吐者，此以发汗，令阳气微，膈气虚，脉乃数也。数为客热，不能消谷。以胃中虚冷，故吐也。

本条证与第120条证病性病位相同，只是形成的原因不同。彼为误吐而致病，本条为误汗而致病。由于过度的发汗，气血大量损失，使表部的气血很弱，故说令阳气微。同时枢部的气血也不足了，血容量也不够了，已有心衰现象，所以膈气虚，脉乃数也。虽然有点热，这是假热，是里部胃中虚冷，逼阳上越，故不能消谷而吐。看来这是个三阴合病，治以四逆加人参汤，生姜易干姜为好。供参考

证论·里阴病饮水多必悸

原文127. 太阳病，小便利者，以饮水多，必心下悸。小便少者，必苦里急。

本条叙证很简单，较难理解，像是一个里阴病。太阳病小便利，饮水多而出现心下悸，这是水停胃里，是茯苓甘草汤证。小便少而苦里急，像是下焦泌尿系感染。从"苦"字看，这个里急像尿频、尿急。这就像是热证了。

原文191. 阳明病，若中寒者，不能食，小便不利，手足濈然汗出，此欲作固瘕，必大便初硬后溏。所以然者，以胃中冷，

水谷不别故也。

本条证病时在阳明，病位病性是里阴病，重点在结肠，故曰中寒。不能食是消化功能低下。结肠吸水功能低下，水走大肠多而大肠吸收少，故小便不利而大便初硬后溏，这就是水谷不别的病理。手足濈然汗出是里寒逼阳于四末，与里阴病常见的手足自温是一个道理。本条证的治法应以理中丸为主，正所谓理中者理中焦，此正是中焦。关于固瘕可能是当脐腹内组织痉挛形成的一块结硬，腹诊可得。

证论·里阴病身黄

原文195. 阳明病，脉迟，食难用饱，饱则微烦头眩，必小便难，此欲作谷疸。虽下之，腹满如故，所以然者，脉迟故也。

本条证虽是里阴病，根源却到枢部去了。本条证的中心症状是脉迟，这是枢部也衰弱了，是心功能弱了。此脉必迟而无力，与第203条里阳病的脉迟不同。彼是实热证，脉是迟而有力。此是枢部衰弱，故必迟而无力。由于枢部衰弱，全身气血运行的速度大大减慢。这样一方面使全身的气血不足，另一方面由于右心回血不好，使全身特别是腹腔脏器处于郁血状态，故有腹满。如果吃饱，胃肠的血管受挤压，血行阻力增大，加重了心脏的负担故出现微烦，就是有点心慌心烦。本来全身就气血不足，食后气血偏向于里部，脑更缺血，故头眩。由于肾缺血而小便难。由于右心回血不好，肝脏郁血，故久之易发黄疸而成阴黄。最后说虽下之，腹满如故，所以然者，脉迟故也，又一次强调了脉迟是本条的根源性中心症状。腹满为郁血之故，故下之无效，很可能反而加重。此证较复杂，从《伤寒论》的方药看，用附子汤为主治疗效果好。供参考。

原文259. 伤寒发汗已，身目为黄，所以然者，以寒湿在里

不解故也。以为不可下也，于寒湿中求之。

本条证与第195条证相似。第195条是欲作谷疸，本条则已成谷疸，已出现身目为黄。如腹满、脉迟等症状可能也有。这是里部虚寒，胃肠内有所积液。治疗应温里化湿，用附子汤加茵陈可能合适。供参考。

原文270. 伤寒三日，三阳为尽，三阴当受邪。其人反能食而不呕，此为三阴不受邪也。

本条从内容上看不像是张仲景的原文，与第4条第5条相矛盾，且与实际不符。但有一点可借鉴，就是辨病是否传入里部，主要是看饮食。若能食则说明里部无恙，若不能食甚至出现呕，则说明传入里部了。

原文278. 伤寒，脉浮而缓，手足自温者，系在太阴。太阴当发身黄，若小便自利者，不能发黄。至七八日，虽暴烦下利，日十余行，必自止，以脾家实，腐秽当去故也。

从全条文分析，本条证是里阴病兼里实证，是里部虚寒而有腐秽，但虚寒较轻。这些腐秽是有毒有害物质，机体当立即排走。但因里部虚寒，无力排泄，反又吸收而成致病毒素。脉浮而缓、手足自温是里部虚寒而将气血逼向表部四末。手足自温既是患者的自觉症状，也是医者能触知的他觉症状。这个症状主要反映了里部虚寒而有停滞。脉缓是黄疸的常见脉象，是湿。从全文分析，这里的小便自利应该是大便自利，而且本条的原发症状就有大便不利，腐秽不去，所以当发身黄。若还没有发黄大便就自利，那腐秽即去而不能发黄。如果大便一直不利，到七八日突然暴烦下利，日十余行，这是里部功能恢复，自动将里部的腐秽排走，这就把致病毒素排走了。所以虽暴烦下利日十余行，必自止。这个暴烦是突然肠蠕动增强，下利间隔时间短，腹痛难安，既不是热烦，也不是心衰之烦。这样看来，自利也好，暴烦下利也好，都是里部功能恢复，自动将病邪排走。在临床上适当用点温下的方子如桂枝加大黄汤一类的方子更好一点。供参考。

证论·里阴病少用大黄芍药

原文 280. 太阴为病，脉弱，其人续自便利，设当行大黄、芍药者，宜减之，以其人胃气弱，易动故也。

本条里阴病的重点是里虚。脉弱不仅是血管内血行无力，而且血管也松弛软弱。即使有大黄、芍药证，也要谨慎小量，不然易使里部更虚寒。本证腹诊较易掌握。腹诊时腹壁软弱，腹深部也较软弱。这种情况一般不宜用大黄、芍药之类。

证论·里阴病合枢阴病

原文 282. 少阴病，欲吐不吐，心烦但欲寐，五六日自利而渴者，属少阴也，虚故引水自救。若小便色白者，少阴病形悉具。小便白者，以下焦虚有寒，不能制水，故令色白也。

本条是以里阴病为主合枢阴病。发病是在少阴时，欲吐不吐是里阴病的症状，心烦是欲吐不吐使患者不得安宁，再加有发热故烦。但欲寐是气血不足特别是心脑供血不足，精神疲乏，只想睡觉，但又睡不熟，这是枢阴病的症状。五六日自利而渴，是因利而稍有脱水，水液代谢失常，与五苓散证的渴相似。再加小便色白，这是下焦虚寒的表现。本条总的是论述里阴病和枢阴病的病理和症状，作为临床诊断时的参考。

证论·里阴病得哕

原文 380. 伤寒，大吐，大下之，极虚，复极汗者，其人外气怫郁，复与之水，以发其汗，因得哕。所以然者，胃中寒冷故也。

本条冠以伤寒，从全条分析当有发热，是何病证未说。但大吐大下均非正确治疗，反大伤了气血，使三部都虚寒。因治疗不正确，热未去，复又大发其汗，使气血再度受损。虽如此吐、下、汗，而热仍未去，故其人外气仍怫郁。此时之热已成阴病之热，是假热，而医者又给患者喝大量的热水企图发汗。由于里部的吸水功能已很低，喝水以后积于胃里，故得哕。

根据治疗过程看，虽经大吐、大下、大汗而已虚，但没有形成危候，说明当初的伤寒可能是表阳病。一开始应该发汗而医者采取了一系列错误的治疗，形成了以里阴病为主的虚寒证。治疗用茯苓甘草汤较合适。供参考。

证论·里阴病霍乱

原文382. 问曰：病有霍乱者何？答曰：呕吐而利，此名霍乱。

原文383. 问曰：病发热，头痛，身痛，恶寒，吐利者，此属何病？答曰：此名霍乱。霍乱自吐下，又利止，复更发热也。

这两条是问答式条文，不像是张仲景的原文。其内容主要是论述突发性里阴病合表实证。外有发热，头痛，身痛，恶寒，里有吐利。因为是突发性急性发作，故名霍乱。治疗需临证仔细诊查，方可用药。

证论·里阴病未愈不可强食

原文391. 吐利，发汗，脉平，小烦者，以新虚不胜谷气故也。

原文398. 病人脉已解，而日暮微烦，以病新差，人强与谷，脾胃气尚弱，不能消谷，故令微烦，损谷则愈。

这两条论述的是病后调理问题。一场伤寒大病，经各种治疗或自身战胜疾病，患者脉证已解，但还偶有小烦，尤其是在傍晚时见有微烦。这是大病初愈，里部功能还没有完全恢复，消化能力还很弱，需流食仔细调养。但家人或患者不注意，食物较硬或食之较多时，里部不能按时消化，积滞于里部，到傍晚气血归里时，则易引起微烦。这个微烦是患者稍有低热而稍感烦躁。注意调理饮食就可以了。

这里提一下，在真正的肠伤寒后期，胃肠壁很薄，饮食必须是流食少食，慢慢调养。若食物过多过硬，则易穿孔，那就不是微烦了。

证论·里阴病不宜柴胡汤

原文 98. 得病六七日，脉迟浮弱，恶风寒，手足温，医二三下之，不能食而胁下满痛，面目及身黄，颈项强，小便难者，与柴胡汤，后必下重。本渴饮水而呕者，柴胡不中与之也。食谷者哕。

本条证是里阴病合表阴病而以里阴病为主。在得病六七日中，医生错误地用了下法，而且是二三下之，最终成了一个较重的里阴病。

病一开始脉迟浮弱，恶风寒，手足温，这是表阴病合里阴病。从脉迟浮弱、恶风寒和医者二三下之看，可能有发热自汗出，所以才会当里阳病而误下。此时若用桂枝汤加茯苓白术治之，则表阴病、里阴病双解。但医者二三下之，使里部气血大伤而加重了里阴病。所以出现了不能食而胁下满痛。胁下满痛是胁下因寒而极度痉挛，使胁下的脏器也痉挛缺血而功能失常。主要脏器有肝、胆、脾、胃等，所以出现身黄。颈项强是表寒未罢。小便难是气血大伤，里部功能降低，水液代谢失常所致。从后"本渴饮水而呕者"看，此时已有渴饮水而呕，说明里部已有积水。这与第74条的"渴欲饮水，水入则吐"是一样的，已是一个较重的里阴病。但医者却以胁下满痛和呕而与柴胡汤。柴胡汤内有黄芩，必然加重里部的寒，所以服后容易形成下重，这是小腹内也痉挛严重了。最后说食谷者哕，这就水谷都不受了。在这里条文指出了一个辨证要点，就是渴饮水而呕者，柴胡不中与之也。饮水而呕是纯里阴病，根本没有一点枢阳病，所以不能与柴胡汤。本条只说柴胡不中与之，未举其他方药，依证看五苓散加小半夏汤可用。供参考。

这一条主要是学习腹诊上胁下满痛的鉴别诊断。里阴病严重时可能有胁下满痛，这是以胃为主包括肝、胆及周围组织因寒痉挛而满痛，与柴胡证的胸胁苦满易混淆，鉴别点是渴欲饮水而呕，食谷者哕。

证论·辨阳明病中风中寒

原文 190. 阳明病，若能食，名中风；不能食，名中寒。

本条只能作一般参考。在一般情况下，中风是中热邪且主要是在表部，虽也有里寒，但不严重，故能食。如不能食是寒邪直中里部，里部的机能被寒邪抑制了。但是，不能食的证候很多，如里阳病严重时也不能食，所以只凭不能食是不能定证的，还应全面诊察。

证论·里阴病脏结

原文 129. 何为脏结？答曰：如结胸状，饮食如故，时时下利，寸脉浮，关脉小细沉紧，名曰脏结。舌上白苔滑者，难治。

原文 130. 脏结无阳证，不往来寒热，其人反静，舌上苔滑者，不可攻也。

这两条问答式条文不像仲景原文。从条文内容看也不像是急性病，而像一个积久的顽固的较严重的里阴病。可能感受寒邪后病情有所加重，但不是急性发热性疾病。第 130 条说脏结无阳证，不往来寒热，这就是说没有表部的发热恶寒，也没有枢部的往来寒热；其人反静说明既没有枢部、里部的实热证，也没有枢阴病的心衰证，这就是一个里阴病。苔滑是里部寒湿，即使有大便难也是虚寒性的大便难，绝不可攻下。从具体症状看，第129条说如结胸状，这是腹部硬满，是寒性痉挛，腹壁和腹腔脏器都痉挛。虽也有压痛，但绝不是实热结胸的痛不可近。饮食如故不是饮食正常，而是以往一直就不好，现在仍然是这样，没有突然加重。这就更说明这是个慢性病。时时下利是里阴病的常见症状。里部极寒，痉挛严重，故关脉小细沉紧。里寒把气血逼向上部，故寸脉浮。说难治是指疗程长，短时间内不可能治愈。现在临床上此证也时有之，治疗需数月乃至经年。方药以温开为主。

证论·里阴病表里俱虚

原文 153. 太阳病，医发汗，遂发热恶寒，因复下之，心下痞。表里俱虚，阴阳气并竭，无阳则阴独，复加烧针，因胸烦，面色青黄，肤眴者，难治。今色微黄，手足温者，易愈。

本条论述的是一个严重的误治坏病。太阳病发汗，这个发汗是不得法的，因为虽发汗仍有发热恶寒，这就使表部的气血白白丢失。这个发汗有三种可能：一是麻黄汤证类用了桂枝汤；二是桂枝汤证类用了麻黄汤；三是桂枝汤证类虽用了桂枝汤，但汗不如法，如水流漓，病必不除。从发汗后的情况看，第二、三种情况的可能性多，因为发汗后仍有发热恶寒（风）。根据因复下之看，可能有自汗出。因为有发热自汗出，故医者误认为是里阳病而复下之，使里部的气血也大伤了，故出现心下痞。这就使表里的气血俱伤而成表里俱虚，表里的功能都衰竭。但是从复加烧针看患者仍有发热，这显然是假热。治疗本应温补表里，但医者以有热又错误地用烧针逼其汗，气血再度损伤，使枢部也虚寒而全身都衰竭了。胸烦是心衰的烦躁，面色青黄是外周循环衰竭，肌肤跳动是肌肤得不到气血的濡养之故。从后面的手足温易愈看，此时已有手足厥冷，这是省笔，所以难治。如果面色不是青黄而是微黄，手足温，这是枢部衰竭还不很严重，故易治。治疗可用四逆加人参汤。供参考。

本条"无阳则阴独"，于病理难解，故存疑。

证论·里阴病渴欲饮水少少与之

原文 329. 厥阴病，渴欲饮水者，少少与之愈。

本条叙证简单，这与第 71 条证病性病位一样，只是病时不一样。机体虽缺水，但因里部虚寒，吸水功能低下，故应一点一点给水，慢慢吸收，病可愈。若一次给水太多，反而抑制了里部功能而积于肠胃，就形成五苓散证了。

证论·里阴病不受水

原文 226. 若胃中虚寒，不能食者，饮水则哕。

里阴病胃中虚寒，消化与吸收功能极低。不能食是患者虽有点食欲，但食后不消化，胃里很难受。有口渴，但饮水后水停留在胃里，故哕。口渴一证是省笔。

证论·里阴病合枢阴病

原文 160. 伤寒，吐下后，发汗，虚烦，脉甚微，八九日心下痞硬，胁下痛，气上冲咽喉，眩冒，经脉动惕者，久而成痿。

伤寒，必有发热。根据误治后形成的坏病是阴性病看，本条的原发病就是阴性病，很可能是里阴病。发热是假热，但医者未能辨清，采取了一系列错误的治疗方法。先是用吐法，热不解又用了下法，热仍不解又用了汗法，这就大大地损伤了全身的气血，不仅更加重了里阴病，而且合并了枢阴病，最后伤及表部。一开始医者为什么要用吐法呢？这是因为患者稍有心下痞不欲食，医者认为是胃里有宿食。因治不对证而无效又用了下、汗之法，使里部更虚寒，由原来的心下痞成为心下痞硬、胁下痛，这是胃和腹壁极度痉挛了。寒气上冲咽喉是患者自觉咽喉部有噎塞感，得热食可暂缓，遇寒冷则加重。同时枢部也虚寒了，枢部已呈血容量不足循环衰竭的状态，所以脉甚微。虚烦、眩冒是心脑供血不足出现的心中烦乱不宁、头晕眼黑。经脉动惕是表部肌肉经脉得不到气血的营养而偶有抽搐，无力行走。这样日久必成全身肌肉萎缩而残废。临床上遇此证以小量的桂枝人参汤加附子慢慢调养可能有效。供参考。

证论·三阴合病

原文325. 少阴病，下利，脉微涩，呕而汗出，必数更衣。反少者，当温其上，灸之。

本条证是一个较重的三阴合病。利呕并见是里阴病，脉微而涩是枢阴病，汗出是表阴病。当然还有发热是假热。本证原本下利次数很多，今反少是利将尽，是里部衰竭。在治疗上可能条文有误，应当是当温之，宜四逆辈。供参考。

证论·里阴病合枢阴病死证

原文344. 伤寒发热，下利，厥逆，躁不得卧者死。

原文345. 伤寒发热，下利至甚，厥不止者死。

上两条是里阴病合枢阴病的极重证。发热是浮阳外越，下利是里部虚寒极甚，厥逆是枢部衰竭，躁不得卧是心衰极重、濒临死亡的烦躁，故曰死。第345条说厥不止者死，是厥逆越来越重，也就是枢部循环越来越衰竭，故也是死。这种证从中医的角度应该用干姜附子汤急救，或许能有生机。供参考。

原文368. 下利后脉绝，手足厥冷，晬时脉还，手足温者生，脉不还者死。

下利后脉绝，手足厥冷，是里阴病合枢阴病，循环已经衰竭了。这有两种可能：一是里阴病下利特别重，短时间内使气血大伤，血容量不足，枢部衰竭；二是原本里阴病就合枢阴病，气血就不足，又加突然下利，使原本就有所衰竭的枢部进一步衰竭。无论哪种情况，都是里阴病合枢阴病之重证，治疗必须急救回阳。如用通脉四逆汤之类。无论是治疗还是机体自身调节，要观察一段时间，最长不超过一昼夜，如脉渐还，手足渐温则有救，如脉不还就难救了。

证论·里阴病自解

原文366. 下利脉沉而迟，其人面少赤，身有微热，下利清谷者，必郁冒汗出而解。病人必微厥，所以然者，其面戴阳，下虚故也。

本条是论述里阴病经机体自身调节而解的情况。前面说过，里阴病喜脉沉迟，不喜脉浮数。脉沉是气血向里归，脉迟是胃肠平滑肌张力好。如此，虽然患者有气血上逆而面少赤、身有微热和里部气血不足而下利清谷，但根据脉沉迟的三部气血状况，有通过机体自身调节而愈的可能。在前面也说过，外感病无论是什么证，其自身调节而愈时，必须通过战汗才能解。所以本条证就是通过轻微的昏冒汗出而解。

证治·里寒证（小建中汤）

原文100. 伤寒，阳脉涩，阴脉弦，法当腹中急痛，先与小建中汤，不差者，小柴胡汤主之。

小建中汤方

桂枝三两，去皮　甘草二两，炙　大枣十二枚，擘　芍药六两　生姜三两，切　胶饴一升

上六味，以水七升，煮取三升，去滓，纳饴，更上微火消解。温服一升，日三服。呕家不可用建中汤，以甜故也。

本条所叙同一症状，而诊断结果有两个，一个是小建中汤证，一个是小柴胡汤证。一般多见于小建中汤证，故先以小建中汤治之。

条文冠以伤寒，可知是急性病且有发热。阳脉涩是寸脉涩；阴脉弦是尺脉弦。涩脉（传统脉象）为沉、细、微之复合脉，这是表部气血不足，弦脉是血管痉挛，这说明里部胃肠痉挛严重，这是寒邪所致，所以说法当腹中急痛。治疗用小建中汤。小建中汤是桂枝汤倍芍药，再加可缓急的胶饴，这就加强了缓解胃肠痉挛的力量。桂枝、生姜温里，使里部的机能兴奋，温度升高，这本身就有缓解寒性痉挛的作用，再加上芍药、胶饴、甘草、大枣解痉缓急，这就寒可去，温可升，急可缓，痛可止。

服小建中汤不差，是阳脉涩、阴脉弦、腹中急痛仍在，这说明不是小建中汤证，而是小柴胡汤证。小柴胡汤证为什么会出现这些症状呢？这应该参考第97条。第97条正邪相搏，结于胁下，但脏腑相连，其痛必下。这就说下边的腹痛是胁下正邪搏结后，导致腹部淋巴结发炎，淋巴系统痉挛形成腹痛，所以用小柴胡汤将胁下之邪结舒解开则腹痛自愈。

在临床上这两个证没有其他的鉴别诊断方法吗？非得这样两步走吗？也未必。那就要靠腹诊了。患小建中汤证者大多身材瘦而修长，腹部平或如小舟，按腹时腹壁较硬，腹主动脉搏动亢进，腹痛喜按；患小柴胡汤证者大多壮实或稍胖，腹圆而高鼓，按腹时肋骨弓下抵抗力强，一般无腹主动脉搏动亢进，腹痛不很喜按。但有个别病例无胸胁苦满，或有或无腹动亢进，亦属小柴胡汤证，仍需要两步完成。

原文102. 伤寒二三日，心中悸而烦者，小建中汤主之。

本条应与第100条一起学习。本条说伤寒二三日，这二三日是什么证呢？这二三日就是里寒证。有什么表现呢？就是发热。这就是说伤寒发热二三日又出现了心中悸而烦。心中悸是上腹部腹主动脉搏动亢进严重，患者自觉有心悸烦乱的感觉。这两条都是腹腔的温度低，第 100 条是以肠痉挛为主，本条是以腹主动脉及其周围组织痉挛为主。此时腹主动脉血流的阻力增大，故使腹主动脉搏动亢进。这样使经腹主动脉向里部和下肢走的血少了，而向上走的血相对多了，使大脑和心脏都有点充血现象，所以感到有点烦。用小建中汤将腹腔的温度升高，腹主动脉痉挛缓解，血流顺畅，这就解决了里部和下肢的供血不足，又缓解了上部的充血，故可治愈。

本条证按说归到枢寒证里也可以，为了和第 100 条一起学习，便归到里寒证。前面说过，三阴病是很难分清楚的，以何部为主就归到何部。

证治·里寒证（五苓散、茯苓甘草汤）

原文 73. 伤寒，汗出而渴者，五苓散主之；不渴者，茯苓甘草汤主之。

茯苓二两　桂枝二两，去皮　甘草一两，炙　生姜三两，切

上四味，以水四升，煮取二升，去滓。分温三服。

本条有两个证，都是里寒证，都有发热，都经发汗而脱水，都有小便不利（是省笔），胃肠内都有积水。其不同点是：五苓散证既有里寒又有里虚，实际是个里阴病，机体给胃肠内分泌的水液多，而胃肠吸走的水液少，枢部和表部都缺水，枢部的血液处于高渗状态，故小便不利而口渴；茯苓甘草汤证是里寒证，胃肠痉挛较重，肾血管也痉挛，故也小便不利，水液丢失较五苓散轻，枢部血液处于等渗状态，故无口渴。在腹诊上茯苓甘草汤证腹肌较敏感，以手压之反弹敏捷明显，这是腹肌稍有痉挛；五苓散证则无。茯苓甘草汤证还应结合第 356 条学习，从第 356 条看，其水液主要停在胃里。而五苓散证水液主要停在肠内。

证治·里阴病（桂枝汤、桂枝加桂汤）

原文 15. 太阳病，下之后，其气上冲者，可与桂枝汤，方用前法；若不上冲者，不得与之。

本条太阳病是表热证，可能是麻杏石甘汤证，但误用了下法，大伤了里部的气血，使里部变寒而成里寒证。由于胃肠痉挛，而且是由下腹部渐次向上痉挛，寒气上逆，再加上腹主动脉痉挛搏动亢进，故患者自觉有气上冲心下。此时当服桂枝汤温里而平痉挛，痉挛平则逆可降。表热证误下一般容易形成里阳病，如第 131 条"病发于阳，而反下之，热入因作结胸"。形成里寒证的情况少，故条文强调若不上冲者不得与之。试想里阳病怎么可与桂枝汤呢？

原文 117. 烧针令其汗，针处被寒，核起而赤者，必发奔豚。气从少腹上冲心者，灸其核上各一壮，与桂枝加桂汤，更加桂二两也。

桂枝五两，去皮　芍药三两　生姜三两，切　甘草二两，炙　大枣十二枚，擘

上五味，以水七升，煮取三升，去滓。温服一升。本云桂枝汤，今加桂满五两。所以加桂者，以能泄奔豚气也。

本条证也是一个误治病例。医者为什么要烧针令其汗呢？因为患者有发热无汗。那么这个发热无汗是什么证呢？根据全条文推断是一个里阴病合表阴病。这个病原本用桂枝汤可以治愈，但医者不识，反用烧针强发汗。里部本来气血就不足，功能很低，没有充足的气血供应表部。若用桂枝汤则可由里达表，先振奋里部后治愈表部。医者用烧针强行增强表部气血运行而发汗，这就把里部的气血夺到了表部，里部气血更少了，也就更寒了。前面说过，腹腔在虚寒状态时，常常是少腹最寒，越接近横膈温度就越高一点。所以无论是腹腔内脏器的痉挛，还是腹主动脉的痉挛，都是由下先开始而逐渐上行，其程度是由上而下逐渐加重，所以寒气从少腹上冲至贲门。治疗用桂枝汤加大桂枝用量，加强温开之力以缓解腹腔一切脏器和腹主动脉的痉挛，则气逆可平。至于灸其核上各一壮，没有实践过，不知效果如何，以理推断是不妥的，因为局部已经红肿，再用火灸容易加重充血。

本条证与第100条证相比较，第100条证是以胃肠痉挛为主，见腹中急痛，所以治疗是桂枝汤加重芍药；本条证是以腹主动脉痉挛为主，无腹痛而有气逆，故治疗也用桂枝汤但是加重桂枝。

证治·里阴病（四逆汤）

原文225. 脉浮而迟，表热里寒，下利清谷者，四逆汤主之。

甘草二两，灸　干姜一两半　附子一枚，生用，去皮，破八片

上三味，以水三升，煮取一升二合，去滓。分温二服。强人可大附子一枚，干姜三两。

本条证是极重的里阴病。脉浮是里部痉挛极重，将气血逼向表部；脉迟是已合并枢寒证，已经心衰了；表热是假热；下利清谷是里寒极重，里部功能严重衰竭几乎没有消化功能了。这是格阳证，只有四逆汤最快最好，且附子生用效果更速。

原文277. 自利不渴者，属太阴，以其脏有寒故也。当温之，宜服四逆辈。

本条证与第225条证一样而稍轻。自利不渴是没有热，这是

《伤寒论》的标准太阴病，是脏有寒。治疗当温里，应该用四逆汤一类的方子。

本条与第 373 条相参，下利不渴者是里寒证，若下利欲饮水者是里热证。

证治·里阴病（桂枝加芍药汤、桂枝加大黄汤、茯苓甘草汤）

原文 279. 本太阳病，医反下之，因尔腹满时痛者，属太阴也。桂枝加芍药汤主之。大实痛者，桂枝加大黄汤主之。

桂枝加芍药汤方

桂枝三两，去皮　芍药六两　甘草二两，炙　大枣十二枚，擘　生姜三两，切

上五味，以水七升，煮取三升，去滓。温分三服。本云桂枝汤，今加芍药。

桂枝加大黄汤

桂枝三两，去皮　大黄二两　芍药六两　生姜三两，切　甘草二两，炙　大枣十二枚，擘

上六味，以水七升，煮取三升，去滓。温服一升，日三服。

本条证与第 100 条小建中汤证的病理基本相同而较轻，所以方中没有胶饴。在疾病的形成原因上，第 100 条证是原发病，本条证是误治之坏病。这也是把桂枝汤证当里阳病误下了。最后说大实痛者，这是里寒证合里实证，有不大便，是结肠内有停滞物，故加大黄下之。

原文 356. 伤寒，厥而心下悸，宜先治水，当服茯苓甘草汤，却治其厥。不尔，水渍入胃，必作利也。

茯苓二两　甘草一两，炙　生姜三两，切　桂枝二两，去皮

上四味，以水四升，煮取二升，去滓。分温三服。

本条里寒证重心在胃里。条文冠以伤寒，可能有发热，如有是假热。心下悸是脐上胃脘部腹主动脉搏动亢进，严重者患者自己能感到跳动。为什么这一段腹主动脉搏动亢进呢？这是因为胃寒很重，且胃里有水，这一段腹主动脉受胃寒的影响也寒而痉挛，故搏动亢进。手足厥冷是一个牵连证，是里部寒而痉挛反射地牵连到表部末梢血管也痉挛之故。胃寒消，厥可愈。水在胃里应及早治疗，若日久结肠也会有水，到那时会出现下利。《伤寒论》里的胃大多指的是结肠。

证治·里阴病（桃花汤）

原文306. 少阴病，下利，便脓血者，桃花汤主之。

赤石脂一斤，一半全用，一半筛末 干姜一两 粳米一斤

上三味，以水七升，煮米令熟，去滓。温服七合，纳赤石脂末方寸匕，日三服。若一服愈，余勿服。

本条冠以少阴病，是病发少阴时，证见发热，下利，便脓血。少阴时和太阴时有四个小时相重，乃至阴之时，所以里寒证也容易发于此时。本证的重点在降结肠和直肠，是病邪损害而成寒性溃疡。治疗需用温药改善局部循环，保护局部组织，使炎症吸收，组织修复。

原文307. 少阴病，二三日至四五日，腹痛，小便不利，下利不止，便脓血者，桃花汤主之。

本条证病性病位与上条证相同，但病势有所不同。上条是一发病便有下利便脓血；本条是二三日至四五日不等出现腹痛，小便不利，下利不止，便脓血。病的来势较缓但较重，有下利不止。这就容易脱水，故小便不利。病虽重一些，治疗仍用桃花汤。

证治·里阴病（半夏散、苦酒汤）

原文 313. 少阴病，咽中痛，半夏散及汤主之。

半夏洗　　桂枝去皮　　甘草炙

上三味，等分，各别捣筛已，合治之。白饮和服方寸匕，日三服。若不能散服者，以水一升，煎七沸，纳散两方寸匕，更煮三沸，下火，令小冷，少少咽之。半夏有毒，不当散服。

本条文比较特殊，真正的病性病位没有叙述，只叙述了一个牵连证"咽中痛"。这是为了突出咽中痛的特殊病理和治疗。

一般说咽中痛热证较多，如第 311 条，但本条却是寒证。这是为什么呢？这是里部原本就寒，复受外邪，使里部更寒。少阴时是一日中最阴寒的时候，此时里部的寒也最重，痉挛也最严重，气血的运行阻力很大，把气血逼向了上部外部。所以外见发热，上见咽中充血水肿发炎而痛。此证腹主动脉也痉挛搏动亢进。此类咽痛到天明便有所减轻或白天几乎不痛。这是随外界阳气的上升，腹腔痉挛缓解，上冲之气血得以下降，咽部充血得以缓解之故。治疗用半夏散，一可温开，平冲降逆，使上冲的气血降下去，缓解咽部充血；二可消除咽部水肿炎症。这是治少阴时咽痛属里寒证很有效的一个方子，在临床上，只要是里寒证的咽中痛都可用这个方子治疗，不必拘泥于病时。

原文 312. 少阴病，咽中伤，生疮，不能语言，声不出者，苦酒汤主之。

半夏洗，破如枣核十四枚　　鸡子一枚，去黄，纳上苦酒，着鸡子壳中

上二味，纳半夏，著苦酒中，以鸡子壳置刀环中，安火上，令三沸，去滓。少少含咽之。不差更作三剂。

本条是里寒上逆，使咽部缺血水肿、营养不良而伤破生疮。半夏对营养不良渗出性炎症效果很好。

证治·里寒证（吴茱萸汤）

原文 243. 食谷欲呕，属阳明也，吴茱萸汤主之。得汤反剧者，属上焦也。

吴茱萸一升，洗　人参三两　生姜六两，切　大枣十二枚，擘

上四味，以水七升，煮取二升，去滓。温服七合，日三服。

本条在叙述上有倒叙，应该是"食谷欲呕，属阳明也，得汤反剧者，属上焦也，吴茱萸汤主之"。同时"属阳明也"的"也"字也应该去掉。

本条证是里阴病，重点在胃里。食谷欲呕是胃里虚寒，幽门痉挛，进食后，第一不能很快腐熟食物，第二向下排空不良。所以进食一会儿有想呕吐的感觉，有时也能吐出一二口。至于食后到欲吐的时间，少则半小时，多则二到三小时。这个症状往往发生在午饭后到下午，故说属阳明也。这个证有个特点，喝上稀饭比吃上干硬的食物症状还重。在临床上患者常有这样的主诉：喜欢吃干硬的食物，喝上稀饭反难受得厉害，尤其是中午，吃干硬饭后不敢喝汤水，就是有点口渴也不敢喝。如果喝点汤水，胃里会憋胀更厉害，欲吐也更严重。这是胃里消化酶分泌不足，消化液的浓度就低，或称水湿就重，喝汤后消化液浓度更低，水湿更重，温度更低，更不能及时腐熟食物，排空更慢。这个证纯在胃里，所以说得汤反剧者属上焦，这上焦指的就是胃。吴茱萸、生姜温胃最好，且生姜能止呕，人参补虚最佳，故吴茱萸汤是很有效的方子。临床此类证多见，本方应用机会也很多。

《伤寒论》里"三焦"指的是什么部位，对有关条文的理解很重要，所以需讨论一下。

在《伤寒论》里用"三焦"做部位名词的条文大概有以下

几条：

第 145 条：妇人伤寒，发热，经水适来，昼日明了，暮则谵语，如见鬼状者，此为热入血室。无犯胃气及上二焦，必自愈。

第 159 条：伤寒服汤药，下利不止，心下痞硬，服泻心汤已，复以他药下之，利不止；医以理中与之，利益甚。理中者，理中焦，此利在下焦，赤石脂禹余粮汤主之。复不止者，当利其小便。

第 230 条：阳明病，胁下硬满，不大便而呕，舌上白苔者，可与小柴胡汤。上焦得通，津液得下，胃气因和，身濈然汗出而解。

第 243 条：食谷欲呕，属阳明也，吴茱萸汤主之。得汤反剧者，属上焦也。

第 282 条：少阴病，欲吐不吐，心烦但欲寐，五六日自利而渴者，属少阴也。虚故引水自救；若小便色白者，少阴病形悉具；小便白者，以下焦虚有寒，不能制水，故令色白也。

分析上述条文，第 145 条是患者日暮有谵语，容易误诊为里阳病，故提醒无犯胃气及上二焦。胃气是什么呢？《伤寒论》里胃指的是结肠，胃气主要指的是结肠的功能。比如微和胃气，调胃承气都是结肠内有实，需稍攻下。

第 159 条说理中者理中焦，此利在下焦。造成利的病位一是结肠吸水功能降低或蠕动增强，二是直肠功能降低滑脱下利。理中丸不能治直肠利而能治结肠利，这说明这里的中焦也主要是指结肠。所以看来中焦指的是结肠和小肠而以结肠为主。

第 145 条的上焦又指的是哪里呢？指的是现在所说的胃。这里是说既不要下也不要吐，这就是无犯中焦和上焦二焦。所以第 243 条得汤反剧者属上焦指的是胃。

第230条说上焦得通，津液得下，胃气因和。可知原来上焦不通，是胃向下排空不通。这是胸胁下组织器官包括胃及幽门痉挛所致，故胁下硬满呕。胸胁下的痉挛也影响到了结肠，使结肠也痉挛，故不大便。这就是胃气不和。服小柴胡汤后，胸胁的痉挛解开，胃和幽门的痉挛也解开，胃里的津液得以向下排而不再呕，结肠的功能也恢复正常而排便，于是表部也溅然汗出而功能正常了。

第159条说的此利在下焦，这个下焦指的是直肠，是直肠虚寒滑脱下利，故理中丸无效。

这样看来，单从里部分析，上焦指的是胃，中焦指的是结肠，下焦指的是直肠。但仲景那时不可能有这样明确的解剖知识，不一定是这样指，而是从大概部位、功能和疗效上这样认识的。今天对《伤寒论》里的三焦大致应该这样认识：上焦是上腹部，主要内脏是胃，包括肝、脾等；中焦是中腹部，主要内脏是结肠，包括小肠；下焦是小腹部，主要内脏是直肠，包括膀胱、生殖系统。所以第282条说"以下焦虚有寒，不能制水，故令色白"。

原文378. 干呕，吐涎沫，头痛者，吴茱萸汤主之。

吴茱萸一升，汤洗七遍　人参三两　大枣十二枚，擘　生姜六两，切

本条证的重点在胃。胃里虚寒，积有痰涎，蠕动减弱，排空不好。当伤寒时，胃寒加重，便痉挛而出现干呕吐涎沫。干呕本身就容易使脑部充血，加之胃的痉挛反射地使脑血管也痉挛，所以出现头痛或头晕。由此看来，头痛头晕是个牵连证，是里部牵连表部而头痛。治疗时治愈里部则表部自愈。

本条证的发作是阵发性的，发作时一般总是胃里不和、恶心、干呕、吐涎沫在前，随即出现头痛头晕。

证治·里寒证（甘草干姜汤）

原文 29. 伤寒，脉浮，自汗出，小便数，心烦，微恶寒，脚挛急。反与桂枝欲攻其表，此误也。得之便厥，咽中干，烦躁吐逆者，作甘草干姜汤与之，以复其阳；若厥愈足温者，更作芍药甘草汤与之，其脚即伸；若胃气不和谵语者，少与调胃承气汤。若重发汗，复加烧针者，四逆汤主之。

甘草干姜汤方

甘草四两，炙　干姜二两

上二味，以水三升，煮取一升五合，去滓。分温再服。

芍药甘草汤方

白芍药　甘草炙，各四两

上二味，以水三升，煮取一升五合，去滓。分温再服。

调味承气汤方

大黄四两，去皮，清酒洗　甘草二两，炙　芒硝半升

上三味，以水三升，煮取一升，去滓。纳芒硝，更上火微煮令沸。少少温服之。

四逆汤方

甘草二两，炙　干姜一两半　附子一枚，生用，去皮，破八片

上三味，以水三升，煮取一升二合，去滓。分温再服。强人可大附子一枚，干姜三两。

本条虽有证有治有方，但却是一条较难解的条文。条文一开始说"伤寒，脉浮，自汗出，小便数，心烦，微恶寒，脚挛急"，这一段究竟论述的是一个什么证呢？条文冠以伤寒，说明有发热，这明显地像一个桂枝汤证。但有小便数，心烦，这就不是表部的症状了，也就不是桂枝汤证了。所以说反与桂枝，欲攻其表，此误也。这就说明前面的那些症状虽像桂枝汤证却不是桂枝汤证，而且根本就不是表部证，所以说攻表是错误的。

既然不是表证，那就是里证。在《伤寒论》里，除太阳病的麻黄汤证类和桂枝汤证类是表证外，其他都是里证。那么这个里证是什么证呢？根据小便数、心烦来看，是里寒证。表部的那些证是里寒证的牵连证。攻表错误，那就应该温里。但条文在这里既没有说治法，也没有设方药。而是接着说"得之便厥，咽中干，烦躁吐逆者，作甘草干姜汤与之，以复其阳"。

这是说本证一开始得之就不仅有前面那些症状，而且有四肢厥冷，咽中干，烦躁吐逆，用甘草干姜汤治疗。这是里寒极重而牵连表寒也重，所以有里寒的烦躁吐逆。烦躁是吐逆严重所致的烦躁不安，有牵连表寒的四肢厥冷；咽中干是里部极寒将气血逼向上部，咽部充血之故。用甘草干姜汤是通过恢复里部的气血功能而恢复表部的气血功能，所以说以复其阳。

里部与表部都恢复后，上述一切症状除脚挛急外都能消除。脚挛急就是一个很轻的症状了，用芍药甘草汤缓解一下痉挛即可。由此看来本条论述的是个里寒证，牵连表也寒。在治疗上，症状较轻时也就是只有前面那些症状时，用甘草干姜汤更合适。说前面的证较轻是和后面的证相对而言，其实前面的那些证也不轻。一般来说，自汗出时小便应少，今反数，且有心烦，可见已有虚脱的迹象了。如此严重的里寒证，如果再强发其汗，必致三部都衰竭，那就必须用四逆汤了。如果里部回阳稍过而稍有热实时，予一点调胃承气汤即可。

证治·里寒证（烧裈散）

原文 392. 伤寒，阴阳易之为病，其人身体重，少气，少腹

里急，或引阴中拘挛，热上冲胸，头重不欲举，眼中生花，膝胫拘急者，烧裈散主之。

妇人中裈，近隐处，取烧作灰。

上一味，水服方寸匕，日三服，小便即利，阴头微肿，此为愈矣。妇人病，取男子裈烧服。

本条不像是张仲景的原文。从全条文看是一个里寒证，重点在少腹，是下焦极度寒而痉挛，将气血逼向上部，形成上热下寒而以下寒为主的证候。治疗应以温里为主，里温则上热自息。烧裈散治不了这个证，应另选方。

证治·里寒证合枢寒证（四逆汤）

原文377. 呕而脉弱，小便复利，身有微热，见厥者难治，四逆汤主之。

本条里寒证主要在胃。里寒时易见利而少见呕。呕是逆生理的一种证候，其对气血和精力的损害更严重。本条首字便说呕，这说明本条证的主要症状和原始症状是呕，而且呕吐得很厉害。脉弱是枢部也虚寒，循环很弱。在气血大伤、循环衰竭的病理状态下，小便应少或暂时无尿。小便复利就是原本不利今反利，这是虚脱的表现。又身有微热，四肢厥冷，这是虚阳外越、循环严重衰竭的表现。故应以四逆汤急治之。

证治·三阴合证（通脉四逆汤）

原文370. 下利清谷，里寒外热，汗出而厥者，通脉四逆汤主之。

甘草二两，炙 附子大者一枚，生，去皮，破八片 干姜三两，强人可四两

上三味，以水三升，煮取一升二合，去滓。分温再服，其脉即出者愈。

本条证是一个极其严重的三阴合证。里部寒极故见下利清谷，这是里部功能衰竭了；外热是假热，是浮阳外越，是把仅在运行的一点气血逼到表部了，但表部已见汗出，这是表部也虚脱了；在药的煎服法中说"其脉即出者愈"，这说明已脉微欲绝甚至是无脉了，又有手足厥冷，这是枢部循环严重衰竭了。这就是全身衰竭，病情极重，故用通脉四逆汤治之。

通脉四逆汤附子用大者一枚，且是生用，按今日之分量是 40 克左右；干姜用三两是 21 克左右，强人可用到 30 克。如此用量还是分两次服，这就是抢救性治疗了。

在《伤寒论》里，下利清谷和手足厥冷（枢阴病的手足厥冷），见一证用四逆汤，如第 388 条；若两证同时见，用通脉四逆汤，如本条。为什么这样用呢？从三部上讲，各自有个虚脱的主要症状：下利清谷是里部脱，汗出不止是表部脱，四肢厥逆是枢部脱。在三部的相互关系上，表部的依赖性多一点，只要里部枢部不脱，表部就不容易脱。所以下利清谷和手足厥冷只见一证是一部脱，用四逆汤即可；若两证都见，这就是两部都脱了，两部都脱表部也易脱，故必须急用通脉四逆汤。

证论·里寒证吐蛔

原文 89. 病人有寒，复发汗，胃中冷，必吐蛔。

本条是论述吐蛔的机理。患者有寒主要指的是里寒。本条证有发热，是里阴病的发热。这里是省笔，不然为什么会复发汗呢？里阴病发热本应温里，却反发汗，而且是不止一次地发汗，使里部更寒。这里的胃中是泛指里部。里部在正常生理状态下，腹腔的温度不是完全一样的，是上腹稍偏热而下腹稍偏寒，越是接近胸腔温度越高一点。这是因为：第一，越接近胸腔越容易得到气血的供应，正所谓近水楼台；第二，大、小便总要带走下腹腔的温度。本条证的病理状态也存在上述规律。蛔虫一般生存在小肠。此时胃里的温度低，小肠的温度更低，已不适应蛔虫的生存，蛔虫就会向温度较高的胃里运动。当到了胃里时又感到胸腔的温度更高一点，于是又沿食道向胸腔运动。这样患者就会吐出蛔虫来。患者这样吐蛔虫并不伴有严重的呕吐，而是自觉食道有物而吐出。有时蛔虫去了口腔一截患者才能发现，便用手将虫拉出。

证论·里阴病不可与栀子汤

原文81. 凡用栀子汤，病人旧微溏者，不可与服之。

患者旧微溏是平素大便稀溏，这是里寒之故，故不应予纯寒的栀子汤，否则会加重里寒而下利更重。若确有栀子证，可配伍温药而用，如栀子生姜豉汤。

证论·里寒证冷结关元

原文340. 病者手足厥冷，言我不结胸，小腹满，按之痛者，此冷结在膀胱关元也。

本条里寒较重，重点在小腹。上腹部没有自觉和他觉症状，故言我不结胸。小腹满，按之痛，这是小腹腹壁和内脏组织极度痉挛之故，所以说冷结在膀胱关元也。手足厥冷是一个牵连证，是里部极度痉挛牵连表部末梢血管也痉挛。里部缓解则手足自温。本条未说治疗，依证看应该用含有附子的方子，如芍药甘草附子汤。供参考。

证论·里寒证辨下利之轻重

原文369. 伤寒，下利日十余行，脉反实者，死。

本条是里绝证。伤寒下利日十余次，气血大伤，脉应该是虚，血管里血液的充盈度不足，脉按之虚而有落空感。今脉反实，实是血管里血液充盈度很好，按之鼓指。这是里部寒极，将气血全部逼到了表部，里部已绝，故死。

原文 360. 下利有微热而渴，脉弱者，今自愈。

本条证与第 369 条证病性病位一样，但发展趋势不同。虽里寒下利且稍有浮阳外越的微热，但脉弱。这是外逼之气血不多且渐回里部，故外热很微。里阳渐复，故稍有口渴。这是机体自身调节将愈的状态，故说可自愈。如第 369 条证急用回阳之剂脉反变弱者，也是向愈之兆。临床上应仔细体会。

原文 361. 下利脉数，有微热汗出，今自愈。设复紧，为未解。

本条证从"设复紧"看，原来是下利脉紧，无汗。这是里寒证合表寒证。今下利脉不紧而数，有微热汗出，这是表寒已去，表部先和了，里部也将自和。这样看来本条证是外寒引动内寒，外寒解里寒也可自解。若脉又紧了，说明表寒未解，故里寒也难解。

原文 365. 下利脉沉弦者，下重也；脉大者，为未止；脉微弱数者，为欲自止，虽发热，不死。

里寒下利脉沉弦，是里部特别是下焦直肠痉挛较重，故下重；脉大是里部将气血逼向表部，里部气血不足，故下利难止；脉微弱数者，是气血回归里部，里部功能渐复，虽有浮阳外越之发热，但里阳渐复，故不会死。

三、里部并病

主要症状：胃中不和，心下痞硬，干噫食臭，肠中有水气，腹中雷鸣，腹痛下利。

治疗代表方：生姜泻心汤。

生姜 25 克　生甘草 18 克　人参 12 克　干姜 10 克　黄芩

15克　半夏15克　黄连8克　大枣6枚

上药以水1000毫升，煮取600毫升，去滓，再煎取500毫升。温分三服。禁忌按常规。

证治·里部并病（生姜泻心汤、甘草泻心汤、半夏泻心汤、黄连汤）

原文157. 伤寒，汗出解之后，胃中不和，心下痞硬，干噫食臭，胁下有水气，腹中雷鸣，下利者，生姜泻心汤主之。

生姜四两，切　甘草三两，炙　人参三两　干姜一两　黄芩三两　半夏半升，洗　黄连一两　大枣十二枚，擘

上八味，以水一斗，煮取六升，去滓，再煎取三升。温服一升，日三服。附子泻心汤，本云加附子。半夏泻心汤，甘草泻心汤，同体别名耳。生姜泻心汤，本云理中人参黄芩汤，去桂枝、术，加黄连，并泻肝法。

本条证是标准的里部并病。按证的排斥性，在同部位同时间不能存在标准的寒热两个相反的证。但是在某一部位存在寒热难分，相互矛盾难辨的证候时，就是一个中间证即该部的并病。本条说伤寒汗出解之后，是没有表证了，表部已和了。胃中不和是里部胃肠系统还不和。心下痞是自觉症状，是患者自觉心下满闷；硬是他觉为主的症状，腹诊时心下腹肌紧张而硬，这是虚寒。干噫食臭是稍有热，胃里的食物没有正常消化而发酵。胁下有水气是在结肠，升结肠、降结肠都在胁下。腹中雷鸣是肠蠕动增强，肠内的水和气向下推动而肠鸣亢进，故而下利。这是一个急性病，是寒热虚实错杂存在于里部。治疗用生姜泻心汤，生姜、干姜治寒，辅以半夏一则降逆止呕，二则加强里部吸收以去水气；人参、大枣补虚；黄芩、黄连清热以消除胃肠黏膜之炎症；甘草缓急以缓解胃肠痉挛。如此里可和，病可愈。本方名为

生姜泻心汤，重用生姜，意在温胃。所以本方证以干噫食臭和呕为其主要症状。

本证的重点是胃中不和，其他症状不必俱全，凡里部不和都可以本证论治。所以生姜泻心汤的使用机会很多。方后之注恐是后世师传所加，意义也不是很大。

原文158. 伤寒中风，医反下之，其人下利，日数十行，谷不化，腹中雷鸣，心下痞硬而满，干呕，心烦不得安。医见心下痞，谓病不尽，复下之，其痞益甚。此非结热，但以胃中虚，客气上逆，故使硬也。甘草泻心汤主之。

甘草四两，炙 黄芩三两 干姜三两 半夏半升，洗 大枣十二枚，擘 黄连一两

上六味，以水一斗，煮取六升，去滓，再煎取三升。温服一升，日三服。

本方应有人参三两。

本条证又是一个误治病案。伤寒中风本应汗解，而医反下之，使患者下利日数十行。这说明肠蠕动十分亢进，所以腹中雷鸣，肠中水液和食物几乎不能停留即便出，食物根本来不及消化，故有谷不化。在下利丢失水和营养物质的同时，热量也大量丢失，里部变得虚寒，故心下痞硬，干呕。心烦不得安是大量体液和营养丢失，使枢部血容量不足，心脏供血不足呈虚寒心衰状态。条文到此就应以甘草泻心汤主之。但医者见心下痞，认为里部仍有实证而又误用下法，这就更加重了病情。因为这里的心下痞硬是里部虚寒，并非热实相结。

甘草泻心汤重用甘草，一则缓解急剧的肠蠕动，二则迅速恢复血容量而缓解枢部的虚以治心烦不得安。所以本方应有人参和甘草相辅，才能很快缓解枢部的虚而治愈心烦不得安。本方证也是里部不和，但重点在肠，以下利日数十行为主要症状，所以干姜用量很大而不用生姜。

原文 149. 伤寒五六日，呕而发热，柴胡汤证具，而以他药下之，柴胡证仍在者，复与柴胡汤。此虽已下之，不为逆，必蒸蒸而振，却发热汗出而解。若心下满而硬痛者，此为结胸也，大陷胸汤主之。但满而不痛者，此为痞，柴胡不中与之也，宜半夏泻心汤。

半夏半升，洗　黄芩　干姜　人参　甘草炙，各三两　黄连一两　大枣十二枚，擘

上七味，以水一斗，煮取六升，去滓，再煎取三升，温服一升，日三服。须大陷胸汤者，方用前第二法。

本条也是一个误治案，共论述了三个证。伤寒五六日已是一个周期，原发病是什么病未讲，现证是呕而发热。只凭呕而发热也难定是什么证，故条文说柴胡汤证具。这是还有其他柴胡汤证，首先应该有胸胁苦满，医者腹诊可得。本是柴胡汤证，但医者没有用柴胡汤治疗而是用攻下剂。下之后可能有三种情况：一是柴胡汤证仍在，这是虽下而没有破坏原证，没有加重病情，故不为逆，仍可用小柴胡汤治疗，必振栗战汗而解；二是下后心下满而硬痛，这是误下使邪热入里而成热实结胸，是第 131 条之病理，故用大陷胸汤治疗；三是但满而不痛，这是痞，是胃里寒热错杂的里部并病，较柴胡证病已全部入里，故柴胡不中与之，而宜调和里部的半夏泻心汤。本证重点也在胃里，以呕吐为主要症状。

这三个泻心汤粗略一点可互用，详细一点论：生姜泻心汤以干噫食臭为重点症状；甘草泻心汤以下利日数十行、谷不化为重点症状；半夏泻心汤以呕吐为重点症状。

原文 173. 伤寒，胸中有热，胃中有邪气，腹中痛，欲呕吐者，黄连汤主之。

黄连三两　甘草三两，炙　干姜三两　桂枝三两，去皮　人参二两　半夏半升，洗　大枣十二枚，擘

上七味，以水一斗，煮取六升，去滓。温服，昼三夜二，疑非仲景方。

本条证也是里部不和，寒热错杂，寒热在部位上稍有所偏。胸中有热主要是以胃为主的上部有热，常见有胃炎、食道炎、口腔炎、牙周炎等。胃中有邪气主要是以肠为主的中、下腹部有寒，常见腹痛，寒气上逆又见欲吐。本条的诊断是在有生姜泻心汤或半夏泻心汤症状的情况下，又有脐上腹主动脉搏动亢进。这是下寒较重，故由半夏泻心汤去掉苦寒的黄芩，换上温中降逆的桂枝。

证治·里部并病（乌梅丸、干姜黄芩黄连人参汤）

原文 338. 伤寒，脉微而厥，至七八日肤冷，其人躁无暂安时者，此为脏厥，非蛔厥也。蛔厥者，其人当吐蛔。今病者静，而复时烦者，此为脏寒，蛔上入其膈，故烦，须臾复止；得食而呕，又烦者，蛔闻食臭出，其人常自吐蛔。蛔厥者，乌梅丸主之。又主久利。

乌梅三百枚　细辛六两　干姜十两　黄连十六两　当归四两　附子六两，炮，去皮　蜀椒四两，出汗　桂枝六两，去皮　人参六两　黄柏六两

上十味，异捣筛，合治之。以苦酒渍乌梅一宿，去核，蒸之五斗米下，饭熟捣成泥，和药令相得，纳臼中，与蜜，杵二千下，丸如梧桐子大。先食饮服十丸，日三服，稍加至二十丸。禁生冷、滑物、臭食等。

本条既论述了蛔厥的病理、症状，又论述了蛔厥与脏厥的鉴别。

伤寒脉微而四肢厥冷，到七八日即一个疾病周期，不仅脉微而厥没有好转，反而出现了表部肌肤温度低于正常乃至触之有冷感，患者烦躁不安而无少时缓解，这是枢阴病极重证，已是严重循环衰竭了，患者已濒临死亡，张仲景称之为脏厥。治疗应急用干姜附子汤。蛔厥不同于脏厥。蛔厥是里部寒热错杂而上腹部偏热，中、下腹部偏寒的状态。本证的四肢厥冷是由蛔虫在里部由下而上较剧烈运动，刺激里部反射地引起表部血管痉挛而使末梢供血不良而成。这个厥是里部的牵连证，里和则厥自愈。蛔厥的患者平素就可能有吐蛔或大便蛔虫的现象。说明该患者平素里部就有寒热错杂而上稍热下稍寒的状态。患伤寒时加重了这种状态而以加重下寒为主，肠内蛔虫则向上运动。当到十二指肠则易进入胆管引起剧烈的绞痛而烦和厥。这是下寒所致，故曰为脏寒。过一阵蛔虫暂时不运动则痛和厥暂止。若一吃饭蛔虫又运动则又痛烦而厥。治疗此证首先应改变里部寒热错杂的状态，其次要抑制蛔虫运动。乌梅丸正好解决了这个问题，故主之。条文最后说又主久利，这个久利应该是寒热错杂之利，是慢性结肠炎。虽利却无谷不化，也非利下不止。

原文 359. 伤寒，本自寒下，医复吐下之，寒格，更逆吐下。若食入口即吐，干姜黄芩黄连人参汤主之。

干姜　黄芩　黄连　人参各三两

上四味，以水六升，煮取二升，去滓。分温再服。

本条证也是由于误用下、吐之法，使表热入里与原本的里寒形成寒热错杂的里部并病。食入口即吐是胃里热而发炎不能受食。寒格就是下寒格热于上。方以干姜温下寒，黄芩、黄连清上热。人参是治里阴病常用的一味药，一则补肠胃的虚，更主要的是强心，改善右心回血以缓解以胃为主的郁血状态。故其应用指征是心下痞。

证论·里部并病

原文 326. 厥阴之为病，消渴，气上撞心，心中疼热，饥而不欲食，食则吐蛔，下之利不止。

本条所论，病时在厥阴时，病位在里部，病性为寒热错杂，是发于厥阴时的里部并病。条文说厥阴之为病就内含发热。口渴，心中疼热，饥而不欲食是胃里稍热稍有炎症，胃里嘈杂似饥非饥故不欲食。若强食则易呕吐而将蛔虫一并吐出。气上撞心是下焦寒气上逆。为什么要强调下之利不止呢？这是因为有发热。这里的发热是里部并病之发热，是以寒为主，故这个热是假热，应以乌梅丸治之，则热可退，诸证可平。医者不识，见发热便予发汗，热不退则又易用下法。若下之则加重了里部的虚寒而出现利下不止。治疗可用桂枝人参汤，重者可加附子。供参考。

证论·厥阴病范围

原文 328. 厥阴病欲解时，从丑至卯上。

把本条归到此的依据是第 326 条。第 326 条是《伤寒论》厥阴病的提纲，其病位病性是里部并病。虽然说厥阴时发热的急性发热性疾病未必都是里部并病，但根据第 326 条是《伤寒论》的标准厥阴病，所以把本条归到了这里。

第三节 枢　部

一、枢阳病

主要症状：热烦，胸满，口苦，咽干，小便黄赤。

治疗代表方：黄芩柴胡汤。

黄芩20克　柴胡15克　白芍15克　生石膏30克　竹叶10克　知母20克　生甘草10克　大枣3枚

煎服禁忌按常规。

证论·少阳病范围

原文272. 少阳病欲解时，从寅至辰上。

本条也是针对《伤寒论》疾病归类而列的。凡从寅时至辰时即凌晨3点至上午9点这段时间发病的急性发热性疾病都叫少阳病。

证论·枢阳病提纲

原文263. 少阳之为病，口苦，咽干，目眩也。

这是《伤寒论》少阳病的提纲。少阳之为病已内含发热。但所列症状是多意的，还需排除其他病（如里阳病），方可定枢阳病。

证治·枢热证（白虎汤）

原文219. 三阳合病，腹满，身重，难以转侧，口不仁，面垢，谵语，遗尿。发汗则谵语，下之则额上生汗，手足逆冷。若自汗出者，白虎汤主之。

知母六两　石膏一斤，碎　甘草二两，炙　粳米六合

上四味，以水一斗，煮米熟，汤成，去滓。温服一升，日

三服。

　　本条证是一个较标准的且较重的枢热证。枢部贯穿于表里，枢部热则全身表里上下皆热，以胸中和大脑最热。所以出现的症状是全身性的，且有心脑症状。条文开始说三阳合病，这首先说病在一天内发热的时间是很长的。从凌晨3点至晚上9点是三阳时，说明患者只在午夜前后热才有所降低。从条文看，患者的热度也是很高的，总在40℃左右，而且发热的天数也较长了。由于长期的高热，患者的神志已轻度昏迷，知觉也有所丧失，自主能力很低，故出现了身重，难以转侧，需护理人员帮其翻身。口不仁是口讷涩木，食不知味。谵语、遗尿也是神志昏迷、知觉丧失所致。里部的功能也因高热而降低，故有腹满。面垢是皮肤长期得不到营养而只是在排汗，同时所排的代谢产物沉积于面部所致。本条证的热是在枢部，是枢部血液温度升高，气血沸腾而致全身发热，而散热主要是从表部通过对流、辐射、蒸发将热散走，所以自汗是必有的。由于热对津液的消耗和自汗时津液的丢失，所以口渴也是必有的。治疗此证需中枢性清热降温，辅以养阴生津，故用白虎汤极好，其他方药恐难胜任。本证已完全在枢部，表部毫无实证且有自汗，若再发汗必使气血津液进一步丢失而加重枢热，甚至转为里部实热，故发汗则谵语。本证里部也没有实证，若误用下法则易使里部气血丢失而虚寒。甚至涉及枢部和表部，使证候逆转而成阴病，出现浮阳上越的额上生汗和循环衰竭的手足逆冷。这就把枢热证的治疗原则和注意事项乃至误治的后果都论述清楚了。所以说这是一条很好的经文。

　　原文176. 伤寒，脉浮滑，此以表有热，里有寒，白虎汤主之。

　　知母六两　石膏一斤，碎　甘草二两，炙　粳米六合

上四味，以水一斗，煮米熟，汤成，去滓。温服一升，日三服。

本条叙证很简单，只说脉浮滑。浮是浮取即得，滑是血管柔和，血管里的血液充盈度饱满且流动急速滑利。这是枢部气血沸腾的表现，是表里俱热，故以白虎汤主之。

本条重点是论述枢热证的脉象，而不是让你凭一脉定证。临床上必须全面诊察，方可定证。关于"表有热，里有寒"可能是错传，应该是表里俱热。

原文 350. 伤寒，脉滑而厥者，里有热，白虎汤主之。

知母六两　石膏一斤，碎，绵裹　甘草二两，炙　粳米六合

上四味，以水一斗，煮米熟，汤成，去滓。温服一升，日三服。

第 176 条说脉浮滑，本条说脉滑，这就充分说明白虎汤证的主脉是滑脉。伤寒脉滑而见四肢厥冷，这是枢部热极盛，全身气血沸腾极盛，气血在末梢小血管反稍有壅塞，故末梢供血欠佳而见四肢厥冷。这个厥冷是与全身高热相对比而冷，而不像四逆汤证的厥冷那样冰冷。再者也不要单凭脉滑就定证，一定要再找枢热证的症状，多方证实。特别要腹诊，排除真寒假热证，切不可误投白虎汤，否则有生命危险。

证论·枢热证不可用下、火、汗法

原文 6. 太阳病，发热而渴，不恶寒者，为温病。若发汗已，身灼热者，名风温。风温为病，脉阴阳俱浮，自汗出，身重，多眠睡，鼻息必鼾，语言难出。若被下者，小便不利，直视失溲；若被火者，微发黄色，剧则如惊痫，时瘛疭；若火熏之，一逆尚引日，再逆促命期。

本条论述的是一个枢热证，第 219 条与本条相承，应相结合学习。太阳病发热而渴不恶寒，这是根本没有表证了，热已全进入枢部了。条文把此证叫温病，病名并不重要，重要的是其病性病位。既然无表证，那就不能发汗了。若医者不识，再用温药发汗，那就更助长了枢部的热，使气血更加沸腾而出现身灼热，这温度就很高了。患者感到烧灼一样的热，他人以手触之亦觉烫手。脉三部俱浮，其实是浮滑。自汗出是表部在散热。身重多眠睡，鼻息必鼾，语言难出，这是高热昏迷了。治疗原则也和第219 条一样，里部没有实，故不能下。若下之必伤里部而成上热下寒的格阳证，使津液更伤而小便不利，使上热更甚而直视，下部虚寒而见大便失禁。若用火针等发汗，更使气血沸腾高热，出现溶血而发黄，甚至高热惊厥。若再用火熏发汗，一逆尚可补救；反复熏烤则会热极转阴衰竭而有生命危险。本条没有说治疗，与第219 条结合看，也是不能下不能汗，只能清，以白虎汤为佳。供参考。

本条的病名温病、风温，与名中风、名伤寒、名结胸、名脏结等一样，只是针对本证叫了一个病名，其内容仍是《伤寒论》的一条，其证候仍是《伤寒论》的一个证，毫无另立门户之意。

原文 113. 形作伤寒，其脉不弦紧而弱，弱者必渴，被火必谵语。弱者发热，脉浮，解之当汗出愈。

本条不像是仲景原文。本条应结合第 6 条学习。形作伤寒应有发热恶寒，但脉已不弦紧而是弱。这个弱是柔软滑利，这是病已入枢部而成枢热证。但这个枢热证还很轻，甚至还有点表证的迹象，还有点轻微的恶寒。治疗应以越婢汤为好，服药后应汗出而愈。如误用火攻，必然加重枢热，重者成白虎汤证而见谵语，甚至可转为里阳病的承气汤证而见谵语。

原文 206. 阳明病，面合赤色，不可攻之。必发热，色黄

者，小便不利也。

本条证热在枢部而偏向外，故面色赤，应清解。但因病时在阳明时，故易被认成里阳病而误用下法。所以仲景警言不可攻之，若攻之易成发热、色黄、小便不利之黄疸。

这里特别提一下，里阴病时也常常有这种情况，也是下午发热、面色赤，这不仅不能用下法，而且也不能用清法，只能用温里法。如第40条的小青龙去麻黄加荛花证就有这种情况，不过在临床上不必加荛花，加白术就很好。此诊断需多方仔细诊察，特别要靠腹诊。

证治·枢热证合枢虚证（白虎加人参汤、竹叶石膏汤）

原文 26. 服桂枝汤，大汗出后，大烦渴不解，脉洪大者，白虎加人参汤主之。

知母六两　石膏一斤，碎，绵裹　甘草二两，炙　粳米六合　人参三两

上五味，以水一斗，煮米熟，汤成，去滓。温服一升，日三服。

本条是一个误治病案。原证本是白虎汤证初期，口渴还不很严重，但已有发热汗出。医者误认为桂枝汤证而与桂枝汤，以热治热，使枢热更甚而大汗出，津液大量丢失，出现大烦渴不解，因大渴而大烦更甚。不解是虽饮水而渴不解。为什么会大烦大渴不解呢？有两方面的原因：一是热甚，由于高热，大脑和心脏被热扰而烦，津液被耗而渴；二是由于大汗出后枢部已有虚象，全身气血已显不足，组织细胞代谢功能已开始有所降低，碳水化合物的分解有所降低，故饮而渴不解，心脏自身也显气血不足，心肌收缩已显不足，故出现烦不解。白虎汤证脉是滑脉，而此是洪大，已有气血趋向表部的状态，而且血管张力有所不足，这是枢

部虚的表现。所以本证是一个热极阴转之证，再发展则易成为阴阳两衰而转为阴病。热极用白虎汤，有虚加人参，这样既可清热又可救虚，是一个很好的方子。关于脉洪大临床上较难掌握。脉的大小是指脉的宽度即血管的粗细，因为不知患者原来的脉是多大，所以难以与现脉对比，只能根据患者的身份、性别、体质、年龄、职业等大致判断。但有一点是肯定的，就是脉管较柔软。所以临床上必须全面诊察，尤其要用排除法，方可定证。

原文 168. 伤寒，若吐，若下后，七八日不解，热结在里，表里俱热，时时恶风，大渴，舌上干燥而烦，欲饮水数升者，白虎加人参汤主之。

知母六两　石膏一斤，碎　甘草二两，炙　人参二两　粳米六合

上五味，以水一斗，煮米熟，汤成，去滓。温服一升，日三服。此方立夏后，立秋前乃可服，立秋后不可服。正月、二月、三月尚凛冷，亦不可与服之，与之则呕利而腹痛。诸亡血，虚家，亦不可与，得之则腹痛利者，但可温之，当愈。

本条证与第 26 条证是一样的。伤寒七八日，曾用吐下之法治疗，仍不解，这说明吐下是不正确的，反而徒伤气血，将热引向枢部。这里热结在里不是在里部胃肠，而是在枢部。这里的表里俱热是全身上下内外温度都高（这可与第 225 条相对比，第 225 条"表热里寒"只是表部温度高，里部温度并不高反而较低）。时时恶风是有时恶风，这是心功能有所降低的表现（时时恶风应与第 12 条的渐渐恶风相鉴别，第 12 条的恶风是一直恶风；本条时时恶风是一阵恶风一阵又不恶风）。大渴大烦大汗与第 26 条是一样的。本条证的关键是时时恶风，所以一定要详细观察和问诊。方后说此方立夏后立秋前乃可服，立秋后不可服，正月、二月、三月亦不可服不符合临床实际，不像是张仲景的原文，可能是后世师传时补的。首先说用药的原则应该是有是证用是方用是药，总以疾病的病性病位为用药立方的主要依据，时间为参考因素。再则，立夏后立秋前正是炎热的夏天，机体的气血运行偏向于外，里部气血相对较少而显虚寒，此时外感正是桂枝汤证类较多的时候。立秋以后气候逐渐变冷，气血运行逐渐偏回里部，外感时反患白虎汤证类的机会多。正月、二月、三月乃是初春后，气血刚开始偏向外，此时外感仍容易内热，仍易有白虎汤证。所以方后所注不可拘泥，否则误人害人。关于服白虎汤后呕利腹痛有两种情况：一是患者里寒，误用石膏加重了里寒而腹痛呕利；二是有的患者胃肠对石膏较敏感，虽有石膏证，但服后石膏刺激胃肠而引起腹痛呕利，这种情况即使佐以温药也难避免，可另选药代替，如知母、天花粉、牡蛎一起用可代。供参考。另外石膏是一个中枢性降温药，能抑制体温中枢，如用得不当，可能将体温降到正常以下，而且较难恢复。所以《伤寒论》里除白虎汤外，石膏往往配伍有温药，这一是因为确有寒证，二是可避免石膏的这个不足。供参考。

原文 169. 伤寒无大热，口燥渴，心烦，背微恶寒，白虎加人参汤主之。

本条证与上两条证的病理相同，但说无大热，就是热度不如前两条的高。这是由于高热消耗，正气渐虚，故温度渐降。同时又出现了背恶寒，这与第 168 条时时恶风是一样的，是心阴渐亏，心肌收缩力不足的表现，是人参证，故白虎加人参汤主之。

临床上诊断白虎加人参汤证还有一个方法，当具备白虎汤证而见脉有力无力不等或快慢不等时则可定证。这是枢部虚特别是心肌收缩力有所不足之故。供参考。

原文 170. 伤寒，脉浮，发热无汗，其表不解，不可与白虎汤。渴欲饮水，无表证者，白虎加人参汤主之。

本条实际是一条证论性条文，是在论述使用白虎汤应注意的问题。一般地说，伤寒的阳性病往往是从表阳病开始，渐传为枢阳病或里阳病。无论是传为枢阳病还是里阳病，必须是完全没有表证了方可完全按枢阳病或里阳病治疗。所以当用白虎汤时必须完全没有表证，否则易成坏病。因此条文说伤寒脉浮发热无汗（恶寒）其表不解不可与白虎汤。如果渴欲饮水，汗出不恶寒时是无表证了，可用白虎汤或白虎加人参汤。第 169 条证有背微恶寒是枢部虚的恶寒，是与汗出同见，不同于表阳病的恶寒。

原文 222. 若渴欲饮水，口干舌燥者，白虎加人参汤主之。

知母六两　石膏一斤，碎　甘草二两，炙　粳米六合　人参三两

上五味，以水一斗，煮米熟，汤成，去滓。温服一升，日三服。

本条证是承第 221 条而言。阳明病，脉浮而紧，咽燥，口苦，腹满而喘，发热汗出，不恶寒反恶热，身重的情况下，若渴欲饮水，口干舌燥者，白虎加人参汤主之。本条的关键是以发热汗出、不恶寒反恶热、渴欲饮水否定了脉浮而紧，肯定了没有表证。故可用白虎加人参汤。

原文 397. 伤寒解后，虚羸少气，气逆欲吐，竹叶石膏汤主之。

竹叶二把　石膏一斤　半夏半升，洗　麦门冬一升，去心　人参二两　甘草二两，炙　粳米半升

上七味，以水一斗，煮取六升，去滓，纳粳米，煮米熟，汤成，去米。温服一升，日三服

本条证也是一个较多见的证。伤寒解后实际是恶寒解后，发热仍然还在，这是完全没有表证了。虚羸少气是发热日数已长，机体已被消耗得虚弱了，尤其是枢部已虚，心肌收缩力已显不足。气逆欲吐是里部已稍有寒象。本证较白虎加人参汤证虚的方面更重，尤以阴亏为重，且里部稍寒。所以竹叶石膏汤不用知母而换成了麦冬，并加了温里降逆的半夏。本方是一个滋阴清热的好方子，在临床上应用机会很多。高热不退的患者，在排除三阴病和表里两阳病外，只要见涩脉就可应用本方。这类患者中，有的在其未病前就有涩脉，心脏功能就有虚象，所以患病后虽发热日短，没有虚羸少气和气逆欲吐，但有涩脉也可用此方。这里需提醒一下，这类患者往往已在用西药治疗，如正在用着糖皮质激素，则脉象不会出现明显的涩脉，所以给诊断造成困难。需仔细诊查。

证论·枢热证出血

原文 202. 阳明病，口燥但欲漱水，不欲咽者，此必衄。

本条所论是枢部阴亏热盛，虚热上壅，尤其是头面部充血，故易衄。因阴亏故口燥但欲漱水不欲咽。治疗宜竹叶石膏汤。供参考。

原文 114. 太阳病，以火熏之，不得汗，其人必躁，到经不解，必清血，名为火邪。

本条太阳病是表阳病。用火熏的办法发汗，如果能出了汗，热就随汗而走；如果出不了汗，火的热加强了机体病理的热，热不能外走必向里传，这就可能进入枢部。若热传入枢部，患者必因热而烦躁，病到一个周期仍不解，热仍在枢部，热太盛损伤毛细血管，在上易衄血，在下易便血和尿血。主要是肠黏膜出血而见便血。

原文 115. 脉浮，热盛，而反灸之。此为实，实以虚治，因火而动，必咽燥吐血。

脉浮热盛无恶寒，这已是枢热证了，本应清热，反用了灸法，把热证当虚寒证治，这就更加助长了枢热，故必咽喉干燥，甚则咳血、吐血。此时治疗应该用竹叶石膏汤。供参考。

· 证治·枢热证（栀子豉汤、栀子甘草豉汤、栀子生姜豉汤）

原文 76. 发汗后，水药不得入口为逆，若更发汗，必吐下不止。发汗吐下后，虚烦不得眠，若剧者，必反复颠倒，心中懊侬，栀子豉汤主之；若少气者，栀子甘草豉汤主之；若呕者，栀子生姜豉汤主之。

栀子豉汤方

栀子十四个，擘　香豉四合，绵裹

上二味，以水四升，先煮栀子，得二升半，纳豉，煮取一升半，去滓。分为二服，温进一服。得吐者，止后服。

栀子甘草豉汤方

栀子十四个，擘　甘草二两，炙　香豉四合，绵裹

上三味，以水四升，先煮栀子、甘草，取二升半，纳豉，煮取一升半，去滓。分二服，温进一服。得吐者，止后服。

栀子生姜豉汤方

栀子十四个，擘　生姜五两　香豉四合，绵裹

上三味，以水四升，先煮栀子、生姜，取二升半，纳豉，煮取一升半，去滓。分二服，温进一服。得吐者，止后服。

本条论述的是发汗和发汗吐下后两种不同的证候和治疗。发汗后水药不得入口，这是因发汗太过或误汗致气血大伤，使里部虚寒了，故为逆。若再发汗，必更伤里部而见呕吐下利不止。对此证条文没有说治疗，根据证情用桂枝人参汤合小半夏汤（《金

匮要略》）可能合适，若特别严重就需用四逆汤或四逆加人参汤。再一种情况是发汗吐下后，三部的实证已不存在，但热邪仍有，而以胸膈部位为主，特别是心脏有热，故虚烦不得眠。这个虚烦不是因虚而烦，而是指没有实证，只有热邪，严重者可见卧起不安，心中郁闷而烦。这就用栀子豉汤清热除烦。如果稍兼有短气，这是因发汗津液丢失较多，枢部血容量稍有不足，心脏供血稍有不足而稍虚，故在栀子豉汤中加甘草，以迅速恢复血容量而补虚。若兼呕是吐下使里部稍寒，故加生姜温胃止呕。栀子豉汤没有催吐作用，方后说"得吐者，止后服"可能不是原文。供参考。

原文 77. 发汗，若下之，而烦热胸中窒者，栀子豉汤主之。

原文 78. 伤寒五六日，大下之后，身热不去，心中结痛者，未欲解也，栀子豉汤主之。

枢部以血液循环贯穿表里，其血液出于胸中归于胸中，胸中血最多，故枢热证时胸中最热。如枢热证稍轻一点再局限一点，那就以胸中为主了。上两条证都是较白虎汤证轻，都局限于胸中和横膈上下。从发汗若下之而烦热和大下后身热不去看，这里的汗、下不是很正确的治疗，所以热仍在，且把热引到胸腔和横膈上下了。胸中窒是肺和胸腔充血而感到胸中憋闷；心中结痛是横膈上下热而有局限性炎症。都应以栀子豉汤清热除烦而消炎。

原文 221. 阳明病，脉浮而紧，咽燥，口苦，腹满而喘，发热汗出，不恶寒反恶热，身重。若发汗则躁，心愦愦，反谵语。若加温针，必怵惕，烦躁不得眠。若下之，则胃中空虚，客气动膈，心中懊侬，舌上苔者，栀子豉汤主之。

肥栀子十四个，擘　香豉四合，绵裹

上二味，以水四升，煮栀子取二升半，去滓，纳豉，更煮取一升半，去滓。分二服，温进一服。得快吐者，止后服。

本条证的原发证是阳明时发热的枢热证。脉浮而紧，咽燥口苦，腹满而喘，发热汗出，不恶寒反恶热，身重，这是一个枢热证的白虎汤证，与第219条证和第6条证是一样的，治疗应以白虎汤清热生津除烦。脉虽浮紧，但不恶寒而反恶热，这是警示不可因脉浮紧而误认为仍有表证而用温药发汗。那样会更助枢热，更丢失津液，出现烦躁，心中烦乱，甚则谵语。如果用温针促汗，也容易加重枢热而心烦不得眠。因热不去再用下法，胃肠的实物和部分热虽随大便而走，但余热留于胸膈而出现心中懊恼。这就需栀子豉汤主之。这样看来栀子是治疗胸膈局部热的一味好药。本条再一次论述了枢热证的治疗原则，不可汗下，只可清滋。

原文 375. 下利后更烦，按之心下濡者，为虚烦也，宜栀子豉汤。

肥栀子十四个，擘　香豉四合，绵裹

上二味，以水四升，先煮栀子，取二升半，纳豉，更煮取一升半，去滓。分再服。一服得吐，止后服。

本条承第374条而言。第374条是下利而有谵语，是里实证，既然有谵语就应该有烦，那是实烦，心下按之必有压痛，下之则烦去。本条说下利后更烦，但按之心下濡，心下横结肠部位按之腹壁柔和而无压痛，这说明里部没有实物，故是虚烦。这只是胸膈有热而里部无实，故栀子豉汤可治之。

原文 228. 阳明病，下之，其外有热，手足温，不结胸，心中懊恼，饥不能食，但头汗出者，栀子豉汤主之。

本条说阳明病，但没有说什么证，从下后的情况看，可能是枢热证，应该用清法而误用了下法，所以热不去。没有结胸，而见心中懊恼，饥不能食，这说明后果不很严重，没有形成热实结胸，只是胸膈有热，胃热而稍有炎症，出现似饥非饥的嘈杂证。但头汗出是胸膈热郁不得泄而上蒸头部之故。用栀子豉汤清热散热除烦可治。

证治·枢热合里虚证（栀子厚朴汤、枳实栀子汤）

原文 79. 伤寒下后，心烦，腹满，卧起不安者，栀子厚朴汤主之。

栀子十四个，擘　厚朴四两，炙，去皮　枳实四枚，水浸，炙令黄

上三味，以水三升半，煮取一升半，去滓。分二服，温进一服。得吐者止后服。

本条说伤寒，是何证没说，从下后证看，原证可能是枢热证，用下法是不正确的。所以下后枢热证仍在而里又虚了。心烦卧起不安是热扰胸膈，腹满是里部稍虚，肠蠕动减弱，排气不利。治疗用栀子清胸膈之热，厚朴、枳实兴奋肠管、增强肠蠕动以排气除满，诸证可消。

原文 393. 大病差后劳复者，枳实栀子豉汤主之。

枳实三枚，炙　栀子十四个，擘　豉一升，绵裹

上三味，以清浆水七升，空煮取四升，纳枳实、栀子，煮取二升，下豉，更煮五六沸，去滓。温分再服，复令微似汗。若有宿食者，纳大黄如博棋子五六枚，服之愈。

这是伤寒大病后，身体还虚弱且还有余热。此时或因操劳过度里部受损，或因饮食稍多排泄无力，出现再度发热，心烦，腹满，这就可用枳实栀子豉汤治疗。若食量过多里部有了宿食，方内再加大黄，则枢热里实均去。本条里虚是很轻微的，若较重则应加白术或人参。

证治·枢热证合里寒证（栀子干姜汤）

原文 80. 伤寒，医以丸药大下之，身热不去，微烦者，栀子干姜汤主之。

栀子十四个，擘　干姜二两

上二味，以水三升半，煮取一升半，去滓。分二服，温进一服。得吐者，止后服。

本条伤寒也未明何证，医以丸药大下后形成了枢热证合里寒证。热郁枢部故身热不去而微烦。里寒未言，从用干姜看里寒较重，可能有腹痛下利等。供参考。

证治·枢热证阴亏（黄连阿胶汤、猪苓汤、猪肤汤）

原文 303. 少阴病，得之二三日以上，心中烦，不得卧，黄连阿胶汤主之。

黄连四两　黄芩二两　芍药二两　鸡子黄二枚　阿胶三两

上五味，以水六升，先煮三物，取二升，去滓，纳胶烊尽，小冷，纳鸡子黄，搅令相得。温服七合，日三服。

本条证是一个枢热证，但阴亏的一面已较严重了。条文冠以少阴病，可知病发少阴时而发热。心中烦不得卧是热扰胸膈，这个热已有阴亏不制阳的病理。这是因为患者平素阴就不足，加之发热二三日以上，对阴进一步耗损，所以阴更虚，热更甚。在少阴时，随着自然界阳气渐升，人的阳气也渐升，人的睡眠也由沉睡转向浅睡。此时若阴不足则阳升易过，心脏与大脑的兴奋易过高，所以易心中烦而不得卧。黄连阿胶汤一方面以黄连、黄芩、白芍清热，另一方面以阿胶、鸡子黄以滋阴。这样使热可清，阴可复，故主之。临床上少阴时失眠的患者用此方往往取效。供参考。

原文 319. 少阴病，下利六七日，咳而呕，渴，心烦不得眠者，猪苓汤主之。

猪苓去皮　茯苓　阿胶　泽泻　滑石各一两

上五味，以水四升，先煮四物，取二升，去滓，纳阿胶烊尽。温服七合，日三服。

本条也冠以少阴病，也是病发于少阴时且有发热。本条证也是以阴亏为主要方面的枢热证。少阴时阴不足则阳易过而热易扰，所以出现咳、渴、心烦不得眠。本条证的下利很轻，只是大便稍稀。这是因为小便不利之故，小便利则下利自愈。本条证的呕不是独立证，是由于咳而引起的，若不咳则不呕。与第303条相比，本条证的热较轻而有小便不利。所以用阿胶、滑石滋阴清热，猪苓、茯苓、泽泻利水清热。本条证腹诊时结肠内有水泛波，舌红少苔甚至无苔。

原文223.若脉浮，发热，渴欲饮水，小便不利者，猪苓汤主之。

猪苓去皮　茯苓　泽泻　阿胶　滑石碎，各一两

上五味，以水四升，先煮四味，取二升，去滓，纳阿胶烊消。温服七合，日三服。

本条是承第221条误下后形成的又一个证候。第221条原本就是枢热证，就易耗阴，又误下使阴更伤，阴亏不制阳，气血浮躁于外而见脉浮、发热、渴欲饮水；热郁于下焦而见小便不利。猪苓汤可滋阴、清热、利水，故主之。

原文310.少阴病，下利，咽痛，胸满，心烦，猪肤汤主之。

猪肤一斤

上一味，以水一斗，煮取五升，去滓，加白蜜一升，白粉五合，熬香，和令相得。温分六服。

本条证也是发于少阴时的枢热证。咽痛、胸满、心烦都是胸中有热。但本证较轻且以阴亏为主要方面，故猪肤汤可治。本条的下利较难解，无论是里阴病的下利还是里热证的下利，猪肤与白蜜都不相宜，需在临床上进一步验证。

证治·枢热证咽痛（甘草汤、桔梗汤）

原文311. 少阴病，二三日，咽痛者，可与甘草汤。不差，与桔梗汤。

甘草汤方

甘草二两

上一味，以水三升，煮取一升半，去滓。温服七合，日二服。

桔梗汤方

桔梗一两　甘草二两

上二味，以水三升，煮取一升，去滓。温分再服。

本条证与上条证都发于少阴时，都是枢热证，都较轻，都有咽痛。所不同者，上条是阴亏有热，本条是热。本条证的治疗轻者用甘草汤，稍重者用桔梗汤。

证治·枢阳病身黄（茵陈蒿汤、栀子柏皮汤、麻黄连轺赤小豆汤）

原文236. 阳明病，发热汗出者，此为热越，不能发黄也。但头汗出，身无汗，剂颈而还，小便不利，渴引水浆者，此为瘀热在里，身必发黄，茵陈蒿汤主之。

茵陈蒿六两　栀子十四枚，擘　大黄二两，去皮

上三味，以水一斗二升，先煮茵陈，减六升，纳二味，煮取三升，去滓。分三服。小便当利，尿如皂荚汁状，色正赤，一宿腹减，黄从小便去也。

枢部是以循环系统（包括淋巴系统）贯穿于表里，无论是生理还是病理，大多是从表里两部表现出来。其病邪的出路特别是枢实证往往是从表部或里部走。本条说阳明病，是病时在阳明时，从全条文分析其病位病性，是一个枢热证。发热是枢部的热，汗出是枢部的热经表部出汗而散走，所以称为热越。在汗出散热的同时，一些代谢产物、病邪及毒素也随之排出，所以枢部的温度不会极高，毒素也不会积聚很多，因此不会发黄。如果热郁枢部而不汗出，或只是头汗出而身无汗，枢部的热则不能从表部充分散走，那枢部的温度就会极高，同时那些随汗排泄的毒素也不能排走，再加之小便不利，这样大量的毒素就会积聚于枢部，热毒相结，故为瘀热在里。这就成了热实相结的枢阳病了。热毒不仅破坏了肝胆的生理功能，而且大大加重了肝脏的解毒负担，这样就会使肝胆发病而身发黄。枢部的热不能从表部走，势必会侵犯里部，所以里部也会由热而渐生实，这就使枢阳病偏向里了。因此治时除清枢热、利小便以去毒外，更加了大黄，使枢部的热毒从里部排出体外。看来茵陈蒿汤是一个很好的方子。

原文260. 伤寒七八日，身黄如橘子色，小便不利，腹微满者，茵陈蒿汤主之。

本条证与上条证一样，小便不利是因热而不利。当机体发热特别是枢热证和里热证时，对津液的消耗是很大的。为了适应这一病理，机体则减少排尿量而形成小便不利。这样虽保存一定的津液，却也滞留了很多毒素，这些毒素又成了致病源。所以枢热证尤其是热毒相结时，经利小便去毒是很重要的。腹微满上条也应有，这是由于胃肠气血回流不畅，胃肠稍有郁血而形成。胃肠气血回流不畅是热毒结于胸胁肝胆所致。所以治疗只需清除热毒即可。热毒去则胸胁宽舒，气血回流顺畅而腹满自消，故茵陈蒿汤主之。

原文 261. 伤寒，身黄，发热，栀子柏皮汤主之。

肥栀子十五个，擘　甘草一两，炙　黄柏二两

上三味，以水四升，煮取一升半，去滓。分温再服。

原文 262. 伤寒，瘀热在里，身必黄，麻黄连轺赤小豆汤主之。

麻黄二两，去节　连轺二两，连翘根是　杏仁四十个，去皮尖　赤小豆一升　大枣十二枚，擘　生梓白皮切，一升　生姜二两，切　甘草二两，炙

上八味，以潦水一斗，先煮麻黄再沸，去上沫，纳诸药，煮取三升，去滓。分温三服，半日服尽。

这两条的证候治疗可能互错了，第 261 条证治疗应是麻黄连轺赤小豆汤，第 262 条证的治疗应是栀子柏皮汤。

第 261 条重点提出发热，这里可能有遗漏，应该是发热恶寒或微恶寒，又有身黄，这是枢阳病合表阳病。麻黄连轺赤小豆汤内有麻黄、杏仁、甘草，若再加桂枝就是麻黄汤了。今因枢部有实热故不用桂枝而用连轺、赤小豆、生梓白皮，既能解表部的实和热也能清枢部的实和热。

第 262 条说瘀热在里，那就根本没有表证了，只需清枢部的热毒，故用栀子柏皮汤合适。以上供参考。

证论·枢阳病身黄

原文 199. 阳明病，无汗，小便不利，心中懊侬者，身必发黄。

本条所论与第 236 条是一个病理。阳明发热，若汗出则热越走；今无汗，小便不利，热毒无从排泄，郁于枢部，故心中懊恼，身必黄。治用茵陈蒿汤即可。供参考。

原文 200. 阳明病，被火，额上微汗出，而小便不利者，必发黄。

本条与上条病理一样，是阳明时发热的枢阳病。发热无汗，医者以火针、火熏等迫汗，进一步助长了枢热，只是额上微汗，而且小便不利，热毒无路可出，故易发黄。

证治·枢实证郁血（桃核承气汤）

原文 106. 太阳病不解，热结膀胱，其人如狂，血自下，下者愈。其外不解者，尚未可攻，当先解其外。外解已，但少腹急结者，乃可攻之，宜桃核承气汤。

桃仁五十个，去皮尖　大黄四两　桂枝二两，去皮　甘草二两，炙　芒硝二两

上五味，以水七升，煮取二升半，去滓，纳芒硝，更上火微沸，下火。先食温服五合，日三服，当微利。

本条枢阳病以实为主，所以归为枢实证。太阳病不解是表阳病不解，热毒传入枢部，枢部的气血沸腾，热毒损害枢部的血管、淋巴管，尤其是管壁薄脆的小血管。人体下腹部特别是盆腔，血管丰富且弯曲度大，又受上腹脏器的压迫，所以此处的血液循环阻力较大，流速较慢，容易充血郁血。热毒传入枢部也最易积结于此，损害此处的血管乃至组织器官，所以说热结膀胱。

膀胱指的是下腹部而不是膀胱本腑。此处热毒与血相结，循行到大脑，刺激大脑便会出现神志错乱、狂躁烦乱的症状。当热毒损害血管肠管严重时，会形成肠出血，故大便下血。随着较大量的大便出血，热毒也部分地排出体外，病证会减轻，但仍需治疗。治疗应该用下法，从里部把热毒排走，所以说下者愈。但必须是完全没有表证的情况下方可攻下。

如何判断有无表证呢？还是要看发热的同时有没有恶寒，但

有一分恶寒则还有一分表证，还应该先解表，完全没有恶寒了方可认为是外解已。此时少腹急结乃可攻之。少腹急结是本证的必有和主要核心症状，否则不可用桃核承气汤。少腹急结的原因，一是少腹内的组织、脏腑充血郁血，二是热毒损害少腹内的组织脏腑。在腹诊上，下腹部腹肌紧张，深部的组织也很紧张，有压痛并严重。桃核承气汤是治疗此证最好的一个方子，只要没有表证则可大胆使用。

证论·枢实证便血

原文 293. 少阴病，八九日，一身手足尽热者，以热在膀胱，必便血也。

本条证病理与上条相同，只是病时在少阴时。得病八九日，一身手足尽热，这是枢阳病且以实为主，热毒结于少腹。诊断上当有少腹急结。

证治·枢实证瘀血（抵当汤、抵当丸）

原文 124. 太阳病六七日，表证仍在，脉微而沉，反不结胸，其人发狂者，以热在下焦，少腹当硬满，小便自利者，下血乃愈。所以然者，以太阳随经瘀热在里故也。抵当汤主之。

水蛭熬　虻虫去翅足，熬，各三十个　桃仁二十个，去皮尖　大黄三两，酒洗

上四味，以水五升，煮取三升，去滓。温服一升，不下更服。

原文 125. 太阳病，身黄，脉沉结，少腹硬，小便不利者，为无血也；小便自利，其人如狂者，血证谛也，抵当汤主之。

原文 126. 伤寒有热，少腹满，应小便不利，今反利者，为有血也，当下之，不可余药，宜抵当丸。

水蛭二十个，熬　虻虫二十个，去翅足，熬　桃仁二十五

个，去皮尖　大黄三两

上四味，捣分四丸，以水一升，煮一丸，取七合服之。晬时当下血。若不下者更服。

以上三条都是以枢实为主的枢阳病。这是热毒传于枢部，结于少腹，严重地损害少腹内组织的血液和小血管，以肠管和肠系膜受损害为主为重，受损害的小血管内已有凝血了。凝血是瘀血，是非正常生理血，其内含毒素很多，对机体非常有害。这些毒素刺激大脑，可使大脑功能紊乱而人发狂，所以必须及时把这些瘀血去掉。抵当汤是治疗此证很有效的方子。水蛭和虻虫是虫类化瘀药，能将凝血化开，再配以桃仁、大黄，可将瘀血排出体外。本证与第106条桃核承气汤证相比，彼为郁血，此为瘀血，彼为少腹急结，此为少腹硬，显然此较彼重得多。

第124条太阳病六七日，这是表阳病的一个周期了，表证仍在主要是发热仍在。太阳病六七日发热仍在，脉却微而沉，说明病已经入里。一般地说表阳病入里可能成为热实结胸，但本证反不结胸，而见患者发狂。这是热毒结于下焦少腹，所以少腹硬。腹诊时少腹的腹肌很紧张，几乎压不到深部。此时肾脏血管还未受损，故小便自利。治需抵当汤下之。

第125条证就更严重了。身黄是已有溶血现象，脉沉结是循环障碍较重了。如少腹硬而小便自利，其人如狂，这就可确诊瘀血证了，仍需抵当汤下血。若小便不利，是湿热结于下焦使泌尿系感染了，而不是瘀血证。

第126条证较轻。伤寒有热，说明热并不高。少腹满而不是硬，腹诊时少腹腹肌较上两条证柔和，患者也未发狂，故可用丸药缓图之。

以上三条的诊断，都以小便利与不利为关键，临床上不可拘泥。当热毒将肾脏的血管也损害导致有凝血时，则小便不利。应注意。

原文 257. 病人无表里证，发热七八日，虽脉浮数者，可下之。假令已下，脉数不解，合热则消谷善饥，至六七日，不大便者，有瘀血，宜抵当汤。

本条实际是一条证论性条文。病人无表里证，是说患者没有恶寒和寒热往来，而只有发热。这就排除了表部病和枢部的柴胡证。这样七八日即一个周期已过，虽然脉浮数，可能是里阳病，可下之。这里说可下之，不是说必下之，还需排除白虎汤证类。如果下后脉仍数，热仍在，饮食正常且易饥，这是里部没有实了，是热毒结于枢部而以少腹为重点。再过一个周期，即使不大便也不是里实证，而是枢部的瘀血证，可用抵当汤。

本条从表、里、枢三部分析了疾病所在，这是在教人诊断方法，主要是排除法和以治求证法。当然少腹硬满是必有的。

原文 237. 阳明证，其人喜忘者，必有蓄血，所以然者，本有久瘀血，故令喜忘。屎虽硬，大便反易，其色必黑者，宜抵当汤下之。

水蛭熬 虻虫去翅足，熬，各三十个 大黄三两，酒洗 桃仁二十个，去皮尖及两仁者

上四味，以水五升，煮取三升，去滓。温服一升，不下更服。

本条证与前四条证的病性病位是一样的，都是热毒结于下焦。但本条证的病势较缓而且日久，其肠内是慢性出血。阳明病是阳明时发热且有大便硬，因肠内有慢性出血，所以屎虽硬，大便反易。其人喜忘的原因有二：一是血管内有瘀血，血液循环特别是微循环有所障碍，瘀血和毒素破坏了血液的纯洁性，使大脑的供血质量不好；二是由于肠内大量出血，使机体缺血而脑供血不足。本证的出血是由瘀血造成的，是肠管内局部瘀血较重，局部形成溃疡而出血。所以治疗还是清其热毒，逐其瘀血，故宜抵当汤下之。

证治·枢实证（四逆散）

原文318. 少阴病，四逆，其人或咳，或悸，或小便不利，或腹中痛，或泄利下重者，四逆散主之。

甘草炙　枳实破，水渍，炙干　柴胡　芍药

上四味，各十分，捣筛。白饮和服方寸匕，日三服。咳者，加五味子、干姜各五分，并主下利；悸者，加桂枝五分；小便不利者，加茯苓五分；腹中痛者，加附子一枚，炮令坼；泄利下重者，先以水五升，煮薤白三升，煮取三升，去滓，以散三方寸匕，纳汤中，煮取一升半。分温再服。

本条证也是枢实证，但其病理与前面的瘀血证不同。本条证是病邪侵入人体，作用于以血管和淋巴管为主的所有平滑肌，使其痉挛，从而使血液、淋巴液的运行障碍，使全身的气血运行缓慢不畅，甚至形成郁血。

本条冠以少阴病，说明病发少阴时而发热。四逆是本条证的必有证，这是由于血管痉挛特别是末梢小血管痉挛，使末梢循环障碍所致。还有一些或然证，咳是气管痉挛，悸是腹主动脉痉挛，小便不利是肾血管痉挛，腹中痛是胃肠痉挛，泄利下重是结肠痉挛。从方后的随证加药看，本条证常常兼点寒。本证的形成往往是患者先有忧郁忿怨而使全身平滑肌痉挛，气血运行不畅，正气不足，又被外邪侵犯而发病。四逆散中的四味药都有缓解平滑肌痉挛的作用，四药相合，作用协同，效果很好。

在诊断上除有四逆和那些或然证外，主要症状是脉弦实，这是血管痉挛、血管内血液充实所致，特别是关脉弦大，刘老称之为聚关脉。其次是腹诊，上腹部腹肌大面积痉挛紧张，深部也较坚实。这是外周痉挛，气血结聚于中焦所致。

证论·枢热证误治

原文 111. 太阳病中风，以火劫发汗，邪风被火热，血气流溢，失其常度。两阳相熏灼，其身发黄。阳盛则欲衄，阴虚小便难，阴阳俱虚竭，身体则枯燥。但头汗出，剂颈而还，腹满，微喘，口干，咽烂，或不大便。久则谵语，甚者至哕，手足躁扰，捻衣摸床。小便利者，其人可治。

本条是论述误治后的一个病案。从误治后的证候看，太阳病中风是一个表阳病，是表部的实和热。但医者用了火针、火熏等以迫发汗，使表热更热，以至传为枢热，全身气血沸腾，超过了机体的承受能力。这时体温可能高达 40℃，以致出现了溶血而身体发黄。这样，在表部因气血沸腾易出现衄血；在里部（枢部和里部）因高热致津液的严重消耗而小便难。如果继续发展，表里的气血会耗竭，身体会枯燥。如果再继续发展，只是头汗出，热散不走就传入里部而合里阳病了。那就会出现腹满，微喘，口干，咽烂，不大便。再发展就会成为里阳病的危候，证见谵语，手足躁扰，捻衣摸床。甚者可向相反的里阴病逆转而出现哕。如还有小便，说明阴液还没有枯竭，还可治；若没有小便，则说明津液已枯竭，那就很难治了。

证论·枢阳病治疗原则

原文 264. 少阳中风，两耳无所闻，目赤，胸中满而烦者，不可吐下，吐下则悸而惊。

本条是论述枢阳病的治疗原则。少阳中风，两耳无所闻，目赤，胸中满而烦，这是枢部实热证，应治以清疏为主，不可用吐下之法。如果吐下，则易损耗气血，使枢部虚衰而见心悸和易惊等症。

原文 265. 伤寒脉弦细，头痛发热者，属少阳，少阳不可发汗，发汗则谵语。此属胃，胃和则愈。胃不和，烦而悸。

上条论不可吐下，本条论不可发汗。伤寒脉弦细，虽头痛发热，病也属少阳。这里的少阳是枢阳病。本证的辨证要点是脉弦细，以弦为主要依据。枢阳病不可发汗，如误汗则易损伤津液，使邪传入里部而成里阳病，此时则见谵语。这里的胃不和是结肠内有燥结，应该下之，下之则胃和而愈。如果不下，胃一直不和则易出现烦躁。这里的悸可能是躁。供参考。

证论·病由表入里成枢热证

原文 269. 伤寒六七日，无大热，其人躁烦者，此为阳去入阴故也。

本条是论述病由表入里。前面多次说过，《伤寒论》里的表证指的是麻黄汤证类和桂枝汤证类，此外都是里证。本条说伤寒六七日，这是一个周期了。按一般规律一个周期应转愈，但条文说患者无大热而烦躁，这是病不但没有转愈，反而离开表部传入里部了。《伤寒论》的里部范围那么大，究竟传到何部，又是何证呢？从条文分析，在六七日间是表阳病，在这一段时间内体温比较高，且有恶寒。今说阳去是没有恶寒了，即没有表证了；无大热是体温较前六七日有所下降。然而患者出现了躁烦。出现躁烦有两种可能，一是枢阳病，一是里阳病，从条文看当是枢热证。因为由六七日的表阳病出现躁烦，没有潮热或自汗出，这是枢热证初始。治疗当清热，可用白虎汤适当减量治之。供参考。

证论·枢热证厥而渐重

原文 342. 伤寒厥四日，热反三日，复厥五日，其病为进。

寒多热少，阳气退，故为进也。

本条论述的是枢热证厥逆向严重发展的情况。伤寒厥四日，这个厥与第350条的厥是一个病理，是枢热证重证出现厥逆，是热厥。但厥四日，热反三日，复厥五日，表部明显地寒多热少，表部气血的供应日渐减少，表部的功能日渐衰退，这是病向严重发展，向相反的方向逆转，故为病进。

证论·枢热证厥而自愈

原文336. 伤寒病，厥五日，热亦五日，设六日当复厥，不厥者自愈。厥终不过五日，以热五日，故知自愈。

本条论述的是热厥向自愈转变的情况。伤寒病，厥五日，热也五日，这是正邪斗争势均力敌。到第六日又该厥而不厥，这是正胜邪退的表现，故可自愈。

上两条的观察诊断只应参考，不可拘泥，以免误诊误治，或贻误治机。

证论·枢热证阴亏

原文268. 三阳合病，脉浮大，上关上，但欲眠睡，目合则汗。

本条枢热证是以阴亏为主要方面了。三阳合病，说明发热的时间很长，对阴液的消耗很严重，出现了阴不制阳浮阳上越的状态。脉浮大是气血浮于外，上关上是浮大脉上关上。上关上是什么地方呢？关的上面是寸，但没有说寸，看来不是寸，从临床看是寸再上超过腕横纹，就是在腕横纹上有浮大脉。这是气血偏于上部的脉象，患者脑部较充血，所以患者只是想睡而睡不好，稍有睡意则出汗。这是阴亏阳浮之证。在治疗上还需结合其他症状辨证治疗。竹叶石膏汤可作为参考方。

证论·误灸致枢热证

原文 116. 微数之脉，慎不可灸。因火为邪，则为烦逆，追虚逐实，血散脉中，火气虽微，内攻有力，焦骨伤筋，血难复也。脉浮宜以汗解，用火灸之，邪无从出，因火而盛，病从腰以下必重而痹，名火逆也。欲自解者，必当先烦，烦乃有汗而解。何以知之? 脉浮，故知汗出解。

本条文字较乱，前半条和后半条都论述的是误用火灸，但好像论述的不是一个证候。前半条微数之脉是阴亏有热，这慎不可灸，如灸之则更助火热而为烦逆。脉微是枢部血不足，再用火灸，使组织充血而大血管内血容量更少。所以说火气虽微内攻有力，焦骨伤筋，血难复也。后半条是脉浮，是表证，应以汗解，若用火灸，易使热入枢部而成枢热证。如自解也是先烦而后汗出而解。

从《伤寒论》全篇可以看出当时社会上用火针、灸、熏蒸、喝热水、热水浴等方法治疗外感发热是很流行很普遍的。这些方法很不符合病理，常常把病治坏，仲景经常接诊这类坏病，所以一再告诫不可随便用这些方法治疗。在今天此类情况几乎没有了。

证论·枢热证便脓血

原文 341. 伤寒，发热四日，厥反三日，复热四日。厥少热多者，其病当愈。四日至七日热不除者，必便脓血。

伤寒热四日，厥三日，这是正胜邪退，病向愈的方向发展。如到后面热一直不退，是热郁下焦大肠，局部有化脓性感染病灶，故便血。这就提醒我们在临床上如热一直不退，应注意具体感染病灶。

二、枢阴病

主要症状：背恶寒，心动悸，短气，脉细微或涩。

治疗代表方：附子汤。

附子15克　茯苓10克　人参8克　白术15克　白芍10克

上药先煎附子1～2小时，再与他药按常规煎煮，分温三服。禁忌按常规。

证论·少阴病范围

原文291. 少阴病欲解时，从子至寅上。

这一条也是根据《伤寒论》疾病归类列的。从子时至寅时即晚上11点至次日凌晨5点，这段时间发病的急性发热性疾病为少阴病。标准少阴病就是枢阴病。

证论·枢阴病提纲

原文281. 少阴之为病，脉微细，但欲寐也。

这条论述的是标准少阴病的主证。标准少阴病病时在少阴时，主要症状是脉微细但欲寐，这是病邪侵入枢部，抑制了枢部的循环功能。脉微细是血管内血流量很少，流速很慢，动脉血对血管的冲击力很弱。这是心脏收缩无力，每搏输出量很少之故。但欲寐是全身供血不好，体乏无力，特别是脑供血不好，脑细胞缺血缺氧，表现为精神和精力严重不足，极度疲惫，只想睡觉又睡不熟，是一种迷迷糊糊似睡非睡的状态。这一切都是枢部循环衰竭的状态，是枢部虚寒证，是标准少阴病，就是枢阴病。本病有发热，少阴之为病就内含发热，是真寒假热。

证治·枢阴病（附子汤）

原文304. 少阴病，得之一二日，口中和，其背恶寒者，当灸之，附子汤主之。

附子二枚，炮，去皮，破八片　茯苓三两　人参二两　白术四两　芍药三两

上五味，以水八升，煮取三升，去滓。温服一升，日三服。

本条证是一个标准的少阴病，是枢阴病。少阴病得之一二日，这是少阴时发病一二日有发热。口中和是口中感觉正常，没有异常的感觉。再细一点说，首先没有口渴，说明没有枢热和里热；口不苦，说明没有枢实和里实，这纯属虚寒证。背恶寒是枢阴病的症状，这是心脏衰弱的表现。它不同于表阳病的发热恶寒和枢部并病的寒热往来。彼恶寒得衣被而难解，此恶寒得衣被而易解。因为这是枢部虚寒，产热不足而恶寒。本条的发热是真寒假热。

附子汤治疗本病是一个极好的方子。附子、人参并用，附子能兴奋窦房结及所有心肌细胞而强心阳，人参能增强心肌收缩力补虚而补心阴。这里需强调的一点是附子的用量是人参的三倍以上，这很重要。因为心脏极度衰竭时，以心阳不足为主要矛盾，窦房结兴奋性降低，此时若人参用量大而附子用量小，则心脏收缩力强而窦房结兴奋性低，容易使心脏骤停。所以，心脏衰竭很严重时则不用人参，如四逆汤、通脉四逆汤，这一点应特别注意。枢阴病时，外周血管处于痉挛收缩状态，一方面是因为寒证时就易痉挛；另一方面是循环衰竭时，为了保证心脑供血，机体会调节性地使外周血管收缩，减少外周血流量而保证心脑供血。当用药治疗以恢复心脏功能，增加血液循环量时，外周血管的痉挛使血流阻力很大，障碍血液循环，所以方中用了芍药，在改善心功能的同时，缓解外周血管的痉挛，使血液循环能顺利恢复。尤其要缓解肾血管的痉挛，恢复排尿功能。白术能辅助人参

改善右心回血，并能协助茯苓加强肾脏的排尿功能。这样，从心脏的输出到外周的循环，再到右心的回流，使整个循环系统恢复畅通，再辅以利尿排毒，本条证则可迅速治愈。临床上只要是循环衰竭、脉弦而不很数，则可使用本方。

证治·枢阴病合表阴病（附子汤）

原文 305. 少阴病，身体痛，手足寒，骨节痛，脉沉者，附子汤主之。

从三部上讲，每部各自单独存在阴病的情况很少，常常是二部或三部合并存在而以某部为主。本条证则是以枢阴病为主而合并表寒证。条文冠以少阴病必有发热，发热时脉常见浮，如浮紧、浮数、浮缓等。今脉沉是循环衰竭，是枢阴病。身体痛，手足寒，骨节痛是表寒证，所以本条证是枢阴病合表寒证。那为什么治疗只用附子汤呢？这需从两个方面解释：一方面，本条证是以枢阴病为主，表寒证是由枢阴病而发的，从这个意义上讲，表寒证也可视为枢阴病的牵连证；另一方面，寒证常常是三部同时存在，在这种情况下总是以枢部为中心，也就是说真正的寒证发自枢部。所以治疗寒证的方子可以三部通用，比如桂枝汤、附子汤、真武汤、四逆汤等，都可三部通用。根据病情，轻者可用桂枝汤类，重者可用附子汤类。所以本条证以附子汤主之。

证治·枢阴病（四逆加人参汤）

原文 385. 恶寒，脉微而复利。利止，亡血也，四逆加人参汤主之。

甘草二两，炙　附子一枚，生，去皮，破八片　干姜一两半　人参一两

上四味，以水三升，煮取一升二合，去滓。分温再服。

本条是一个很重的枢阴病。恶寒是心阳不足的恶寒。脉微是

297

细小而无力，这是枢部气血衰少之故。这种情况下又加下利，随后下利止，这是气血丢失太多，机体几乎没有气血可供下利了，这是危候，是气血将脱，所以用四逆加人参汤主之。在这种情况下用人参一定要谨慎，从方中看，人参仅用一两，约 6 ～ 7 克，是附子的三分之一到四分之一。附子一枚约 20 ～ 30 克，而且是生用，作用更强。

证治·枢阴病合里阴病（吴茱萸汤、茯苓四逆汤）

原文 309. 少阴病，吐利，手足逆冷，烦躁欲死者，吴茱萸汤主之。

吴茱萸一升　人参二两　生姜六两，切　大枣十二枚，擘

上四味，以水七升，煮取二升，去滓。温服七合，日三服。

本条证病时在少阴时，是枢阴病合里阴病，病理的重点在全身平滑肌上，以血管和胃肠道为主。由于寒邪的侵犯，使全身的平滑肌极度痉挛，在里部造成吐利，在枢部造成气血运行不畅，全身气血供应不良，故见手足逆冷。严重者全身骨骼肌也有所痉挛。更严重的是心脏血管的痉挛，使心脏的供血不好。全身和心脏的血管都在痉挛，故烦躁欲死。吴茱萸汤重用吴茱萸一升约 20 ～ 30 克，以缓解全身平滑肌的痉挛，更辅以生姜六两，加强了对胃肠平滑肌乃至全身平滑肌的解痉作用，又辅以大枣缓急解痉，再以人参加强心脏功能。如此，全身平滑肌柔和了，心脏功能恢复了，全身的供血也就恢复了。

原文 69. 发汗，若下之，病仍不解，烦躁者，茯苓四逆汤主之。

茯苓四两　人参一两　附子一枚，生用，去皮，破八片　甘草二两，炙　干姜一两半

上五味，以水五升，煮取三升，去滓。温服七合，日二服。

本条之原发病是一个阴性病，在何部难以推测，但有一点是可以肯定的，就是有发热。这个发热是阴病的发热，是假热。发汗和攻下都是错误的，所以汗下之后病仍不解，热仍在而且出现了烦躁。这是因为原发病本来气血就不足，再加发汗和攻下，全身的气血就更不足了，枢部气血极度虚衰故见烦躁，这是心衰的烦躁。茯苓四逆汤是由四逆汤加人参再加茯苓四两而成，所以从病理上讲，本条与第385条证的基础是一样的，恶寒、脉微、四肢厥逆是应有证，又多了一个茯苓证，即小便不利。这是由于气血不足，机体为了保存气血，肾脏反射地不排尿了，这样水毒不能及时排走，反成了致病因素而障碍气血运行。本条证胃肠也有积水，所以在恢复全身气血和功能的同时，加强了利尿排毒。如此本证可治。

证治·枢阴病合表阴病（桂枝新加汤）

原文62. 发汗后，身疼痛，脉沉迟者，桂枝加芍药生姜各一两人参三两新加汤主之。

桂枝三两，去皮 芍药四两 甘草二两，炙 人参三两 大枣十二枚，擘 生姜四两

上六味，以水一斗二升，煮取三升，去滓。温服一升。本云桂枝汤，今加芍药、生姜、人参。

本条原发病是一个桂枝汤证，而错误地用麻黄汤发汗，使枢部虚寒，故出现了脉沉迟。同时表部寒也更重了，所以出现了身疼痛，这是表部肌肉痉挛之故。治疗上以桂枝汤加人参治枢阴病，加重生姜、芍药以缓解肌肉痉挛。本条证的重点症状是脉沉迟而弦。腹诊时中腹部腹肌痉挛较重，腹深部痉挛也较重而有压痛。否则不可用本方。

证治·枢阴病（桂枝甘草汤、苓桂枣甘汤）

原文 64. 发汗过多，其人叉手自冒心，心下悸，欲得按者，桂枝甘草汤主之。

桂枝四两，去皮　甘草二两，炙

上两味，以水三升，煮取一升，去滓，顿服。

发汗过多使枢部虚寒，枢部的虚使心脏自身的供血不足而出现严重的心慌，以至患者自己用双手按心，这个心指的是剑突下。由于腹主动脉的痉挛造成心下悸，这个心下在中脘下脘部。腹主动脉搏动亢进严重时，患者喜欢他人帮他在中下脘部由轻而重地按压且不要松手。桂枝甘草汤重用桂枝四两约 25 克，而且是顿服，这是针对枢部的寒特别是腹主动脉痉挛搏动亢进而设的，轻则恐难伏病。甘草既能辅桂枝解痉，又能扩充血容量以补虚。桂枝与甘草 2：1 的比例不可错。

原文 65. 发汗后，其人脐下悸者，欲作奔豚，茯苓桂枝甘草大枣汤主之。

茯苓半斤　桂枝四两，去皮　甘草二两，炙　大枣十五枚，擘

上四味，以甘澜水一斗，先煮茯苓减二升，纳诸药，煮取三升，去滓。温服一升，日三服。

作甘澜水法：取水二斗，置大盆内，以杓扬之，水上有珠子五六千颗相逐，取用之。

发汗后，由于气血热量的丢失，造成了枢部的虚寒，寒使腹主动脉痉挛搏动亢进。本条证腹主动脉痉挛的部位在脐下，以脐下腹主动脉和髂动脉为主。肾动脉也痉挛而肾供血不良，故必有小便不利。小便不利则水毒积于下焦，水毒的刺激更加重了血管的痉挛。实际上肠管也有由下而上的痉挛。由于下焦的痉挛，使气血向下运行受阻而有上返现象，严重时可使脑压突然升高而使

患者昏厥摔倒。患者自觉有气从少腹上冲胸脑，极度头晕欲倒或摔倒，仲景称之为奔豚。临床腹诊时腹主动脉搏动亢进主要在脐及脐下。治疗在桂枝甘草汤的基础上重加茯苓半斤，一则利尿去毒，二则茯苓对腹主动脉搏动亢进有抑制作用。再用大枣辅以缓解腹主动脉乃至少腹内的痉挛。痉挛开，气血向下运行畅顺则诸证可除。

证治·枢寒证（四逆汤）

原文 92. 病发热，头痛，脉反沉，若不差，身体疼痛，当救其里，四逆汤方。

甘草二两，炙　干姜一两半　附子一枚，生用，去皮，破八片

上三味，以水三升，煮取一升二合，去滓。分温再服。强人可大附子一枚，干姜三两。

本条按症状分析是枢寒证合表寒证，但从当救其里看是以枢寒证为主，表寒证是由于枢寒而得的，从这个意义上讲，表寒证可视为枢寒证的牵连证。发热是假热，是枢寒证的热。发热，头痛，身体痛，貌似麻黄汤证类，但脉反沉就把表证否定了，表证是不应有脉沉的。本条证的辨证要点是脉反沉。不管表部病证的症状如何俱全，只要脉沉就不可单以表证论治，切记。这里的不以表证论治指的主要是表实证和表热证，即麻黄汤证类、大青龙汤证类及葛根麻黄汤证类。至于桂枝汤证类的方子，即便错投后果也不会很严重，因为三阴病的方子是可以通用的，只不过是依病位的主次和病证的轻重缓急，选择不同罢了。

原文 323. 少阴病，脉沉者，急温之，宜四逆汤。

甘草二两，炙　干姜一两半　附子一枚，生用，去皮，破八片

上三味，以水三升，煮取一升二合，去滓。分温再服。强人可大附子一枚，干姜三两。

本条叙证较少，仅少阴病脉沉。少阴病是少阴时发病而有发热，当然还有其他症状。但就凭少阴时发热而脉沉细微即可定为枢寒证，应以四逆汤类的方子急温之，否则易阳脱而有生命危险。若错投他药，后果更危险。

证治·三阴合证（四逆汤）

原文353. 大汗出，热不去，内拘急，四肢疼，又下利厥逆而恶寒者，四逆汤主之。

甘草二两，炙　干姜一两半　附子一枚，生用，去皮，破八片

上三味，以水三升，煮取一升二合，去滓。分温再服。若强人，可用大附子一枚，干姜三两。

本条证是三部寒证相合。当三阴病特别是三阴寒证相合时，必是以枢寒证为中心，因为循环系统是全身的生命源泉，只要循环不衰竭，表里两部的病证就易治。

本条证是假热，故大汗出而热不去，而且是越大汗出，气血丢失越多，三部越虚寒，热越高。此证如果大汗出而热随之去，则阴阳竭，必死。里部寒而痉挛，故内拘急而下利，内拘急需腹诊而得；表部寒而见四肢痛；枢部寒而见厥逆、恶寒。因三阴病从三部上是比较模糊的，是很难分清的，常常是互为因果，症状互见，所以说三阴病常常是整体的。本条证实际上就是一个整体的寒证。治疗应以四逆汤急温之。

原文354. 大汗，若大下，利而厥冷者，四逆汤主之。

大汗，气血和热量从表部丢失；大下，气血和热量从里部丢失；这就使三部皆寒而且很重，证见利而四肢厥冷，故以四逆汤

主之。

原文388. 吐利，汗出，发热，恶寒，四肢拘急，手足厥冷者，四逆汤主之。

甘草二两，炙 干姜一两半 附子一枚，生，去皮，破八片

上三味，以水三升，煮取一升二合，去滓。分温再服。强人可大附子一枚，干姜三两。

这是一个较重的三阴寒证。发热是假热。吐利是里部寒，四肢拘急是表部寒，汗出、恶寒、四肢厥冷是枢部寒。三部俱寒，故以四逆汤主之。本条发热、汗出、恶寒有点像桂枝证，一定要结合吐利、四肢拘急、手足厥冷等定证。

原文389. 既吐且利，小便复利而大汗出，下利清谷，内寒外热，脉微欲绝者，四逆汤主之。

这是较前几条更严重的一个三阴寒证。既呕吐又下利，这就使气血津液大伤。这种情况是不应有小便和汗出的，即便有也很少，因为尿、汗都是津液。今小便由不利反利，且大汗出，同时又见下利清谷，脉微欲绝，虽大汗出却仍有外热，这是阴阳将绝，三部气血将脱，各部生理功能衰竭之危候。表部将脱而见大汗；里部将脱而见下利清谷；枢部将脱而见脉微欲绝、小便复利。里寒是腹腔温度很低，胸腔温度也低；外热是气血外浮，浮阳外越将脱之热。本条证很重，急以四逆汤救逆。

原文317. 少阴病，下利清谷，里寒外热，手足厥逆，脉微欲绝，身反不恶寒，其人面色赤。或腹痛，或干呕，或咽痛，或利止脉不出者，通脉四逆汤主之。

甘草二两，炙 附子大者一枚，生用，去皮，破八片 干姜三两，强人可四两

上三味，以水三升，煮取一升二合，去滓。分温再服，其脉

即出者愈。面色赤者，加葱九茎；腹中痛者，去葱，加芍药二两；呕者，加生姜二两；咽痛者，去芍药，加桔梗一两；利止脉不出者，去桔梗，加人参二两。病皆与方相应者，乃服之。

本条证是以枢寒为中心之三阴寒证。言少阴病是病发于少阴时而发热，此热是里寒外热之假热。下利清谷是里寒极；手足厥逆是表寒极；脉微欲绝是枢寒极。其中，枢寒是中心。尤其严重的是身反不恶寒，这是寒凝于内，逼阳于外，里部温度已很低，各组织已收缩痉挛至极，气血供应很少，把仅有的气血大多逼于外，故身反不恶寒。通脉四逆汤，加重附子用量约 40 克和干姜用量约 20 克，尤其是干姜用量较四逆汤增加一倍，以加大强心通脉的力量。气血被逼于头部而稍有充血，故面色赤，加葱以通气血回归里部之通路；腹痛是里部肠痉挛，加芍药以缓解之；呕是胃寒逆蠕动，加生姜以温胃降逆；咽痛是气血上逼，咽部充血而发炎，故去芍药加桔梗稍清热消炎；利止，脉不出是气血将竭，心缩无力，加人参以强心而使脉出。本条证的辨证要点是下利清谷、脉微欲绝和手足厥逆。这是三阴病都重了，特别是里部和枢部衰竭很重了，所以用通脉四逆汤。

原文 390. 吐已下断，汗出而厥，四肢拘急不解，脉微欲绝者，通脉四逆加猪胆汁汤主之。

甘草二两，炙　干姜三两，强人可四两　附子大者一枚，生，去皮，破八片　猪胆汁半合

上四味，以水三升，煮取一升二合，去滓，纳猪胆汁。分温再服，其脉即来。无猪胆，以羊胆代之。

吐已下断是气血将竭，无物可吐可利，这是里部将脱；汗出而厥，四肢拘急不解是表部将脱；脉微欲绝是枢部将脱。总以枢部心衰为中心，故以通脉四逆汤主之。猪胆汁是动物类药物，稍寒，但不助机体之寒，只能起到镇摄浮阳、使表部特别是上部血管稍收缩、将气血收回里部的作用。供参考。

原文 314. 少阴病，下利，白通汤主之。

葱白四茎　干姜一两　附子一枚，生，去皮，破八片。

上三味，以水三升，煮取一升，去滓。分温再服。

本条叙证很简单，仅言少阴病，下利。少阴病是病发于少阴时且发热，下利是里寒。从用白通汤主之看，应有一个葱白证面赤。这是气血被里寒逼于上部而头面稍有充血所致。从方名叫白通汤看，这是气血格于上而不能下，需用葱白缓开气血下行之通路而使上部气血返回里部。本条是一个浮阳上越的戴阳证。临证还需腹诊以助诊断。

原文 315. 少阴病，下利，脉微者，与白通汤。利不止，厥逆无脉，干呕，烦者，白通加猪胆汁汤主之。服汤，脉暴出者死，微续者生。

葱白四茎　干姜一两　附子一枚，生，去皮，破八片　人尿五合　猪胆汁一合

上五味，以水三升，煮取一升，去滓，内胆汁、人尿，和令相得。分温再服。若无胆，亦可用。

本条证是在第 314 条证的基础上稍有不同。少阴病，下利，脉微，这是第 314 条证，与白通汤。若与白通汤后利不止，由脉微成厥逆无脉，又见干呕，烦者，这是里寒更甚，浮阳更浮的表现，白通汤已不能胜任。利不止是里部下寒更甚；烦是浮阳上越更甚，气血冲于脑，大脑充血而热，故烦。人尿、猪胆汁稍寒，能抑制大脑兴奋，使上浮之气血回到里部。人尿与猪胆汁一样，既能清上部之热，又不助里部之寒。如植物类寒药特别是矿物类寒药万不可用，若用之，可使里部和枢部的寒更甚，机能更抑制而危及生命。因为证候很危重，即使用白通加猪胆汁汤能否治愈也在两可之间，若正气尚有生机，则服药后脉渐渐恢复而转愈；若脉突然洪大，那是三部气血将绝的表现，预后不良。

证治·枢寒证（干姜附子汤、桂枝去芍药汤、桂枝去芍药加附子汤、芍药甘草附子汤、桂枝去芍药加蜀漆牡蛎龙骨救逆汤、桂枝甘草龙骨牡蛎汤）

原文 61. 下之后，复发汗，昼日烦躁不得眠，夜而安静，不呕，不渴，无表证，脉沉微，身无大热者，干姜附子汤主之。

干姜一两　附子一枚，生用，去皮，破八片

上二味，以水三升，煮取一升，去滓。顿服。

本条的下和发汗都是错误的，先是把桂枝汤证当承气汤证治疗，下后热仍不解又用麻黄剂发汗，这样造成寒证。现证不呕是里寒不重；不渴是无热证，也无里阴病的五苓散证；脉沉微是枢部虚寒严重了；身无大热是有低热，是假热，是机体衰竭反应不起来了。昼日烦躁不得眠是白天患者有低热而烦躁不得眠，这是因为白天机体借天阳之气尚能与邪稍争。到夜间天气转阴，机体无力以争，故安静。这是极严重的一个枢寒证，故治疗用干姜附子汤急回其阳。干姜附子汤用附子一枚且生用，而干姜只用一两，可知本条证的重心在枢部。服法是顿服，而且不用甘草，是为了取其速效，可知病情严重。

原文 21. 太阳病，下之后，脉促，胸满者，桂枝去芍药汤主之。

桂枝三两，去皮　甘草二两，炙　生姜三两，切　大枣十二枚，擘

上四味，以水七升，煮取三升，去滓。温服一升。本云桂枝汤，今去芍药，将息如前法。

原文 22. 若微寒者，桂枝去芍药加附子汤主之。

桂枝三两，去皮　甘草二两，炙　生姜三两，切　大枣十二枚，擘　附子一枚，炮，去皮，破八片

上五味，以水七升，煮取三升，去滓。温服一升。本云桂枝汤，今去芍药，加附子，将息如前法。

上两条是程度不同的一个证。第 21 条太阳病是一个桂枝汤证，医者误当承气汤证而用了下法，使里部和枢部不仅寒而且虚了，这个虚主要是迷走神经功能不足了，所以出现了脉促胸满。脉促是脉率很快，约每分钟 130 次以上。由于心率的虚性加快，每搏输出量大大下降，全身血液循环速度大大减慢。胸满的部位在胸腔和剑突下上脘部，其满的原因有二：一是由于心衰，肺和胃都有郁血；二是由于误下使平滑肌极虚而松弛，排空不良。芍药有抑制迷走神经、缓解平滑肌痉挛的作用，于脉促胸满不利，故去之。第 22 条证是在第 21 条证的基础上又增加了恶寒，这是枢阴病的恶寒，主要是背恶寒，故加附子以强心阳。由此看来，芍药是在脉迟弦、胃肠痉挛的情况下用之好，反之不用。

原文 68. 发汗，病不解，反恶寒者，虚故也。芍药甘草附子汤主之。

芍药　甘草炙，各三两　附子一枚，炮，去皮，破八片

上三味，以水五升，煮取一升五合，去滓。分温三服。疑非仲景方。

本条一开头说发汗，原是什么病证，用什么方发汗较难推测，但有一点是肯定的，就是有发热，没有发热是不可能发汗的。至于病不解，是什么病不解也难推测，但有一点也是肯定的，就是热没退。反恶寒说明原本不恶寒或恶寒很轻。今恶寒加重，这是枢部阳衰了，故说虚故也，这是一个附子证。芍药甘草

汤以解痉为主，如第 29 条的脚挛急，所以本条还应有痉挛之证，在何部位，从条文很难找到。临床上无论什么部位痉挛，如符合本条证病理即可用此方治疗，如腹痛、心绞痛、胆绞痛、肾绞痛、表部肌肉痉挛疼痛等。如果把这一条附到第 29 条后，可能好解一点。供参考。

原文 112. 伤寒脉浮，医以火迫劫之，亡阳，必惊狂，卧起不安者，桂枝去芍药加蜀漆牡蛎龙骨救逆汤主之。

桂枝三两，去皮　甘草二两，炙　生姜三两，切　大枣十二枚，擘　牡蛎五两，熬　蜀漆三两，洗去腥　龙骨四两

上七味，以水一斗二升，先煮蜀漆，减二升，纳诸药煮取三升，去滓。温服一升。本云桂枝汤，今去芍药，加蜀漆、牡蛎、龙骨。

伤寒脉浮是病在表，当发汗。但医者以火法强夺其汗，汗出过多，造成枢部虚寒。心脏自身供血也不足，心率快而心律不齐，所以惊狂、卧起不安。因心率快而去芍药，因惊狂、卧起不安而加牡蛎、龙骨以镇惊安神。这里再强调一下，疾病的成因是参考，现证的病位病性是依据，只要现证符合该条证的病理，即可用该方治疗。

原文 118. 火逆下之，因烧针烦躁者，桂枝甘草龙骨牡蛎汤主之。

桂枝一两，去皮　甘草二两，炙　牡蛎二两，熬　龙骨二两

上四味，以水五升，煮取二升半，去滓。温服八合，日三服。

本条证是误用火法、下法、烧针使气血大伤而成枢寒证，是在第 64 条证的基础上增加了烦躁，但较第 112 条证的惊狂、卧起不安又轻，故以桂枝甘草龙骨牡蛎汤主之。本条也是心率快而

偶有心律不齐，腹主动脉搏动也亢进。

证治·三阴合证（真武汤）

原文 316. 少阴病，二三日不已，至四五日，腹痛，小便不利，四肢沉重疼痛，自下利者，此为有水气。其人或咳，或小便利，或下利，或呕者，真武汤主之。

茯苓三两　白芍三两　白术二两　生姜三两，切　附子一枚，炮，去皮，破八片

上五味，以水八升，煮取三升，去滓。温服七合，日三服。若咳者，加五味子半升，细辛一两，干姜一两；若小便利者，去茯苓；若下利者，去芍药，加干姜二两；若呕者，去附子，加生姜，足前为半斤。

本条是三阴合证而以枢寒和里寒为主。少阴病是病发于少阴时且发热。二三日不已，至四五日，这主要是说热不退，病情有所发展。继而出现腹痛下利，这是里寒重了；小便不利，是枢寒重了；四肢疼痛是表寒重了。这是由于枢寒而气血运行缓慢，加之肾血管痉挛，水湿不能及时排走，滞留于里部、表部而成。如果水湿积于肺而咳，就加五味子、细辛、干姜温肺化痰止咳；若下利，是里部寒湿重，去芍药加干姜以温里；若呕，加重生姜以温胃止呕。本方加减只是示范，临床情况复杂，应视证情而定。

证治·枢寒证合表实证（麻黄附子细辛汤、麻黄附子甘草汤）

原文 301. 少阴病，始得之，反发热脉沉者，麻黄细辛附子汤主之。

麻黄二两，去节　细辛二两　附子一枚，炮，去皮，破八片

上三味，以水一斗，先煮麻黄，减二升，去上沫，纳诸药，煮取三升，去滓。温服一升，日三服。

原文 302. 少阴病，得之二三日，麻黄附子甘草汤微发汗。以二三日无证，故微发汗也。

麻黄二两，去节　甘草二两，炙　附子一枚，炮，去皮，破八片

上三味，以水七升，先煮麻黄一两沸，去上沫，内诸药，煮取三升，去滓，温服一升，日三服。

上两条都是枢寒证合表实证，为了便于讨论，把两条一起学习，这两条是相互对举，相互对照，相互区别。第 301 条说少阴病始得之，第 302 条说少阴病得之二三日，这是说两条证的发病时间都在少阴时，但病程不一样。按常理说，作为阴病应该是始得之轻而二三日重，但这两条不是这样的，第 301 条虽始得之，但反发热脉沉，这里的发热是表实证的发热，当然还有恶寒，头痛，身痛，无汗等，如无这些症是不会用麻黄的，既然是表实证的发热，脉就应该是浮紧，但今是脉沉，证与脉不统一，所以说反发热脉沉。这里的"反发热脉沉"不能断句为"反发热，脉沉"，因为六病本来就都有发热的症状，没有"反"的道理。这个脉沉是枢寒证的脉。所以说发热和脉沉是两个证，即表实证和枢寒证的代表证。

这两个证是不是各自独立的呢？不是的，它们是有一定因果关系的。这类患者大多平素枢部就寒，心阳就不足，循环就弱，当病邪侵犯时，虽侵犯表部，但对枢部也有抑制作用而使枢部更寒。这样，表部没有足够的气血抗邪外出而形成枢寒表实的病理和发热脉沉的状态。这个脉沉是沉细。第 302 条证虽得之二三日，但无证，只需用麻黄附子甘草汤微发汗。既然说需微发汗，那必有发热、恶寒，头痛，身痛，无汗等表实证，这与第 301 条是一样的。

那么为什么说无证呢？这是没有脉沉，但也不是脉浮紧，只是与第301条对比不像第301条那样沉细而已。这样看来第301条证虽始得之，但枢寒较重，第302条虽得之二三日，但较轻。所以，第301条证治以麻黄附子细辛汤，而第302条证治以麻黄附子甘草汤。两个方差在细辛与甘草上，细辛是个温里药，且能温里而达表，与附子温里达表以助麻黄发汗，使该方力大效速。甘草主要有补虚缓急作用，助附子温里，制麻黄力猛，所以是微发汗。

通过以上分析，可以看出仲景教我们一个道理，辨证时总应以病证的本质为主，病程的长短只作参考。第301条始得之却重，第302条得之二三日反轻。反过来，若始得之发热但无脉沉也可用麻黄附子甘草汤，二三日发热脉沉则应该用麻黄附子细辛汤。

证治·枢虚证（炙甘草汤）

原文177. 伤寒脉结代，心动悸，炙甘草汤主之。

甘草四两，炙　生姜三两，切　人参二两　生地黄一斤　桂枝三两，去皮　阿胶二两　麦门冬半升，去心　麻仁半升　大枣三十枚，擘

上九味，以清酒七升，水八升，先煮八味，取三升，去滓，纳胶烊消尽。温服一升，日三服。一名复脉汤。

本条证是一个以虚为主的枢阴病，因是以虚为主，故归枢虚证。世界上的任何事物，标准是相对的，不标准是绝对的，标准是人们理论上的概括总结，不标准是事物的实际存在。

本条叙证虽少，但很准确。脉结代、心动悸都是循环系统的直接脉证，也是临床上的常见症状，其病因是多方面的。本条做了严格的限制就是"伤寒"，是因伤寒出现脉结代、心动悸。

本条证的虚主要是两个方面：一是循环系统血容量不足，二是心肌收缩无力。

为什么会血容量不足呢？有两种可能：一是患者平素气血就不足，血容量就少，枢部的功能就弱，当伤寒时，病邪进一步抑制了枢部的功能，使枢部气血更不足，血容量更少；二是患伤寒后治疗不当，汗下太过，气血丢失过多而使血容量不足。

心肌为什么会收缩无力呢？这也有两方面的原因：一是枢部血容量不足，心脏自身的供血不足；二是病邪直接侵犯心肌，损害心肌而使心肌收缩无力。由于气血的不足和病邪对心肌的损害，使心跳的节律失常而出现脉结代，心肌收缩无力便努力代偿而出现心动悸，常常还会有短气。

治疗用炙甘草汤，方中重用炙甘草四两约25～30克。炙甘草是提高血浆渗透压、增加血容量进而提高血压的一味好药，其再合生地、阿胶、麦冬、麻仁、大枣，能在快速增加血容量的同时增加血液的生理成分；人参能增强心肌的收缩力和血管的张力，再辅以桂枝、生姜、清酒强心而暖肠胃，使循环功能恢复，营养物质来源旺盛，脉结代、心动悸自然消除。

证论·枢阴病不可发汗

原文 285. 少阴病，脉细沉数，病为在里，不可发汗。

少阴病发热而脉细沉数，知不在表。细是血管内血液很少；沉是心肌收缩无力，气血对血管的鼓动无力；数是每搏输出量少而心跳代偿加快。这是一个枢阴病，故说病为在里，需温阳补虚，不可发汗，若强发汗则易虚脱。治宜四逆加人参汤。供参考。

原文 286. 少阴病，脉微，不可发汗，亡阳故也。阳已虚，尺脉弱涩者，复不可下之。

本条证也是一个枢阴病，也是少阴时发病而发热。因后面以尺脉弱涩对举，故知前面的脉微是寸脉微。寸脉主表，这是表部已很虚了，故不可发汗。同时又见尺脉弱涩，尺脉主里部，这是里部也虚寒了，所以不可攻下。治疗也可用四逆加人参汤。供参考。

证论·枢寒证自愈

原文 287. 少阴病，脉紧，至七八日，自下利，脉暴微，手足反温，脉紧反去者，为欲解也。虽烦，下利，必自愈。

本条是论述枢寒证自愈的过程和表现。从条文用两个反字看，本条证的原始证是少阴时发病，发热、脉紧、手足厥逆、不大便，这是一个枢寒证。发热是枢寒证的假热；脉紧、手足厥逆是寒而血管极度痉挛，气血运行不畅；不大便是肠管极度痉挛而不蠕动。由于里寒将气血逼向了表部，所以脉紧而较有力。至七八日即一个周期出现了下利、脉暴微、手足反温、脉紧反去，这是机体阳气逐渐恢复。血管和肠管的痉挛缓解了，气血也逐渐回到里部，里部的气血供应逐渐恢复正常，所以出现自己大便，这是里部功能恢复而排积污。脉紧去而转微是血管痉挛缓解，气血渐回里部。手足温是末梢循环恢复了。因此，虽因阳复稍有点烦，但很快就会利止烦去而愈。本条论述的是枢阴病经机体自身的抗损害而自愈的情况，在实践中遇到此证若治疗正确，其恢复的情况也是这样的。

证论·枢阴病可治者

原文 288. 少阴病，下利，若利自止，恶寒而蜷卧，手足温者，可治。

本条证从发病时间和原始症状看，是一个枢阴病而累及里部，枢阴病下利是里部虚寒也重了。枢阴病下利而利止有两种情况：一是气血将竭无物可利，如第390条下断就是无物可利了；二是里阳渐复，里部的功能渐复。本条证属第二种情况。第390条利止后见汗出而厥，四肢拘急不解，脉微欲绝，一派三部将脱之象。本条证利止后见恶寒而蜷卧，手足温。恶寒是枢阴病的正常症状，蜷卧是身体弯曲而卧，是一种安静的状态，毫无烦躁的表现，加之手足温，这是一个不很严重的枢阴病，还没有衰竭到已脱的程度，故可治。治用干姜附子汤、四逆汤之类。供参考。

原文289. 少阴病，恶寒而蜷，时自烦，欲去衣被者，可治。

这是在上条证的病理基础上出现时自烦、欲去衣被。这个时自烦不是心衰的时自烦，而是枢部功能逐渐恢复，全身循环逐渐恢复，机体内外温度也逐渐恢复平衡，原来因恶寒加盖衣被很多，现因枢部、里部的温度逐渐恢复，故有点热烦，欲将衣被减少。这是向愈的表现，故可治。

原文290. 少阴中风，脉阳微阴浮者，为欲愈。

这条的少阴中风也是个枢阴病。阴病之脉以阳浮阴弱为重，阳微阴浮为轻。阳浮阴弱是寸脉浮尺脉弱，气血被逼于表部故寸脉浮，里部气血不足故尺脉弱。今是阳微阴浮，阳微是不浮，阴浮是不弱。这是气血渐归里部，里部气血渐复，故为欲愈。

原文292. 少阴病，吐，利，手足不逆冷，反发热者，不死。脉不至者，灸少阴七壮。

本条少阴病也是枢阴病。枢阴病，吐，利，这是合里阴病。但手足不逆冷反发热，这是表部循环还好，三部只有两部较衰竭，故不死。最后说脉不至者，灸少阴七壮，这也正确，但恐效果不佳，不如用药好。这一句恐不是张仲景的原文。

证论·枢阴病不可汗

原文 294. 少阴病，但厥，无汗，而强发之，必动其血。未知从何道出，或从口鼻，或从目出者，是名下厥上竭，为难治。

本条是一个严重的枢阴病误治案。病发于少阴时，发热而厥，热是假热，是里寒极盛将气血逼于表部而以头面部为主，形成里寒外热的格阳证。但表部还未脱，故无汗。医者不识真谛，无视病时和厥逆，将发热无汗误认为是表实证而以麻黄汤类方药强发汗，这使本来就充血的表部特别是头面部更加充血，乃至口腔、鼻腔、眼睛的黏膜也充血而使小血管破裂并出血。这样，里部原本已厥，上部又出血，使逼于表部的气血经出血而丢，这就使表部、里部的气血都竭了，故曰下厥上竭。格阳证时表部自汗就已经很严重了，今是直接出血，那就更严重了，所以说难治。

证论·三阴合病不治证

原文 295. 少阴病，恶寒，身蜷而利，手足逆冷者，不治。

以下数条都是三部功能严重衰竭难以救治的重证。在症状表现上凡冠以少阴病者，发热是共有的，其他症状有别，或三部症状都严重，或某部的症状突出。本条证三部虚寒极重，三部功能将绝，故说不治。

原文 296. 少阴病，吐，利，躁烦，四逆者，死。

本条证出现躁烦是心衰已极重，是将死之表现，故死。躁是躯体四肢出现无意识的躁扰，这是脑将死的表现。

原文 297. 少阴病，下利止而头眩，时时自冒者，死。

本条下利止是气血已竭，无物可利了。大脑已基本无气血可供而时时休克，故死。

原文 298. 少阴病，四逆，恶寒而身蜷，脉不至，不烦而躁者，死。

本条证之不烦而躁是患者大脑已严重缺血缺氧而失去知觉，

只是四肢躁动不安，这是濒临死亡了。

原文 299. **少阴病六七日，息高者，死。**

本条之息高是枢部心衰加表部呼吸衰竭，呼吸十分困难，故死。

原文 300. **少阴病，脉微细沉，但欲卧，汗出不烦，自欲吐，至五六日，自利，复烦躁不得卧寐者，死。**

本条证始得还较轻，心衰还不极严重，故汗出不烦。发展到一个周期，出现下利而烦，这是心衰已严重，里部也脱了，故曰死。

原文 343. **伤寒六七日，脉微，手足厥冷，烦躁。灸厥阴，厥不还者，死。**

本条证三部虚寒极重，心衰已极，无论是用灸法，还是用药物治疗，厥不还者死。

原文 362. **下利，手足厥冷，无脉者，灸之。不温，若脉不还，反微喘者，死。少阴负趺阳者，为顺也。**

本条证厥逆无脉，经抢救治疗，手足不转温，脉也不还，反微喘，是心衰已极，将死也。

证论·寒厥不可下

原文 330. **诸四逆厥者，不可下之，虚家亦然。**

本条诸四逆厥者指的是寒厥，是循环衰竭。寒厥虽有发热或不大便，但绝不可下，下之恐速脱而死。实热之厥则另当别论，如第 335 条证的"厥应下之"。虚家亦然是说一切虚寒证都不可轻用下法，否则易加重病情。

证论·厥利并见的预后

原文 332. **伤寒，始发热六日，厥反九日而利。凡厥利者，当不能食，今反能食者，恐为除中。食以索饼，不发热者，知胃**

气尚在，必愈。恐暴热来出而复去也。后三日脉之，其热续在者，期之旦日夜半愈。所以然者，本发热六日，厥反九日，复发热三日，并前六日，亦为九日，与厥相应，故期之旦日夜半愈。后三日脉之，而脉数，其热不罢者，此为热气有余，必发痈脓也。

本条论述的是厥利并见的预后的诊断方法。伤寒始发热六日，厥反九日并出现下利，厥多热少是阳衰较重，复又见下利，这是枢部里部衰竭并重的表现，此时患者当不能食，如果反能食，这恐怕是里部功能将绝的一种反常的回光返照。如何诊断呢？可适当给吃点食物，如果食后不发热，这是里部的功能尚在，可治愈。如果食后突然发热，是由于食物的刺激，进一步加重了里部的衰竭乃至全身的衰竭，把仅有的一点气血逼向表部，是假热，热很快就退了，人就要死了。仲景将这种证叫作"除中"。如果食后发低热，且热没有退，再过一天热仍在，这是机体利用食物之精与病邪抗争之表现，可能到第三天热退。因为始发热六日，后发热三日，共九日，与厥的日数相等，故可热退。如果过三日脉数而热不退，这是有局部化脓性感染。

证论·枢寒证误治

原文 333. 伤寒，脉迟六七日，而反与黄芩汤彻其热。脉迟为寒，今与黄芩汤复除其热，腹中应冷，当不能食。今反能食，此名除中，必死。

伤寒脉迟是伤寒发热而脉迟，并迟而无力。这说明是假热，是枢寒证的热，心脏已经衰弱了。到一个周期热仍不退，可知寒更重了。本该用干姜附子汤之类回阳，但医者不知，反用黄芩汤退其热。这是雪上加霜，使枢部里部更寒，功能更微。里部寒甚当不能食，此种情况如正确治疗尚或可救。如反能食，这是里部功能将绝的回光返照，必死无疑。这与第332条的除中是一样的。

证治·枢阴病（可灸）

原文349. 伤寒脉促，手足厥逆，可灸之。

本条是一个极严重的枢阴病。伤寒发热脉促，手足厥逆，这是严重的循环衰竭了。脉率在每分钟130次以上，末梢已严重供血不良了。此时应以四逆汤、通脉四逆汤之类急救。灸是可以的，但恐效果不济。

证论·枢阴病误治

原文60. 下之后，复发汗，必振寒，脉微细。所以然者，以内外俱虚故也。

本条原发病是一个阴病，下和汗都是错误的，是下之后热仍在而又复发汗。下使里部更虚寒，发汗又使表部更虚寒，这样三部的气血很少了，功能很弱了，故必振振恶寒，脉微而细。治疗当用四逆汤、四逆加人参汤之类方。供参考。

原文119. 太阳伤寒者，加温针必惊也。

本条证与第112条、第117条、第118条证是一样的，虽冠以太阳伤寒，实际是一个桂枝汤证。桂枝汤证的治疗是由温里而达表。此用温针只加强表部循环，将里部的气血强夺到表部，使里部更虚寒，进而使枢部的气血也很少，心脏自身的供血也很不足，故易惊悸。治疗用桂枝甘草龙骨牡蛎汤为好。供参考。

证论·枢阴病脉紧汗出

原文283. 病人脉阴阳俱紧，反汗出者，亡阳也。此属少阴，法当咽痛而复吐利。

此条脉证相反，遇此证应特别注意。根据第3条脉阴阳俱紧当是表阳病，应无汗。今反汗出，这是寒极，气血从表部亡脱，这是枢阴病合表阴病。又见吐利是三阴合病了。咽痛是个假热证，是寒极甚，将气血逼向咽部，咽喉有点充血发炎，这是一点假热。治疗用白通加猪胆汁汤较好。供参考。

证论·枢阴病脉结代

原文178. 脉按之来缓，时一止复来，名曰结；又脉来动而中止，更来小数，中有还者反动，名曰结，阴也。脉来动而中止，不能自还，因而复动者，名曰代，阴也。得此脉者必难治。

本条结代脉都是心律不齐，都是枢部虚寒衰弱了。如是慢性病尚或可缓图，今是伤寒急性病，那就严重了，需急治之。无论何病，见此脉都是心功能不正常，枢部衰弱，全身供血不良，故难治。

证论·枢阴病不可下

原文347. 伤寒五六日，不结胸，腹濡，脉虚，复厥者，不可下，此亡血，下之死。

伤寒发热五六日，不结胸，腹诊时腹肌和腹内柔软无力，脉又虚，这是气血严重不足了，此种情况虽有不大便也不可下，应该用四逆加人参汤之类方急救治疗。但医者不知，反认为热是里阳病而用下法，下利后气血必尽，功能必绝，故死。

证论·三阴合证下利难治

原文348. 发热而厥，七日，下利者，为难治。

这个发热而厥是寒厥，是三部皆寒。到一个周期仍不愈，三部的气血被热消耗得更少了，三部更虚寒了，此时若见下利，是里部先脱了，故为难治。应以四逆汤类方急救之。供参考。

三、枢部并病

主要症状：胸胁苦满，心烦喜呕，寒热往来，心悸。

治疗代表方：小柴胡汤。

柴胡 30 克　黄芩 15 克　人参 10 克　生姜 15 克　半夏 15 克　生甘草 15 克　大枣 6 枚。

上药以水 1200 毫升，煮取 700 毫升，去滓，再煮取 400 毫升。温分三服。禁忌按常规。

证治·枢部并病（小柴胡汤）

原文 96. 伤寒五六日，中风，往来寒热，胸胁苦满，嘿嘿不欲饮食，心烦喜呕。或胸中烦而不呕，或渴，或腹中痛，或胁下痞硬，或心下悸、小便不利，或不渴身有微热，或咳者，小柴胡汤主之。

柴胡半斤　黄芩三两　人参三两　半夏半升，洗　甘草炙　生姜切，各三两　大枣十二枚，擘

上七味，以水一斗二升，煮取六升，去滓，再煎取三升。温服一升，日三服。若胸中烦而不呕者，去半夏、人参，加栝楼实一枚；若渴，去半夏，加人参合前成四两半，栝楼根四两；若腹中痛者，去黄芩，加芍药三两；若胁下痞硬，去大枣，加牡蛎四两；若心下悸、小便不利者，去黄芩，加茯苓四两；若不渴、外有微热者，去人参，加桂枝三两，温覆微汗愈；若咳者，去人参、大枣、生姜，加五味子半升，干姜二两。

枢部没有独立的空间位置，其大多是穿插于表部和里部，所以枢部病往往从里部和表部表现出来，尤其是枢部的非寒非热非虚非实但又似寒似热似虚似实的中间状态的并病，也主要表现在表里两部。从这个意义上讲，枢部的并病也是一个全身整体的并病。

本条的枢部并病是一个小柴胡汤证。本证主要的病理状态是里部较虚寒，枢部有较轻的虚、热、实，表部或寒或热。这类患

者往往平素就有这种亚健康状态的基础，一旦被外邪侵犯而发病时便易形成这种病理状态。伤寒五六日已近一个周期，开始是何证不详，现已成小柴胡汤证了。心烦是枢部有点热，嘿嘿是表情无精打采，这是近似但欲寐的病理而较轻的枢虚。胸胁苦满是枢部的循环特别是淋巴的回流不畅，积于胸胁而满，腹诊时沿肋骨弓下缘按压，其腹肌痉挛紧急，患者自觉胸膈上下满闷且按压时加重，这是枢部的实。喜呕不欲食是里部有些虚寒。表部的寒热往来是三部的病理共同形成的。

本证的突出问题是枢部的实。枢部沟通表里，由于枢部的实使表里的沟通发生障碍，使表里的功能受到了一定的影响。病邪侵入机体，机体需大量的气血与病邪抗争，由于上述的病理，里部虚寒，难以吸收足够的营养以供机体抗病，枢部又不能通畅地转输表里气血，所以给机体战胜病邪造成了困难。但是这些病理又不很严重，通过各部的努力和积累，时而能与病邪抗争，抗争时出现先寒战后发热，但终不能战胜病邪而正气又衰，故又热退身凉，如此反复而出现寒热往来。

小柴胡汤正是针对这种病理而设，柴胡重用半斤约 $50 \sim 60$ 克，柴胡是疏通枢部的实特别是淋巴系统的实从而沟通表里，提高正气的一味好药。半夏、生姜、大枣温补里部的虚寒以提高里部的消化吸收功能，以给机体提供足够的营养。人参、大枣、甘草补枢部的虚，强心以加强气血的循环。这样使全身气血表里会通畅达，正气旺盛，战病邪而胜之，则本证可愈。

本方的加减也很重要，若胸中烦而不呕，说明里部胃寒不很重，而胸中的热较重，心、肺乃至整个胸腔充血较重，温度较高，故去强心之人参而加去热宽胸之栝楼；若渴是津液不足，故去温燥之半夏，加生津止渴之栝楼根；若腹中痛，是里部寒较重而胃肠痉挛，故去苦寒之黄芩而加解痉挛之芍药；若胁下硬满，是横膈下壅塞较重，肝脾也郁血较重，故去较腻之大枣而加软坚散结之牡蛎；若心下悸、小便不利，是里寒较重而水毒不去，故去苦寒之黄芩而加利尿镇悸之茯苓；若不渴、外有微热，是里寒外热，故去补虚之人参而加辛温之桂枝以温里达外，并稍盖被物令微汗出；若咳，是表部肺寒，故去易生痰之人参、大枣，以温力较强的干姜易生姜并加止咳之五味子。以上虽列举了这么多的随证加减，但仍不能覆盖临床的诊治实际，临床上还应根据实际情况灵活掌握，扩大加减使用范围。

原文148. 伤寒五六日，头汗出，微恶寒，手足冷，心下满，口不欲食，大便硬，脉细者，此为阳微结，必有表，复有里也。脉沉，亦在里也。汗出为阳微，假令纯阴结，不得复有外证，悉入在里。此为半在里半在外也。脉虽沉紧，不得为少阴病，所以然者，阴不得有汗。今头汗出，故知非少阴也，可与小柴胡汤。设不了了者，得屎而解。

本条是论述枢部的空间位置、与表里的关系及其病理特点和症状表现的最好的一条条文。条文开始说伤寒五六日，病程已有一个周期，原发病是什么证没有说，但有一点是肯定的，就是有发热。接着描写现症状，把所描写的现症状按六病归类，那（发热）微恶寒属表阳病；头汗出属枢阳病；大便硬属里阳病；手足冷属表阴病；脉细属枢阴病；心下满、口不欲食属里阴病。这样看来六个病都有表现，但又构不成某部的一个标准的病。所以说这是表部微结，里部也微结。结是病邪与正气搏结，亦即病证的本身。为什么说里部也微结呢？因为脉沉细。这个里部微结包括里部和枢部。条文至此就基本把本条证的病性病位论述清楚了。

从三部六病的观点看三部都有微结，表部微结有发热恶寒，手足冷；里部微结有心下满，口不欲食，大便硬；枢部微结有头汗出，脉沉细。三部都有微结，都没有构成标准的病，都是模糊的中间状态，分则为三部的并病，合则为枢部的并病或整体的并病。

以下的条文是以排除法为主从病理病位上进一步论述表里都微结的病理状态。

脉沉细是病在里的脉，汗出是表部微结之故。如果只是里部结，那就是里阳病，那就不应该有外证的（发热）微恶寒，就全部是里证了。所以说这是表也微结里也微结，这是半在里半在外也。

进一步又说脉虽沉细（紧应该是细），不得认为是标准少阴病（枢阴病），因为标准少阴病不应该有汗。当然，少阴病虚脱时也有汗，但那是全身出汗，而今只是头汗出，所以说不是标准少阴病。

对于这样表里都微结的并病应给小柴胡汤。对于伤寒的小柴胡汤证患者，给其小柴胡汤治疗后，其治疗过程中有三种表现：一是患者会有较前微恶寒更重一点的恶寒，这需患者细心体会方觉，重者可能出现寒战；二是恶寒或寒战后总是要出点汗，随着汗出病就愈了；三是服药后不出汗或虽微出点汗，但病仍不解，这就要下利了，下利后病愈（往往下利后也要微微有点汗）。为什么会这样呢？这就要看表里微结的程度了，如果是表微结较里微结重，则是汗出而解；若是里微结较表微结重，则是得屎而解。关于这一点还有条文论述。

原文 230. 阳明病，胁下硬满，不大便而呕，舌上白苔者，可与小柴胡汤。上焦得通，津液得下，胃气因和，身濈然汗出而解。

本条小柴胡汤证以里部微结为重，病发于阳明时且发热。胁下硬满即胸胁苦满较重。结肠痉挛蠕动减弱故不大便。幽门痉挛，胃排空不良，故上逆而呕。舌上白苔是里部有寒湿。服小柴胡汤后，幽门痉挛缓解而上焦得通，胃向下排空良好而津液得下，结肠痉挛缓解大便下利而胃气因和。里微结既通，胸胁苦满亦解，表微结亦开，于是身濈然汗出而热退病愈。

原文 229. 阳明病，发潮热，大便溏，小便自可，胸胁满不去者，与小柴胡汤。

柴胡半斤　黄芩三两　人参三两　半夏半升，洗　甘草三两，炙　生姜三两，切　大枣十二枚，擘

上七味，以水一斗二升，煮取六升，去滓，再煎取三升。温服一升，日三服。

本条证微结重点在枢部。表部发热而稍微有汗为潮热，表微结较轻；里部大便溏，小便基本正常，里部寒较轻，微结也较轻；唯枢部胸胁满不去微结较重，与小柴胡汤可愈。

原文 266. 本太阳病，不解，转入少阳者，胁下硬满，干呕不能食，往来寒热，尚未吐下，脉沉紧者，与小柴胡汤。（方略）

本条证原发是太阳病，不解，转为枢部并病见往来寒热、胁下硬满、干呕不能食的小柴胡汤证。如果没有错误地吐下而脉沉紧，这就与小柴胡汤，必汗出而解。

原文 379. 呕而发热者，小柴胡汤主之。（方略）

本条只叙呕而发热，仅凭此不可定小柴胡汤证，必须有胸胁苦满方可定小柴胡汤证。

原文 394. 伤寒差以后，更发热，小柴胡汤主之。脉浮者，以汗解之，脉沉实者，以下解之。（方略）

本条证为伤寒愈后，因饮食劳倦调理不周又发热。但仅凭发

热难定小柴胡汤证，必须有胸胁苦满方可予小柴胡汤。脉浮是表微结偏重，服药后必汗出而解；脉沉实是里微结偏重，服药后必下利而解。临床确实如此。

证治·枢部并病热入血室（小柴胡汤）

原文143. 妇人中风，发热恶寒，经水适来，得之七八日，**热除而脉迟身凉，胸胁下满，如结胸状，谵语者，此为热入血室也。当刺期门，随其实而取之。**

原文144. 妇人中风七八日，**续得寒热，发作有时，经水适断者，此为热入血室，其血必结，故使如疟状，发作有时，小柴胡汤主之。**（方略）

原文145. 妇人伤寒，发热，经水适来，**昼日明了，暮则谵语，如见鬼状者，此为热入血室，无犯胃气及上二焦，必自愈。**

原文216. 阳明病，**下血谵语者，此为热入血室。但头汗出者，刺期门，随其实而泻之，濈然汗出则愈。**

上四条都是论述热入血室。前三条专指妇人，后一条冠以阳明病，是妇人男子都可能有。下血也可以是阴道出血，也可以是大便出血。

首先说血室指的是什么部位呢？从条文的症状和病理看指的是肝脾及肝脾所在的部位。小柴胡汤的核心证是胸胁苦满，这既是一个自觉证，更是一个他觉证。上四条的第一条，即第143条胸胁下满如结胸状，此为热入血室。这是很严重的胸胁苦满，此部位正是肝脾所在的部位。从治疗上第143条和第216条是刺期门，随其实而泻之。期门也正是肝脾所在部位，随其实也正是随此处的实。第144条和第145条是用小柴胡汤治疗，其核心证也正在此处。故可知血室指的是肝脾和肝脾所在部位。

肝脾乃是藏血统血之脏，妇人行经之时，血偏走下焦胞宫，肝脾显得虚弱一点，此时若患外感，病邪易侵犯此处与正气搏结，使得肝脾和周围组织痉挛收缩而血行不畅，从而引起气血循环障碍。这就易使月经停行或血行异常而出血。

第143条妇人发病时发热恶寒，可知是表部病。此时又经水适来，到了一个周期热除身凉，表部病是没有了，但出现了胸胁下满如结胸状、谵语。这是病邪侵犯枢部而结于胁下，肝脾有郁血，此为热入血室。刺期门以缓解此处痉挛，气血运行恢复通畅，则病可愈。

第144条妇人外感一个周期，由发热恶寒发展为寒热往来发作有时如疟状，正赶上行经而经断，这也是热入血室。本条只言寒热往来而未言胸胁苦满，是接前一条而省笔，实际上必有胸胁下满，用小柴胡汤可治愈。

第145条也是妇人外感而经水适来，热入血室，证见昼日明了，暮则谵语如见鬼状。本条与第143条的谵语只是语言有点错乱，不是里阳病和枢阳病的神昏谵语。这是由于肝脾郁血到傍晚加重，大脑缺血缺氧而出现幻觉。本条说治疗时无犯胃气及上两焦，是提醒医者不要因有谵语而误认为是里阳病而误用下法和吐法，徒伤里部正气。治疗还应该用小柴胡汤，不可等自愈。

第216条也是热入血室，肝脾郁血严重，使门静脉回流受阻，腹腔内脏也郁血，加之病邪对内脏的损害，造成大便或子宫出血。其治疗也是刺期门，随其实而泻之。综上四条，各条有各条的特见症状，还可能有其他症状，但必须有一个共同的症状就是胸胁苦满，凭此可断定是热入血室的小柴胡汤证。

原文37. 太阳病，十日已去，脉浮细而嗜卧者，外已解也；设胸满胁痛者，与小柴胡汤。脉但浮者，与麻黄汤。（方略）

本条原发证是一个麻黄汤证，十日已去是一个半周期了。条文对此时此证列举了三种情况：一是脉浮细而嗜卧。这是十日间正气与病邪斗争基本战胜了病邪，但正气也消耗了许多，全身的气血匮乏了，所以脉虽仍浮但已经细了；由于全身气血的匮乏特别是脑供血不足，故患者嗜卧，这是病已解身体需渐渐修养恢复健康。二是胸满胁痛。这是表病渐传入枢部成枢部并病了。横膈上下满闷疼痛，这是典型的小柴胡汤证，故应与小柴胡汤。三是虽十日已去，但病仍未离表部，且病情未变，仍是麻黄汤证。脉但浮是脉仍是浮紧没有变化，同时发热恶寒无汗也仍如初，这仍应予麻黄汤。本条论述了病程长短是辨证的重要参考依据，但不是绝对依据。十日已去病程已较长，病情变化已是情理之中的事了，所以可能痊愈，也可能传入枢部，也可能仍是原始证，当然也可能是其他证。

原文97. 血弱气尽，腠理开，邪气因入，与正气相搏，结于胁下。正邪分争，往来寒热，休作有时，嘿嘿不欲饮食。脏腑相连，其痛必下，邪高痛下，故使呕也。小柴胡汤主之。服柴胡汤已，渴者属阳明，以法治之。

本条要与第96条一起学习。本条病理与第96条基本一样，并进一步论述了小柴胡汤证形成的原因和过程，同时又着重论述了小柴胡汤证腹痛的病理。小柴胡汤证的痉挛部位在胁下，证见胸胁苦满，而本条证的腹痛是在中腹部，主要是淋巴系统痉挛引起肠痉挛，这个肠痉挛是由胸胁苦满牵连而发的，故说邪高痛下。由于肠痉挛使胃的向下排空不顺，故出现呕吐。这个腹痛是小柴胡汤证的牵连证，与第100条的腹痛用小柴胡汤是一样的病理，其主要症状还是胸胁苦满。如果服小柴胡汤后出现口渴，说明腹痛是里阳病的腹痛，是里部有实热。因小柴胡汤内有半夏和生姜，加重了里部的热故口渴。所以说属阳明，应按里阳病治疗。

原文99. **伤寒四五日，身热，恶风，颈项强，胁下满，手足温而渴者，小柴胡汤主之。**

本条证也是三部微结。身热恶风颈项强是表部微结，胁下满和渴是枢部微结，手足温是里部微结（是里阴病的表现）。故小柴胡汤主之。

证论·枢部并病战汗

原文94. **太阳病未解，脉阴阳俱停，必先振栗，汗出而解。但阳脉微者，先汗出而解；但阴脉微者，下之而解。若欲下之，宜调胃承气汤。**

本条前半条论述的是枢部并病经战汗而解。太阳病未解是第37条证的一种情况，是邪传入枢部成并病了，其症状必有胸胁苦满或胸胁痛。此时机体有可能通过自身的正气战胜病邪，这就要通过战汗来解。战汗是先发寒战而后出汗，有的寒战很厉害，全身战栗，甚者寸口脉可停跳，这是表部痉挛特重之故。寒战后汗出而解。后半条有误，应该结合第394条学习，第394条是枢部并病服小柴胡汤后病解的两种情况，本条后半条的枢部并病通过战汗自解也是这两种情况。至于若欲下之，宜调胃承气汤，可能是后人所加。供参考。

证论·柴胡汤证的诊断

原文101. **伤寒中风，有柴胡证，但见一证便是，不必悉具。凡柴胡汤病证而下之，若柴胡证不罢者，复与柴胡汤，必蒸蒸而振，却复发热汗出而解。**

本条前半条是论述柴胡证的诊断方法。无论是伤寒还是中风，有柴胡证，只要见到一证就可定为柴胡证，不必全部具备。那么只见到哪一证就可以定柴胡证呢？是胸胁苦满。无论见到多少柴胡的疑似证，如果没有胸胁苦满，那也不是柴胡证。反过来讲，无论有多么复杂的证，只要有胸胁苦满，那就是柴胡证。从临床上看，胸胁苦满是柴胡这味药的药证，只要有胸胁苦满，就可以用柴胡为主的一类方子。这是临床上较捷径的一个诊断方法。纵观仲景用柴胡剂的证候，大部分有胸胁苦满，或胸满胁痛，或心下满，或胸胁硬满，或胸胁满不去，或胁下痛，或心下支结等。最早出现柴胡证的条文是第37条，这一条仅一个胸满胁痛就定为柴胡证，这说明胸胁苦满是柴胡第一证，只要有这一证即可定柴胡证。总之，把柴胡证的所有条文整体地学习，就可以看出这个道理。后半条讲的是凡柴胡汤证而误用下法，若柴胡证仍在者，就再给柴胡汤。这个不罢的柴胡证指的主要是胸胁苦满，而原来的一些证经误下已经罢了，如发热已经不发热了。再给柴胡汤后，必然要振栗再发热，然后汗出，病才能解。这是柴胡汤证下后，正气一时虚弱，体温起不来了，用柴胡汤后正气又振奋起来与邪抗争，故又振栗发热汗出而解。如不识此，医患易因再度发热而疑惑不解。

证论·柴胡汤证误治为坏病

原文 267. 若已吐、下、发汗、温针，谵语，柴胡汤证罢，此为坏病，知犯何逆，以法治之。

本条是接第 266 条而论。第 266 条是柴胡汤证未经吐下而柴胡证仍在，可再予柴胡汤。本条是经吐下、发汗、温针等错误的治疗，柴胡汤证已经没有了，而且出现了谵语，这是坏病，应重新辨证治疗。这与第 16 条的治疗原则是一样的。其实原则只有一个，就是按病的现症状分析其现病位和现病性而定证治疗，其他一切如病程长短、治疗经过等都做参考因素。

证治·枢部并病合表阴病（柴胡桂枝汤）

原文 146. 伤寒六七日，发热，微恶寒，支节烦疼，微呕，心下支结，外证未去者，柴胡桂枝汤主之。

桂枝一两半，去皮　黄芩一两半　人参一两半　甘草一两，炙　半夏二合半，洗　芍药一两半　大枣六枚，擘　生姜一两半，切　柴胡四两

上九味，以水七升，煮取三升，去滓。温服一升。本云人参汤，作如桂枝法，加半夏、柴胡、黄芩，复如柴胡法，今用人参作半剂。

本条是枢部并病合表阴病，是柴胡汤证合桂枝汤证。纵观《伤寒论》，柴胡系列和桂枝系列的方子很多，尤其是桂枝系列的最多，可知当时伤寒柴胡汤类证和桂枝汤类证很多，桂枝汤证尤多，这是《伤寒论》里的两大系列证。再就是柴胡汤类证和桂枝汤类证的合证也多见，如本条、第 147 条、第 107 条等。本条伤寒六七日，说明原始证可能有发展。现证发热，微恶寒，微呕，这是柴胡汤证和桂枝汤证的共有证。肢节烦疼是桂枝汤证，心下支结是柴胡汤证，心下支结也是胸胁苦满，只是部位稍偏上腹中部剑突下，需腹诊而得。柴胡桂枝汤是小柴胡汤和桂枝汤的合方。但每味药的用量只有原方的一半。仲景制方一般是方越小单味药用量越大，方越大单味药用量越小。

证治·枢部并病合里寒证（柴胡桂枝干姜汤）

原文 147. 伤寒五六日，已发汗而复下之，胸胁满微结，小便不利，渴而不呕，但头汗出，往来寒热，心烦者，此为未解也，柴胡桂枝干姜汤主之。

柴胡半斤　桂枝三两，去皮　干姜二两　栝楼根四两　黄芩三两　牡蛎二两，熬　甘草二两，炙

上七味，以水一斗二升，煮取六升，去滓，再煎取三升。温

服一升，日三服。初服微烦，复服汗出便愈。

本条伤寒已过五六日，在这五六日内先是发汗，发汗不解又下之，仍不愈，说明不是正确的治疗。但可以说明两点，既已发汗那就没有表实证了；既已下之就没有里实证了。尤其是误下使里部气血丢失而成里寒证了。这样看来原发证可能就是小柴胡汤证，误用了汗下而合了里寒证。胸胁满微结也是胸胁苦满的类证。但头汗出，往来寒热，渴，心烦都是枢部并病的症状，尤其是渴和心烦是枢部热较重且津液不足的表现。小便不利是个多义证，本条小便不利是津液不足之故。本条好像没有里寒证的症状，并且说不呕，岂不是否定了里寒证了吗？其实头汗出是由里寒形成的。由于里寒，将气血逼于上部，所以上部热而汗出。里部寒有腹主动脉搏动亢进。条文说不呕是没有生姜证，故用干姜。本证的病理是中部郁结，上部偏热，下部偏寒。其中，中部郁结是关键，中部郁结使气血下行不畅而偏走上部而成本证。本证是临床上一个常见证，诊断要点是胸胁苦满，腹动亢进，口渴，头汗出。

证治·枢部并病兼里实证（大柴胡汤）

原文103. 太阳病，过经十余日，反二三下之，后四五日，柴胡证仍在者，先与小柴胡汤。呕不止，心下急，郁郁微烦者，为未解也，与大柴胡汤下之则愈。

柴胡半斤　黄芩三两　芍药三两　半夏半升，洗　生姜五两，切　枳实四枚，炙　大枣十二枚，擘

上七味，以水一斗二升，煮取六升，去滓，再煎。温服一升，日三服。一方加大黄二两。若不加，恐不为大柴胡汤。

本条太阳病过经十余日，这就有半个多月了。从柴胡证仍在看，原发就是一个柴胡汤证。但医者不识反用了下法，而且是

331

二三下之。下后如果证已变则为坏病，以法治之。若柴胡证仍在，就再给小柴胡汤。若出现呕不止，心下急，郁郁微烦，这是由于二三下后重伤里部使里部更寒，胃肠痉挛更严重了。心下急较胸胁苦满、心下支结更重了，腹诊时上腹部大面积痉挛严重，患者也觉恶心，郁闷心烦。由于胃肠痉挛逆蠕动，故必有不大便。呕只是呕出胃里的物质，肠内特别是大肠内的物质不去，这就形成枢部并病合里部的寒和实了。大柴胡汤是小柴胡汤去人参甘草之缓，加重生姜以温胃止呕。芍药合生姜、枳实，温里而缓解胃肠痉挛和逆蠕动，再合大黄以去里部的实，如是本证可解。

原文 165. 伤寒发热，汗出不解，心中痞硬，呕吐而下利者，大柴胡汤主之。

伤寒发热，如是表部病则汗出可解，今汗出不解，知非表部病。这个汗出也可能是经发汗而汗出，也可能是该病原发就有汗出。心中痞硬是胸胁苦满的类证，其腹肌紧张也是在剑突下，较第 103 条心下急稍轻，其病位病理和诊断方法是一样的。呕吐也与第 103 条的呕不止一样而稍轻。下利是说大便没有秘结，并非严重之溏泄。此种病例除心中痞硬外，必有舌苔厚腻而稍黄，故大柴胡汤主之。

证治·枢部并病合里阳病（柴胡加芒硝汤）

原文 104. 伤寒十三日，不解，胸胁满而呕，日晡所发潮热，已而微利，此本柴胡证下之。以不得利，今反利者，知医以丸药下之。此非其治也。潮热者，实也。先宜服小柴胡汤以解外，后以柴胡加芒硝汤主之。

柴胡二两十六铢　黄芩一两　人参一两　甘草一两，炙　生姜一两，切　半夏二十铢，本云五枚，洗　大枣四枚，擘　芒硝二两上八味，以水四升，煮取二升，去滓，纳芒硝，更煮微沸。分温再服。不解更作。

伤寒十三日已是两个周期了，但热仍不解。从胸胁满而呕看，在前十三日间是小柴胡汤证。今又见日晡所发潮热，这应是里阳病的症状，但里阳病应大便难，今却见微利，这是把小柴胡汤证用下法误治了。为什么会误治呢？从胸胁满而呕看，原小柴胡汤证偏于里微结较重，这是第148条大便难之证，本应服小柴胡汤大便必下。但医者以大便难而误用了下法，所以说原本不利今反利，知医以丸药下之。当时泻下用的丸药大多是以巴豆为主制的热性下药，虽能去实但却助热，使里热更甚，继而又结，所以说非其治也。潮热是里部有实热，这是对前面日晡所发潮热的解释。所以本条下前的证是枢部并病，是小柴胡汤证，治疗应予小柴胡汤；下后是枢部并病合里阳病，治疗用小柴胡加芒硝汤。

证治·枢部并病兼里部寒实证（柴胡加龙骨牡蛎汤）

原文107. 伤寒八九日，下之，胸满烦惊，小便不利，谵语，一身尽重，不可转侧者，柴胡加龙骨牡蛎汤主之。

柴胡四两　龙骨　黄芩　生姜切　铅丹　人参　桂枝去皮　茯苓各一两半　半夏二合半，洗　大黄二两　牡蛎一两半，熬　大枣六枚，擘

上十二味，以水八升，煮取四升，纳大黄，切如棋子，更煮一两沸，去滓。温服一升。本云柴胡汤，今加龙骨等。

本证在下前八九日是什么证没有说，根据下后的证候看，下前原是小柴胡汤证，因小柴汤证也有大便难故误用了下法，下后使原小柴胡汤证有了变化。由于误下徒伤了里部的气血，使里部虚寒，蠕动减弱，又增加了里实。里部的寒实又使里部的气血偏逆于上部，形成了上热下寒的病理状态。胸满仍是柴胡证。烦是

气血偏于上，大脑有充血而热。惊是枢部偏虚而有心悸易惊。小便不利是里寒而水液代谢障碍。谵语是有点语无伦次，这既是里实的表现，更是烦惊的表现。一身尽重不可转侧与胸满是一个证，胸满是横膈上下的肌肉痉挛，这是以腹背为主的全身肌肉都在痉挛，所以这个痉挛是柴胡证。柴胡加龙骨牡蛎汤是小柴胡汤去甘草，加龙骨、牡蛎以镇静，可将偏逆于上的气血抑制下来，桂枝与生姜可温里以缓解里部痉挛，将偏逆于上的气血引回里部，这样全身症状可解。

证论·枢部并病不可汗下

原文 142. 太阳与少阳并病，头项强痛，或眩冒，时如结胸，心下痞硬者，当刺大椎第一间、肺俞、肝俞，慎不可发汗，发汗则谵语。脉弦，五日谵语不止，当刺期门。

本条枢部并病表结较重，故有头项强痛。眩冒，时如结胸，心下硬满，这是枢实证。刺大椎第一间、肺俞、肝俞，可解表部实，不可用温热药发汗。如果用温热药发汗，必加重枢部的热和实，这就易形成第143条的热入血室证而见脉弦谵语。这个谵语是语言有点错乱。治疗当刺期门，也可用小柴胡汤。

原文 171. 太阳少阳并病，心下硬，颈项强而眩者，当刺大椎、肺俞、肝俞，慎勿下之。

本条证与第142条证完全一样。第142条强调不可发汗，本条强调不可下。因为有心下硬易被误下，下则易成坏病。治疗刺大椎、肺俞、肝俞，也可刺期门，更可用小柴胡汤。

原文 231. 阳明中风，脉弦浮大而短气，腹都满，胁下及心痛，久按之气不通，鼻干，不得汗，嗜卧，一身及目悉黄，小便难，有潮热，时时哕，耳前后肿，刺之小差。外不解，病过十日，脉续浮者，与小柴胡汤。

本条证是一个枢部并病，具体病是黄疸。脉弦浮大是气血偏向于表，这样里部必虚寒。短气是枢部虚，是个人参证。腹都满是里部虚寒。胁下及心痛是肝区疼痛。久按之气不通是当腹诊时按腹部尤其是肝区，因压痛较重患者屏息鼓肚以保护性抵抗。其余如鼻干，不汗出，嗜卧，一身及目悉黄，小便难，潮热，时时哕，这些都是以枢部为中心的表里三部并病症状。耳前后肿是有点并发感染。若脉一直还是浮，与小柴胡汤，汗出而解。

证治·枢部并病（麻黄升麻汤）

原文357. 伤寒六七日，大下后，寸脉沉而迟，手足厥逆，下部脉不至，喉咽不利，唾脓血，泄利不止者，为难治，麻黄升麻汤主之。

麻黄二两半，去节 升麻一两一分 当归一两一分 知母十八铢 黄芩十八铢 葳蕤十八铢，一作菖蒲 芍药六铢 天门冬六铢，去心 桂枝六铢，去皮 茯苓六铢 甘草六铢，炙 石膏六铢，碎，绵裹 白术六铢 干姜六铢

上十四味，以水一斗，先煮麻黄一两沸，去上沫，纳诸药，煮取三升，去滓。分温三服。相去如炊三斗米顷，令尽，汗出愈。

本条叙述的是伤寒六七日大下后的证。大下前是什么证？根据下后证推测，下前是大青龙汤证，由于误下形成了本条证。本条证严格地说，是里阴病合枢热证再合表寒和表实证，而且枢热证以阴亏为主。因其证情复杂难以归类，故虽没有标准柴胡证，但三部都有不同的病证，也算个整体证，所以归到枢部并病里。

大青龙汤证本来就有热传枢部的趋向，经误下就易更传枢部了。由于误下使枢部虚和里部虚寒，表部得不到充足的气血而表部也难解了。寸脉沉而迟是枢部虚使表部气血也不足了，故见手

足厥逆。下部脉不至也可以理解为足背动脉微弱，这是里部虚寒了，所以见泄利不止。喉咽不利，唾脓血，是枢部热而阴不足。从方后注有汗出愈，可知本条证无汗且稍有恶寒。麻黄升麻汤的药物组成也正是针对这个病理状态而组的。麻黄、桂枝以解表实；升麻、知母、黄芩、葳蕤、天冬、石膏滋阴清热以治喉咽不利唾脓血；桂枝、当归、白芍去表寒以治手足厥逆；桂枝、干姜、白术、茯苓、白芍温里解痉以治里阴病之泄利不止，兼治枢寒证的脉沉迟。在《伤寒论》里，除柴胡汤证类，这是结构最复杂的一个证，也是结构最复杂的一个方。这给我们因证处方树立了一个典范。

第四节　存疑条文

在《伤寒论》里，有一小部分条文在现在的学习中令人感觉或文义不明，或言辞前后矛盾，或不符合临床实际，或实际意义很小，很难学习。这些条文大多好像不是仲景原文，或整条是后人所加，或是原文错漏添加，使原貌难辨。但这只是现在我的看法，或者仁人更有新解，或者随着时代的发展又有新解。所以把这些条文列录于此，对于个别的稍说一点看法，目的是将《伤寒论》整体地保存下来，以和同仁共同学习。

原文 11. 病人身大热，反欲得衣者，热在皮肤，寒在骨髓也；身大寒，反不欲近衣者，寒在皮肤，热在骨髓也。

本条不像是仲景文字。虽文字好理解，但不符合实际。先从寒热的部位讲，《伤寒论》通篇只讲表里或内外，如表里俱热，表有热里有寒，表热里寒等，从未有皮肤骨髓之论。皮肤指的是什么部位，骨髓指的是什么部位，通篇再没有可参考文字。如果把皮肤、骨髓权当表里讲，也不符合实际。病人身大热反欲得衣者不见得是热在表部而寒在里部。比如表阳病的麻黄汤证和大青龙汤证，发热很高，恶寒很重，患者往往是多盖被物寒仍不解，此等证哪有里部之寒呢？假若辨为真寒假热而投以回阳之剂岂不坏了大事？相反，真正的真寒假热证未必是身大热反欲得衣，如第82条真武汤证，条文里没有说有恶寒，临床实际真武汤证之发热也很少有恶寒。

身大寒，反不欲近衣者，寒在皮肤热在骨髓，也未必正确。首先说身大寒是个什么症状呢？从字义上分析就是全身体温降低了，全身体温降低了那是严重的心衰了，那必定是通脉四逆汤证了，怎么会热在里部呢？在《伤寒论》里没有一条是这样的热证。即使是第350条白虎汤证的厥和第335条里阳病的厥也是手足稍有点逆冷，而没有身大寒的表现。所以这一条只可稍作参考，绝不可当作重要的诊断方法和诊断依据，否则误大事矣。

原文30. 问曰：证象阳旦，按法治之而增剧，厥逆，咽中干，两胫拘急而谵语。师曰：言夜半手足当温，两脚当伸。后如师言。何以知此？答曰：寸口脉浮而大，浮为风，大为虚，风则生微热，虚则两胫挛，病形象桂枝，因加附子参其间，增桂令汗出，附子温经，亡阳故也。厥逆，咽中干，烦躁，阳明内结，谵语烦乱，更饮甘草干姜汤。夜半阳气还，两足当热，胫尚微拘急，重与芍药甘草汤，尔乃胫伸。以承气汤微溏，则止其谵语，故知病可愈。

原文93. 太阳病，先下而不愈，因复发汗，以此表里俱虚，其人因致冒，冒家汗出自愈。所以然者，汗出表和故也。里未和，然后复下之。

原文108. 伤寒，腹满谵语，寸口脉浮而紧，此肝乘脾也，名曰纵，刺期门。

原文109. 伤寒发热，啬啬恶寒，大渴欲饮水，其腹必满，自汗出，小便利，其病欲解，此肝乘肺也，名曰横，刺期门。

原文139. 太阳病，二三日，不能卧，但欲起，心下必结，脉微弱者，此本有寒分也。反下之，若利止，必作结胸。未止者，四日复下之，此作协热利也。

原文140. 太阳病，下之，其脉促，不结胸者，此为欲解也；脉浮者，必结胸；脉紧者，必咽痛；脉弦者，必两胁拘急；脉细数者，头痛未止；脉沉紧者，必欲呕；脉沉滑者，协热利；脉浮滑者，必下血。

原文167. 病胁下素有痞，连在脐旁，痛引少腹，入阴筋者，此名脏结，死。

原文179. 问曰：病有太阳阳明，有正阳阳明，有少阳阳明，何谓也？答曰：太阳阳明者，脾约是也；正阳阳明者，胃家实是也；少阳阳明者，发汗，利小便已，胃中燥烦，实，大便难是也。

原文186. 伤寒三日，阳明脉大。

原文192. 阳明病，初欲食，小便反不利，大便自调，其人骨节疼，翕翕如有热状，奄然发狂，濈然汗出而解者，此水不胜谷气，与汗共并，脉紧则愈。

原文198. 阳明病，但头眩，不恶寒，故能食而咳，其人咽必痛，若不咳者，咽不痛。

原文201. 阳明病，脉浮而紧者，必潮热，发作有时，但浮者，必盗汗出。

原文227. 脉浮，发热，口干，鼻燥，能食者则衄。

原文246. 脉浮而芤，浮为阳，芤为阴，浮芤相搏，胃气生热，其阳则绝。

原文256. 阳明少阳合病，必下利。其脉不负者，为顺也。负者，失也。互相克贼，名为负也。脉滑而数者，有宿食也，当下之，宜大承气汤。

原文271. 伤寒三日，少阳脉小者，欲已也。

原文274. 太阴中风，四肢烦疼，阳微阴涩而长者，为欲愈。

原文284. 少阴病，咳而下利，谵语者，被火气劫故也。小便必难，以强责少阴汗也。

原文308. 少阴病，下利，便脓血者，可刺。

原文327. 厥阴中风，脉微浮为欲愈，不浮为未愈。

原文331. 伤寒，先厥，后发热而利者，必自止，见厥复利。

原文334. 伤寒，先厥后发热，下利必自止。而反汗出，咽中痛者，其喉为痹。发热无汗，而利必自止。若不止，必便脓血。便脓血者，其喉不痹。

原文339. 伤寒，热少微厥，指头寒，嘿嘿不欲食，烦躁。数日小便利，色白者，此热除也。欲得食，其病为愈。若厥而呕，胸胁烦满者，其后必便血。

原文384. 伤寒，其脉微涩者，本是霍乱，今是伤寒，却四五日，至阴经上，转入阴必利。本呕，下利者，不可治也。欲似大便，而反矢气，仍不利者，此属阳明也，便必硬，十三日愈。所以然者，经尽故也。下利后，当便硬，硬则能食者愈。今反不能食，到后经中，颇能食，复过一经能食，过之一日当愈。不愈者，不属阳明也。

第三篇

三部慢性六病的证治

——协调疗法

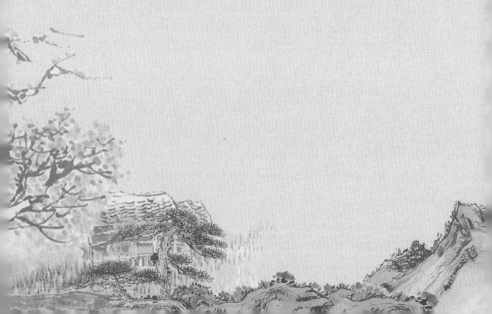

第八章　气血运行路线的基本特点

　　在第二篇，通过用三部六病学说对《伤寒论》的学习，学习了三部急性发热性六病的证治。但是，还有很多三部急性六病并无发热，也有很多病是慢性病的急性发作，或慢性病缓慢地折磨患者。关于这些疾病的证治古今专著很多。首先，《伤寒论》仍是一部证治这些疾病适用价值很高的著作，只要病位、病性、病时辨得准确，疗效是很好的。再如《金匮要略》以及各家学说也都很好，而且古今医家各自又有很多可贵的经验，真是浩如烟海。本篇主要是论述较顽固的三部慢性六病的证治。笔者读书甚少，临床经验匮乏，自随刘绍武先生学习三部六病学说以来，在治疗三部慢性六病时，从理论上努力学习，实践中广泛应用其所创的协调疗法，收到了很好的效果。尤其是对那些经久难愈的顽固慢性病和那些奇怪少见的慢性病，收到了满意的疗效。所以本篇主要学习刘绍武先生的协调疗法。

　　在刘绍武先生的三部六病学说中有三大疗法，即纠偏疗法，复健疗法和协调疗法。纠偏疗法是针对阴阳明显偏盛偏衰的热、实、寒、虚四证所采用的寒者热之，热者寒之，虚者补之，实者泻之的纠正阴阳明显偏盛偏衰使之回归平衡的治疗方法。刘老的这一治疗方法主要是依托《伤寒论》，通过学习运用《伤寒论》

来实现的。第二篇就是实践这一疗法。复健疗法是各种病愈后恢复阶段给予一定的药物扶助。协调疗法是当机体处于慢性的整体的气血不协调，疾病寒热虚实同时存在又不很明显，或此处寒彼处热，或此处虚彼处实的病理状态时所采用的寒热补泻升降散收同时应用，以使整体气血恢复协调平衡状态的治疗方法。学习刘老的协调疗法，仍是以人体的基本矛盾即三部与气血的矛盾为主要理论根据。所以需首先看一下气血在三部内正常运行时的一些特点。

从左心室开始说气血的运行。气血从升主动脉发出，在升主动脉的起始部有左右冠状动脉发出，这就说明心脏是气血的首先受供者。气血随升主动脉逆地心引力向上运行，移行于主动脉弓，这就使气血一出左心室就遇到了一定的阻力，这更有利于气血流向心脏以保障心脏供血。气血运行到主动脉弓时，主动脉弓的凸侧由右至左依次发出无名动脉、左颈总动脉和左锁骨下动脉。无名动脉又分支出右颈总动脉和右锁骨下动脉。气血对主动脉弓的冲击力主要作用于主动脉弓的凸侧，所以气血冲入无名动脉、左颈总动脉和左锁骨下动脉较顺利。这说明头部是继心脏之后气血的第二受供者，上肢是第三受供者。结构是为功能服务的，这样的结构就首先保证了心、脑、上肢及部分胸壁胸腔的气血供应。但在病理状态时也易形成这些部位气血过盛而成实热证。

气血过主动脉弓后经胸主动脉向下运行，分支供应胸腔和胸腔内脏。胸主动脉向下过膈移行于腹主动脉。膈肌对气血的运行是一个关卡，当膈肌及膈上下的组织痉挛时，气血的运行就会有一定的阻力，如此则胸腔和胸腔内脏以及膈上下就容易充血和郁血。气血运行到腹主动脉后分支供应腹腔、腹腔内脏以及腰背。

由于腹主动脉与腹腔脏器主要是胃肠系统相邻，所以胃肠系统的寒热虚实对腹主动脉的运动影响很大，从而对气血的运行影响很大。在临床上有许多气血逆偏是由于胃肠系统的寒热虚实影响而形成的。腹主动脉再向下行到当脐部位将进入盆腔时，分为左右两支髂总动脉，分支主要供应盆腔、盆腔内脏及臀部的气血。此时气血运行已离心脏较远，气血也渐少，其冲击力也渐弱，而盆腔是一个易丢失热量的部位，所以盆腔的寒热虚实对气血的向下运行影响也很大。气血继续向下运行就到股动脉了，主要是供应下肢的气血。此时气血的运行离心脏更远，冲击力更弱，所以下肢的冷暖和活动对气血的运行影响也很大。

气血到了微循环，是被机体利用的阶段，也是气血从心脏发出后转向回流的转折阶段，所以也是带走代谢产物和带回营养物质（主要是里部）的阶段。在这一阶段，气血是否能被机体顺利利用并顺利转向回流，也是影响气血运行的重要阶段。无论什么原因使某部微循环病理地增强则易形成某部的实热证，无论什么原因使某部微循环病理地减弱则易形成某部的虚寒证。气血转向回流时主要是经全身的静脉系统向心脏回流，其循行的路径大致与发出的路径一样。任何原因任何部位增强了气血回流的阻力时，最初是影响气血的回流，最终会影响气血的发出，从而影响整体气血的运行。

其次说一下肺循环。气血回流到右心房，再到右心室，再由右心室到肺，在肺内气血吸收天阳之气（氧气），而后经肺静脉回到左心房。所以肺部的寒热虚实对气血的运行影响也是很大的。如肺源性心脏病就是由肺影响到心，又由心影响到肺而成恶性循环。这些道理看起来不值一谈，但在临证思维时都是很重要的。

在气血的回流系统内，还有一小部分是淋巴液，淋巴液是经淋巴系统回流的，淋巴系统的路径大致与静脉一样。由淋巴系统回流的气血从数量上讲是很少的一部分，但从生理病理上讲其回流的顺利与否对机体的影响是很大的。这在临床上也是很重要的一个思维环节。

根据上述气血运行的情况，气血在整体的正常运行就有上先而下后、上快而下慢、上多而下少的特点，即心脏、脑、上肢及胸腔等上部的气血运行先、多、快，从横膈以下渐少而渐慢，这一生理特点正好符合机体的需求。人的生命中心就是心和脑，人的一切生理活动和一切社会活动都由心和脑主宰，心脑一旦缺血轻则全身生理机能下降，人的精力、能力下降，重则很快死亡。上肢是人类劳动时的主要操作器官，越是精细的工作越需要上肢。气血运行上多下少、上早下迟、上快下慢的特点，在生理上保证了心、脑、上肢的优先供应，但在病理上也容易形成上多下少、上热下寒、上实下虚的病理状态。

第九章 慢性六病的证治

　　三部的慢性六病是三部气血长期的反复的较规律固定的慢性逆偏。先是出现三部的功能性病变，久则易由量变发生质变而出现器质性病变。在治疗这类慢性病时要诊断清其气血慢性逆偏的较规律固定的状态形式，制定好相应的方药，较长时间地一直服下去，使这个较规律固定的气血逆偏状态逐渐恢复正常而疾病痊愈，不达疗程病难痊愈。这就是刘老百剂不更方而治愈顽固病的原理所在。

　　在前面的相关章节中曾说，机体虽有三部之分，但其是整体之内的三部，各部只是相对地成为一个系统，绝对不可能独立存在，生理上相互配合相互依存，病理上相互影响互为因果。在慢性六病中，这个原理就更突出了。三部的慢性六病很少有像急性三阳病那样独立存在的情况。这是因为无论是何部的何病证，只要是长期地存在，必然要影响他部乃至整体，而表现为整体气血不协调的状态。三部的慢性六病只是在这种整体气血不协调的基础上，以某部的病理状态较为突出而定为某部病。

　　慢性六病的病性在其急性发作时其寒热虚实表现较为明显，那就按急性六病论治。在慢性时期大部分病性表现不典型，常常是此处寒而彼处热，此处虚而彼处实，寒热虚实似乎都有而又不能明确。那么如何定其病性呢？事实上任何事物绝对中立是没有的，或多或少总要有一点偏向，所以在难分清寒热虚实的情况下，哪个病较突出就定为哪个病证。这样将病位与病性相合，主要何部何病较突出就定为何部何病。所以对于慢性六病的辨证只是较模糊地分为六病，而难较细地再分十二个单证。

协调疗法主要是针对上述这些病程较长，在整体气血长期不协调的基础上以某部某病较突出的较规律固定的慢性六病而立的，本篇主要介绍这类病的证治。

第一节　慢性表阳病

慢性表阳病是在整体气血不协调的基础上，以表部实热较突出的慢性病理状态。

慢性表阳病的病位以表部为主，其病理与里部枢部密切联系。根据整体气血运行的特点，人体在正常情况下就是上多下少，所以在病理状态下就容易上热下寒，在表部这一特点更明显。表部的上部以头、上肢和胸腔为主，下部以腿、臀、盆腔、腰为主，所以当表部的实热证时就以头、上肢和胸腔为主，虚寒证时以足、腿、臀、腰及盆腔为主。这个特点在《伤寒论》里就有显示。

如第46条："太阳病，脉浮紧，无汗，发热，身疼痛，八九日不解，表证仍在，此当发其汗。服药已微除，其人发烦目瞑，剧则必衄，衄乃解。所以然者，阳气重故也。麻黄汤主之。"这条是以表部为主的实热证，从服药后其人发烦目瞑，剧者必衄，衄乃解看，实热的重点在上部，衄乃解是实热随着衄血而排走了。仲景说这是阳气重故也，就是表部的病邪与正气并盛，故表部的实热很重，最重的部位在上部。

又如第 111 条："太阳中风，以火劫发汗，邪风被火热，血气流溢，失其常度，两阳相熏灼，其身发黄。阳盛则欲衄，阴虚则小便难……"这一条原本是表部实热证，却错误地用火熏的办法发汗，使表部原来就过旺的气血更旺，使气血流溢，失其常度。表部的气血特别旺盛就容易出现鼻衄。气血偏走了表部，里部枢部的气血就会少而出现小便难。这也说明表部实热证时重点在上部。

又如第 294 条："少阴病，但厥，无汗而强发之，必动其血。未知从何道出，或从口鼻，或从目出者，是名下厥上竭，为难治。"这是把枢部的虚寒证当表部的实热证误治了。由于错误地用了发汗剂强发汗，强行增强表部的气血运行，使表部的气血运行增多，里部枢部的气血运行减少，使原本以下寒为主的下寒上热证更加严重，甚至使表部的气血流溢于外，或从口鼻出，或从目出，但出血总是在头部（从现在临床看，如有慢性表阳病的患者用麻黄剂发汗，可能造成脑出血，当慎之！）。

从以上条文可以看出，表部的实热以上部为重点。《伤寒论》是以治急性病为主，急性病尚且有此特点，慢性病就更是如此了。所以，慢性表阳病的基本病理就是上热下寒而以上热为主要矛盾，就是以气血运行偏上为主要矛盾。这种病理称之为气血逆亢。当气血逆亢时，以头部为主的上部气血运行增多而呈充血状态。气血本身及气血对周围的压力增高，机能兴奋，代谢增强，产热增多，温度升高。但是，慢性表阳病时为什么不见头部发热呢？这是因为这种产热是慢性的，所产的多余的热在机体的调节下散去了。但上部特别是头颅内外的温度常常是处于正常范围的最高界。这类人的头往往耐寒，在一般的寒冷环境里他们很少戴帽子，也比较容易秃顶。

哪些因素易使气血逆亢而成慢性表阳病呢？这个问题在第四章第二节病因致病的特点里已有论述，为了条理方便，这里稍加重复。

一、精神因素

1. 愤怒

当人愤怒时，大脑兴奋亢进，心跳增强增快，呼吸量增大，气血运行加速加量。但腹腔各组织器官及大小血管却极度痉挛收缩，使气血在腹腔及向下运行的阻力增大而运行量大量减少，使大量的气血涌上了上部，使大脑、上肢及胸腔的气血大量增加，颅内压增高，颅内温度升高，大脑的兴奋进一步亢进又进一步增强了这种病理状态，形成恶性循环。此时如果能尽情地发作一顿，那这种状态会尽快平息，机体在短时间内能把这种状态调整过来，使大脑冷静，心跳平稳，腹腔的各组织器官及血管缓和而恢复气血的正常运行，上涌的气血平息，机体恢复正常。如果是怒而不敢发作或不能发作，强忍克制，本人又不善自我排解，那这种气血逆亢的状态就一时平息不下来而持续很长时间。持续的时间越长，对机体的损害越重。

2. 急躁

当人急躁时也是大脑兴奋亢进，心跳加快，气血运行加速加量，而腹腔的组织器官及大小血管也是痉挛收缩，使气血上涌。上部是一派亢盛的现象即人们常说的急躁上火，而腹腔则因缺乏气血而功能降低。所以急躁过甚的人常常因没有饥饿感而不想吃饭。

3. 好胜

好胜心强本来是一个好品德，是成就事业的应有性格。但有的人太过，凡做事总是默默观察周围而暗暗较劲，必强于人而不休。这就如上两条的机理，使自己在不露声色中常常气血上涌，成为长期的气血逆亢。

4. 紧张

紧张是被周围环境的事物所逼而产生的一种心理。尤其是在社会竞争激烈的环境中，人们的生活工作节奏日趋紧张。在紧张时也会如前几条的机理一样形成气血逆亢。

二、饮食因素

1. 过饱

过饱是那些食欲很好食量较大且又贪食、身体粗壮强盛的人常见的造成气血逆亢的因素之一。人体腹腔的脏器占空间最多的是以胃肠为主的软组织，这些组织器官没有硬框架，其体积的伸缩性很大，所以腹腔内压力的变化很大。当人很饥饿时腹腔内几乎没有压力，当饮食过饱时除胃肠自身承受的压力很大外，由于其体积的增大对腹腔其他组织器官的挤压压力也很大，这样使整个腹腔的组织器官乃至腹壁以及其间的大小血管的挤压压力很大，使血管不同程度地被挤扁，这就使腹腔内气血运行的阻力增大，从而使气血向腹腔和通过腹腔向下走得少了而向上走得多了。同时由于食量过多，特别是甘腻之品食之过多，使体内多余物质增多，气血黏稠而运行不利，久之则增加心脏的负担而使心脏疲乏。

2. 饮酒

由于酒对大脑、心脏的兴奋，使气血运行增强而涌向上部。

同时，很多人的胃肠系统对酒刺激的反应是先兴奋后抑制。在饮酒时由于胃肠的兴奋，食欲很好而饮食过量，但酒后往往因抑制而胃肠蠕动缓慢，消化缓慢。这样酒后腹腔的气血运行缓慢而阻力增大，使向上逆亢的气血维持时间较长，形成慢性逆亢。

上述这些因素如果是一时性的现象，机体能自己调节平衡。如果是长时间地反复地作用于机体，就会在三部里形成较规律的较固定的上实热下虚寒而以上实热为主要矛盾的气血逆亢状态。在这种状态中，轻则各组织器官脏腑的功能不同程度地出现紊乱，重则由量变到质变而出现某组织某器官某脏腑的器质性病变。

慢性表阳病时在全身任何部位任何症状都可能发生，但一般是以上部为主。此时可能罹患全身任何部位的任何病，一般也是以上部为主。

主要症状：头晕，头痛，失眠或嗜睡，心烦，急躁，易怒，轰热，阵汗或头汗，多梦，耳鸣耳聋，眼痛，记忆减退，口渴，口苦，便秘，手臂麻木，精神不安或错乱，呆滞等。

易患病：脑血管病，高血压，眼病，耳病，颈椎病，鼻衄，精神病，神经衰弱等。

诊断：上鱼际脉，胸胁苦满。

上鱼际脉是寸口的脉动超过腕横纹上到鱼际上。这是气血向上运行的冲击力长期偏大造成的。胸胁苦满是全身气血不协调而偏实。

病机：气血逆亢，上热为主。

治则治法：清热镇敛，温下降逆。

治疗代表方：调神汤。

柴胡 10 克　黄芩 10 克　党参 20 克　苏子 20 克　川椒 7

克　生甘草 7 克　大枣 3 枚　生石膏 20 克　牡蛎 20 克　桂枝 10 克　车前子 20 克　大黄 7 克

上药以水 700 毫升，煮取 300 毫升，再加水 400 毫升，煮取 200 毫升，去滓与前汁相合，煮一二沸，分早、午、晚空腹服。

服药期间忌生冷、酒肉，劳逸有度，更要注意精神调养。以后诸方仿此。

服用协调方需多服，严重些的需 100 剂左右。在治疗期间大多数患者有这样一个规律性反应：服药一个月症状减轻，两个月左右症状反复，三个月以后痊愈。这个规律一定要预先向患者讲清，否则会因反复而间断治疗。

调神汤是刘绍武先生根据《伤寒论》的柴胡加龙骨牡蛎汤化裁而成的。小柴胡汤是枢部的一个协调方，枢部是半在里半在外，所以小柴胡汤是一个整体的协调方。它的使用主证是胸胁苦满，胸胁苦满时胸膈上下组织器官痉挛收缩，使气血向下运行和从外向心脏回流都受到了一定的阻力而易逆亢向上。所以首先用小柴胡汤疏解开胸胁苦满。在此基础上重点协调气血的上多下少。协调的中心药物是桂枝和生石膏。桂枝能缓解腹腔的组织器官特别是腹主动脉的痉挛，使气血能顺利地进入腹腔各组织，并顺利地通过腹腔进入盆腔和下肢，这就是温了腹腔的寒。生石膏可镇静头部的兴奋，使头部过盛的气血降下来，从而清了头部的热。气血的上盛下亏得以平衡，机体恢复健康。从调神汤的整体方上看，也的确是围绕气血的上盛下亏这一矛盾而组的。柴胡升散而疏胸胁苦满，黄芩、牡蛎、苏子助石膏降逆清热，川椒、甘草、大枣助桂枝温里缓急而降逆，大黄、车前子通利大小便排除体内多余物质而去实，党参、甘草、大枣与桂枝共同强心而振奋气血循环。这样全身的气血不仅平衡而且旺盛，诸病可除。

本方证的病理重点是三处，即气血运行上盛，中郁，下亏。在临床上要辨清这三处的轻重程度，以便灵活应用本方。上盛除自觉症状外主要看鱼际脉的充盈度和跳动力量，越是实而有力，说明头部充血越严重。中部主要看胸胁苦满的程度，胸胁苦满越严重，中部的气血郁结越严重。下部主要看腹主动脉搏动亢进的程度，搏动亢进越强，下部气血亏损越严重。在鱼际脉实大有力而其他两处一般时可加大石膏的用量，刘绍武先生用石膏甚至可大到 120 克，从临床上看一般 40 ～ 60 克即可。如胸胁苦满严重而其他两处一般时可加大柴胡的用量，可加到 20 ～ 30 克。如胸胁苦满特别严重，与心下连成一块时，可加陈皮、白芍各15 ～ 20 克以加强疏解之力。如腹主动脉搏动亢进很强而其他两处一般时，可加大桂枝的用量，可加到 15 ～ 25 克。

第二节　慢性表阴病

慢性表阴病是在整体气血不协调的基础上以表部虚寒较突出的慢性病理状态。

表部是从头到足全身整个外壳，其气血的供应是随着气血从心脏发出，逐渐向远端运行而逐渐供应的，特别是下肢的供应，必须经胸主动脉、腹主动脉和髂总动脉才能到达。这一路上气血运行的顺利与否，必然影响下肢气血的供应。所以慢性表阴病常常与枢部、里部密切联系。因此慢性表阴病一般更不可能独立存在。

慢性表阴病是表部气血供应不足，其重点是在机体的下部，以盆腔以下为主。形成这样病位特点的原理和慢性表阳病的病位主要在上部的原理是一样的，是一个事物的两个面，是由人体气血正常运行的上多下少的特点所决定的。慢性表阴病时，虽也是上实热下虚寒，但是以下虚寒为主要矛盾。上部的实热已不严重而下部的虚寒很严重了，即下部的气血不足已是主要问题了。哪些原因会使下部的气血不足而成慢性表阴病呢？

一、气血逆亢

首先气血逆亢就是形成慢性表阴病的一个原因。气血逆亢而成慢性表阳病时，腹腔以下的气血已显不足，故调神汤内有桂枝。如长期逆亢，随着病态的发展和年龄的增长，机体逐渐衰弱，特别是枢部功能的衰弱，矛盾就转化了。由于总体气血的逐渐不足，上部气血多余渐渐减轻，而下部气血亏少渐渐加重，这就变上部实热为主要矛盾而成下部虚寒为主要矛盾了，慢性表阳病就转变为慢性表阴病了。这时鱼际脉就虚而无力了，腹动亢进却严重了，胸胁苦满往往也没有了。这就不能再以慢性表阳病论治而应以慢性表阴病论治了。

二、饮食因素

1. 过食生冷

这常常是那些食量较小，身体修瘦而又贪食生冷的人较多见的因素之一。这类人腹腔的温度本来就显不足，当过食生冷时，寒冷对腹腔一切组织器官的刺激使腹腔的组织器官及大小血管痉挛收缩，加大了气血运行的阻力，减少了气血的供应量。特别是腹主动脉痉挛，使气血向下运行的阻力增大而运行量减少，形成了下部气血亏少，相对地向上运行的气血偏多，这样就形成上部虚热了。由于这点虚热，这类人很爱食饮生冷，而生冷又不断加重腹腔的寒，这样形成恶性循环。

2. 饮酒

有很多人特别是那些身体修长而瘦的人，酒对他们的胃肠往往是抑制强于兴奋。他们饮酒后较强地抑制了胃肠的功能，胃肠呈严重痉挛状态，向下运行的气血大量减少，相对地向上运行的气血偏多。

三、环境因素

当人或因所处的环境湿冷，或因长期衣被单薄使表部受寒冷刺激而痉挛收缩，特别是腿、臀、腰部抗寒力相对低，其痉挛收缩更严重，使该部位气血运行阻力增大，从而使下部气血运行减少，相对地向上运行的气血偏多。

慢性表阴病也是全身任何部位的任何症状和病都可能发生，但以下部的症状和病多见。

主要症状：腿冷，腿疼，腰冷，腰痛，腰腿软弱，心烦，失眠，口渴，头晕，恶心，妇人宫冷，不孕，痛经，白带多，月经不调，男子阳痿，遗精等。

易患病：各种腰椎病，颈椎病，脑动脉硬化，各种耳病，眼病，下肢病，子宫炎，盆腔炎，功能性子宫出血，男女不孕不育，前列腺炎等。

诊断：上鱼际脉浮而无力，腹动亢进，无胸胁苦满。

病机：下寒为甚，气血浮亢。

治则治法：温下降逆。

治疗代表方：桂枝调神汤。

桂枝 15 克　白芍 15 克　川椒 8 克　生甘草 10 克　大枣 3 枚　党参 20 克　天花粉 20 克　牡蛎 20 克　茯苓 15 克　大黄 6 克

上药以水 600 毫升，煮取 300 毫升，取汁，再加水 400 毫升，煮取 200 毫升，取汁与前汁相合，再煎一二沸，分早、中、晚三次空腹服。余如前法。

本方是笔者在临床上治疗慢性表阴病的一个代表方。其组方原理与治慢性表阳病的调神汤一样。但本证是以下部虚寒为主要矛盾，无胸胁苦满即没有中部气血郁结，故基础方选用了桂枝汤以温下降逆为主。相对地，此时上部的一点热已是虚热，故用天花粉和牡蛎养阴镇静而清之。党参、大枣与桂枝强心以加强枢部的功能而振奋气血运行。由于里部及全身的功能逐渐恢复，代谢逐渐旺盛，原积沉的多余物质需排除，故用大黄和茯苓促使其从大小便排走。这样不仅使气血运行恢复平衡，而且日渐顺畅旺盛。本方在临床上可灵活应用。如鱼际脉实而有力，可去天花粉加生石膏 20 克；如头痛、腰痛、腿痛可加葛根 30 克、防风 15 克；如下肢冷甚可加当归 10 克、桃仁 20 克；如白带多可加白果 20 克；如遗精可加生龙骨 20 克；如脉率达每分钟 90 次以上且无力，去白芍加葛根 20 克。

第三节　慢性里阳病

慢性里阳病是在整体气血不协调的基础上以里部实热较突出的慢性病理状态。

慢性里阳病也是一个整体病，是全身的血管、淋巴管、胃肠等所有由平滑肌为主组成的组织器官都处于抑制性痉挛状态，甚者横纹肌等其他组织也可能处于抑制性痉挛状态。这使得全身的气血运行大大减慢，全身各处的气血不同程度地处于郁滞状态，特别是毛细血管和毛细淋巴管的痉挛，使气血运行的阻力大大增加。同时气血的回流也不顺利。由于心肌也处于抑制性痉挛状态，所以心肌收缩无力，甚至减慢。这样导致全身血液的供应量不足，而且气血的纯洁性和清洁性不高，全身的组织器官长期处于轻微的缺氧和营养不良状态，同时代谢产物又不能按时按量被带走排出体外，尤其是胃肠的痉挛使蠕动减弱，里部食物残渣停留时间延长，积而生热，使里部长期慢性偏热，且易传入枢部而成郁热。同时胃肠内这些残渣又被吸收，使全身又处于一种自身慢性中毒状态，免疫功能大大降低。全身的这种郁滞状态以胃肠系统最重，而以横膈上下为重点和中心，主要是胃、肝、脾、胆、胰、横膈、胸腔、心、肺等。我们把这种状态称之为气血郁结。哪些原因易使气血郁结呢？

一、精神因素

精神的抑郁悲愁忧虑是造成气血郁结的主要因素。当人遭遇过度不愉快、过度发愁的事情时，就会产生郁闷、悲哀、发愁、忧虑的情绪。这些情绪使机体的兴奋性降低，胃肠、血管、淋巴管及各种组织痉挛，气血运行缓慢，各种生理活动迟缓，形成气血在组织中的郁滞状态。心脏的兴奋性也逐渐降低，并且由于冠状动脉的痉挛而心脏供血不良，使心脏的功能降低，气血运行更慢，更加重了气血的郁滞状态。这就造成全身气血供应不良。这种状态尤其以胸膈上下为重点和中心。胸腔是气血的发出地和气血回流的终点站，由于胸腔和横膈上下各组织器官的痉挛，阻碍了气血向机体四处运行和四处气血的回流，这就形成了以胸膈气血郁结为重点和中心的特点。尤其是当人遭遇那些严重隐曲之事时，虽心里有万般的悲苦与委屈，但由于事情本身难言于人，或因本人不善与人交流而将悲苦委屈隐于心中，长期下去就更容易形成极顽固的气血郁结。那些患恶性病的人大多有此心理与病理。还有一些人，他们虽没有遭遇很不愉快的事情，但由于本人心胸较窄，心理承受能力差，一般的不愉快也容易使他们形成气血郁结，但毕竟较轻。长期气血郁结，先是组织器官的功能性病变，久则由量变到质变形成某组织某器官的器质性病变。

二、饮食因素

这种情况多见于那些身体粗壮食量较大且常暴饮暴食的人。这类人其身体的生理功能很旺盛，尤其是心脏功能很强，所以在中青年时期力气也很大，但由于他们不注意养生，常常暴饮暴食，甚至常常以其食多饮多力大显其能，这样经常使腹腔的压力很高而气血运行阻力很大。但由于其心脏的功能很强，这就使大量的气血郁滞于胸膈上下而形成气血郁结。久之，心脏因长期负担加重而渐渐衰弱。同时由于食量很多，常常超过胃肠的承受能力而使蠕动减弱，饮食残渣较长时间地积存于里部而形成慢性实热证。

慢性里阳病更是一个全身性的慢性气血失调状态，全身任何部位的任何症状和任何病证都会有，一般以横膈上下多见。

主要症状：胸胁满闷疼痛，食欲不振，善太息，健忘，胃脘胀满，情绪低落，咽塞，心烦，舌暗苔厚等。

易患病：一切胃病，肝病，胆病，胰病，肺病，心脏病，乳腺增生，以上述脏腑多见的各种癌症。

诊断：聚关脉，胸胁苦满。

聚关脉是寸尺脉宽度不变而关脉独大，其形如豆。这是由于血管长期痉挛，气血运行本就不畅，运行到关部正遇桡骨茎突，桡动脉跨过桡骨茎突前行，茎突对跨越的气血形成了一个阻力，使气血对关部血管的压力大于寸尺，久之关部血管变粗而成聚关脉。寸尺两部是弦脉。

病机：气血郁结，里偏实热。

治则治法：行气散郁，泻热除实。

治疗代表方：调胃汤。

柴胡10克　黄芩10克　党参20克　苏子20克　川椒7克　生甘草7克　大枣3枚　陈皮15克　白芍15克　大黄7克

上药以水700毫升，煮取300毫升，取汁，再以水500毫升，煮取200毫升，取汁与前汁相合，煮沸，分早、午、晚空腹服。余如前法。

本方是刘绍武先生根据《伤寒论》大柴胡汤化裁而成。基础是小柴胡汤，所以必有胸胁苦满。但本证的胸胁苦满较小柴胡汤的胸胁苦满严重得多，已与心下连成一片而成心下急，以胃为主的心下部位疼挛很严重，小柴胡汤的力量就不够了，所以加了陈皮、白芍，大大加强了缓解心下部疼挛的力量。同时加了大黄，把胃肠内积存的实热从大便排出，久服气血里的多余物质也能从大便排走。应用此方时脉宜弦而不数。若聚关脉很大而有力，或心下急面积大而严重时，陈皮、白芍可加大用量，可加到20～30克，刘老甚至可用到60克。白芍是缓解平滑肌疼挛很好的一味药，所以对胃肠、血管、淋巴管的疼挛缓解效果很好。如果疼挛是由精神因素所致，则白芍配伍理气药，如本方配陈皮；如果是因寒所致，则应配伍温药，如小建中汤配伍桂枝、生姜。供参考。

第四节　慢性里阴病

慢性里阴病是在整体气血不协调的基础上，里部虚寒较突出的慢性病理状态。

慢性里阴病的病位重点是在中、下腹部。这里的内脏以大、小肠为主，其次是生殖系统、泌尿系统。这些组织器官长期地处于寒性痉挛状态，气血运行很慢很少，造成这些器官的机能抑制、功能低下。这种病理状态被称之为气血凝滞。慢性里阴病时，里部的大小肠是重点，其长期处于痉挛状态，蠕动减慢减弱，吸收功能降低，肠内温度降低，消化功能降低，食物不能充分地分解消化，尤其对高脂肪高蛋白的消化能力更差，常常有一大部分是分解成半成品被吸收入血，到枢部和表部不仅起不到很好的营养作用，往往成为毒素而引起自身中毒。在表部沉积造成表部的营养不良，在枢部沉积于血管壁形成血管硬化，这就造成全身的气血运行不良而诸病丛生。哪些原因易造成气血凝滞呢？

一、饮食因素

1. 过食生冷

当人过度地食饮寒冷之物时，由于寒冷对腹腔脏器的刺激，使腹腔的脏器、组织、血管痉挛收缩，气血运行减慢减少。长期如此则形成气血凝滞。

2. 饥饿

当人长期过度饥饿时胃肠就会萎缩，使气血运行减慢减少，形成气血凝滞。

3. 过食肥甘厚腻，过多饮酒

过食肥甘厚腻，一则营养过剩使气血黏稠度增高，气血运行阻力增大，运行速度减慢，尤其在盆腔这种状态更为严重，久之造成气血凝滞；二则肥甘厚腻之物对胃肠有抑制作用，在胃肠内停留时间较长，特别是在结肠内停留并附着于肠壁，进一步抑制了肠蠕动，形成气血凝滞状态。同时这些附着于肠壁的滑腻之物被吸收入血而成为毒素，引发了全身的自身中毒。这些毒素附着于血管壁使血管硬化，久之成全身性的气血凝滞。

经常过多地饮酒也是形成气血凝滞的一个常见原因。由于酒对胃肠先兴奋后抑制，加之饮酒时常配食以肥甘厚腻冷食，所以酒后胃肠蠕动减弱，气血运行减少减慢，形成既有气血凝滞，又有毒物停留的寒实状态。这种状态也是以中下腹为重点。

二、环境因素

环境的寒冷也是造成气血凝滞的常见原因之一。当周围环境十分寒冷，而人的衣被又单薄难以御寒，或久处冷湿的地面工作生活，由于寒冷对机体的刺激，使机体尤其是下肢与下腹部的组织血管痉挛收缩，气血运行减少，形成中、下腹和下肢的气血凝滞状态。

三、既往病史

在既往患寒性为主的肠炎或痢疾时，没有正确地彻底地治疗，使痉挛的胃肠主要是结肠没有恢复到健康状态，处于一种慢性的痉挛状态，肠内的病后残留物没有彻底消除干净，这就形成寒实俱有的气血凝滞。

先天不足或儿时调养不良。有一小部分人胃肠系统尤其是大、小肠先天就发育不良而偏寒，后天稍不注意就会形成气血凝滞。还有一些人是儿时调养不良，或过食生冷，或饥饿失度，或长处湿冷环境造成气血凝滞。这类人在少年时常常患病，到青年时稍好，到壮年以后又常常患病。若治疗调养不当可能影响一生。

四、劳累过度

人长期过度劳累得不到休息，气血只顾供应表部而不能充分地供应里部，使里部长期气血不足而成慢性里阴病。慢性里阴病是一个以中、下腹为重心的全身性慢性疾病，所以全身任何部位的任何症状和任何疾病都可能发生。一般以下腹部为主。

主要症状：腹满，腹冷，腹痛，大便或溏或秘，小便不利，消瘦或虚胖，头晕，乏力，皮肤萎黄晦暗，面部色素沉着，腰腿或冷或痛，脱发，痛经，男女不孕不育等。

易患病：结肠病，十二指肠病，前列腺病，肛门病，盆腔炎，痛经，不孕，男子阳痿，精少不育，下肢脉管炎，血管硬化，脑梗，脱发，腰腿疼痛，各种皮肤病。

诊断：脉长弦，腹动亢进，无胸胁苦满。

脉长弦是脉弦并向尺部延长。

病机：里部虚寒，功能不足。

治则治法：温里补虚。

治疗代表方：桂枝调胃汤。

桂枝 15 克　白芍 15 克　川椒 8 克　生甘草 10 克　大枣 3 枚　党参 20 克　陈皮 15 克　大黄 8 克

上药以水 700 毫升，煮取 300 毫升，取汁，再加水 400 毫升，煮取 200 毫升，与前汁相合，煮沸。分早、午、晚空腹服。余如前法。

本方是笔者治疗慢性里阴病常用的一个代表方。组方取《伤寒论》桂枝加大黄汤之意，加陈皮、党参使之成为一个温里、解痉、去实、补虚为一体的协调方。临床应用机会很多，特别是小儿及少年的胃肠功能不良、便秘、食欲不振、纳差、全身营养状况不良等，用之效果好并且安全。临床可灵活应用，如腰腿痛可加葛根 30 克、防风 15 克；少腹冷可加当归 10 克，桃仁 20 克；面部色素沉着，便秘可合桃仁承气汤；胃肠有水液可加白术 15 克，苍术 10 克，茯苓 15 克等。

第五节　慢性枢阳病

慢性枢阳病是以枢部功能紊乱导致整体气血紊乱，稍偏实热的慢性病理状态。

表里两部的慢性病的病位重点较明确。如慢性表阳病以气血盛于上为主，慢性表阴病以气血亏于下为主；慢性里阳病以气血郁于中为主，慢性里阴病以气血凝于下为主。这是由表里两部的层次结构所决定的，因为表里两部层次上有较独立的空间部位。枢部则不同于表里两部，枢部层次上没有较独立的空间部位，是穿插于表里两部，所以枢部的慢性病较表里两部的整体性更强。枢部功能的紊乱所致的是全身性的气血紊乱。

枢部是以心脏为中心，以血管为路径的全身气血循环系统，所以枢部功能的紊乱是以心脏为主的心血管系统的功能紊乱。心脏功能紊乱时心跳或过快，或过慢，或时快时慢，或时而有力，或时而无力，或时而间歇。心脏的收缩是气血发出和运行的主要动力。在外周正常的情况下，只有心脏功能正常，全身气血的运行才能正常。心脏功能的正常与否主要反映在每搏输出量和每分输出量上，只要这两个输出量正常，心脏功能就正常。心脏功能一旦紊乱，这两个输出量就不正常了。心跳过快时，每搏之间的时间太短暂，回心血量还很少，心脏就收缩，所以每搏输出量很少。过慢时每分钟心跳不达正常标准。这样无论是过快还是过慢每分输出量都不够。心脏跳动时快时慢时，往往跳动时间是短暂的，常常是数秒到数十秒。快时可达每分钟 100 次以上，慢时又可降到每分钟 60 次以下，这样每分输出量也就不够了。时而有力时而无力时，心肌收缩的力度是以时而无力为主要矛盾。时而无力是绝对无力，其每搏输出量是绝对不够。时而有力是相对有力，是相对无力而言略有力，但这个有力最多也就是达到正常标准，甚至达不到正常标准，所以总体上每分输出量是不够的。而且时而无力出现的次数越多或持续时间越长，则每分输出量越少。如果出现早搏间歇那每分输出量就更不够了。由于心脏功能的紊乱，使气血在全身的运行时快时慢，时多时少，而以慢和少为主要矛盾，所以从总体上讲全身的气血供应就不足了，同时代谢产物也不能及时带走。全身长期地处于一种缺氧和营养不良状态。轻则全身脏腑、组织、器官功能紊乱降低，重则由量变发展成为质变而出现器质性病变。这种病理状态是临床上最多见的慢性病理状态。心脏功能为什么会紊乱呢？主要有以下原因。

一、精神因素

精神因素是引起枢部功能紊乱的主要原因。精神因素对机体的影响是通过大脑中枢神经系统而影响的。各种事物对大脑的过度刺激，都会引起中枢神经系统的过度兴奋或过度抑制，或此处兴奋彼处抑制，长期如此就会造成植物神经系统的功能紊乱，这就造成三部各脏腑、组织、器官的功能紊乱。由于心跳中枢的功能紊乱，使心脏的功能紊乱。精神对机体的病理影响往往是以悲苦忧愁较多，所以植物神经系统的功能紊乱常常是以抑制过度为主，使心脏功能紊乱也是以心跳慢和无力为主。机体在任何病理状态下，总是要努力纠正该种病理状态，所以会出现心跳时而有力时而无力，时而快时而慢的紊乱现象。出现持续性过慢是抑制过强机体无力纠正，出现持续性过快是心肌收缩无力严重，每搏输出量太少，代偿地加快心跳了。再就是人在紧张急躁发怒时心跳加快，若长期紧张急躁发怒也易形成心跳持续性过快。更重要的一点是当心脏功能紊乱全身气血不足时，心脏自身的气血供应也不足，这就更加重了心脏功能的紊乱，形成恶性循环。再则，当大脑气血供应不足时，中枢神经系统的功能更紊乱更弱，使心脏功能更紊乱更弱，也形成了恶性循环。所以精神调养是防止枢部功能紊乱的根本方法。

二、劳神过度

劳神过度是人的脑力劳动过度，使大脑得不到应有的休息，长期地处于极度疲乏状态，植物神经系统也相应地处于疲乏状态，使心脏也处于疲乏状态，进而出现心脏功能紊乱和降低，使全身气血紊乱。

三、劳力过度

人长期地体力劳动过度，心脏得不到应有的休息，心脏一天天疲乏下去，出现收缩无力，形成心脏功能紊乱。

四、饮食过饱，饮酒吸烟过度

经常地饮食过饱，使气血运行的阻力增大，同时饮食过饱也容易营养过剩，使气血黏稠度增高，运行阻力增大，渐渐地心脏也会疲乏而出现心脏功能紊乱。

过度地饮酒和吸烟，烟酒的毒素也会刺激大脑和心脏使心脏功能紊乱。

五、急性心脏病

急性心脏疾病遗留下心脏功能紊乱。如急性心肌炎、风湿性心脏病等。

慢性枢阳病是一个整体性更强的慢性病理状态。所以更是全身任何部位的任何症状和任何疾病都可能发生，几乎难以列举其主要症状和易患病，只能就多见症状和多见疾病略举如下。

主要症状：心慌，气短，胸闷，胆小易惊，心烦意乱，精力不足，健忘，失眠或嗜睡，多噩梦，易有梦中哭泣或发怒，易悲伤，精神不耐刺激，悲观厌世，无端易怒，冬不耐寒，夏不耐热，头晕眼黑，神形易疲劳，易感冒，性冷淡，月经不调，或出血或停经，男女不孕不育，习惯性流产等。

易患病：全身任何部位的任何病都可能患，各种癌症，各种妇科疾病，精神病等。

诊断：*涩脉，胸胁苦满。*

涩脉是寸口脉大小不等，快慢不等，有力无力不等，还包括结、代、过快、过慢。

涩脉的诊断法是按脉时由轻渐重，达到指下感觉脉跳清晰时不再用力，此时医生要心平气和全神贯注地数脉跳的次数，从1数到100次，再换患者的另一只手，以同样的方法从1数到100次，这样涩脉自能诊断出来。如感到脉跳过快过慢时要计时数好1分钟内的脉跳次数，并记录下来以便下次诊断时对比。

病机：气血紊乱，整体不调。

治则治法：和调气血，协调整体。

治疗代表方：调心汤。

柴胡10克　黄芩10克　党参20克　苏子20克　川椒7

克　生甘草 7 克　大枣 3 枚　百合 20 克　乌药 7 克　丹参 20
克　郁金 10 克　瓜蒌 20 克　牡蛎 20 克　五味子 10 克

　　上药以水 1000 毫升，煮取 300 毫升，取汁，再以水 500
毫升，煮取 200 毫升，与前汁相合，煮沸。分早、午、晚空腹
服。余如前法。

　　慢性枢阳病是临床上最多见的一种慢性病理状态，也是最可
怕的一种病理状态。涩脉是慢性病最多见的一种脉象。调心汤是
临床上治疗慢性病使用频率很高效果很好的一个方子。这种病理
的总结，这个诊断标准的确定和调心汤的创立，是刘绍武先生很
杰出的一个贡献。这使很多很难治的慢性病（有时治急性病也很
好）有了一个理想的治疗方法。笔者在临床上每天都要用到这个
方子，效果都很好，但对组方却说不出个所以然来。这里勉强谈
一点认识，只供参考。

　　本方总的作用是从调整植物神经功能入手，对全身气血的大
循环、小循环和微循环有全面的调理改善作用。首先小柴胡汤就
是调整全身植物神经功能紊乱而稍偏实热的一个很好的方子。柴
胡能疏郁散结，黄芩能清热除烦，这两味是这个方子的主药，再
与其他药相合，那作用就从气到血更全面了。党参、大枣强心补
气，从源头上加强气血发出和运行的动力。柴胡、乌药疏郁散结
使胸胁苦满得开，拓宽气血运行的道路。川椒、甘草温里缓急舒
开腹腔脏器的痉挛，使腹腔的气血运行通畅，里部功能恢复而气
血化源充足。丹参、郁金是一对改善加速气血运行的好药，特别
是能改善微循环，以改善全身组织的缺氧和营养不良状态。瓜
蒌、苏子能清肺宽胸祛痰以改善小循环。百合、五味子滋阴润燥
健脑而不腻。牡蛎、黄芩镇惊清热而除烦。这样在改善中枢神经
功能的基础上，从气血的发出运行到运行路径的通畅，从微循环

的改善气血的顺畅回流到小循环的充分吸收氧气，这样使全身的气血运行和对组织的供应，恢复到一个和谐、通畅、充足、平衡的状态。全身各组织、脏腑、器官都能得到正常充足的气血供应而恢复功能和修复损害，只要坚持服药达到疗程则各种疾病自愈。在临床上如脉特别无力时党参可改用人参，脉一旦有力则仍用党参。如有背恶寒下肢浮肿时可加制附子10克，背恶寒和下肢浮肿一旦消失则把附子去掉。以上只是勉强解释，远不能说明这个方子的精湛深意，只供参考。

第六节　慢性枢阴病

慢性枢阴病也是以枢部功能紊乱为中心的整体气血紊乱，而以虚寒较突出的慢性病理状态。

慢性枢阴病的致病原因及病理机制与慢性枢阳病基本是一样的，只是几乎没有实热而虚寒较突出。为什么会形成慢性枢阴病呢？这有两种情况：一是原本是慢性枢阳病，由于时间长久，机体日衰，实热渐消而虚寒日重，形成慢性枢阴病；二是患者原本体质就很虚寒，当被致病因素作用时，其机体的抗病能力弱，只是使原来的虚寒更虚寒，直接形成慢性枢阴病。

主要症状：慢性枢阴病的主要症状和易患病的特点与慢性枢阳病基本一样，只是虚寒的表现较突出一点，如恶风怕冷，大便稀溏或先硬后溏，腹冷腹痛等。

诊断：涩脉，腹动亢进，无胸胁苦满。

病机：气血紊乱，偏于虚寒。

治则治法：温寒补虚，和调气血。

治疗代表方：桂枝调心汤。

桂枝 15 克　白芍 15 克　川椒 8 克　生甘草 7 克　大枣 3 枚　党参 20 克　百合 20 克　乌药 7 克　丹参 20 克　郁金 10 克　瓜蒌 20 克　牡蛎 20 克　五味子 10 克

上药以水 1000 毫升，煮取 300 毫升，取汁，再以水 500 毫升，煮取 200 毫升，与前汁相合，煮沸。分早、午、晚空腹服。余如前法。

本方是笔者在临床上治疗慢性枢阴病的一个代表方。本方的组方是根据刘绍武先生的调心汤而组的。因为偏于虚寒，有腹动亢进，而无胸胁苦满，所以用桂枝汤替代了小柴胡汤。如果患者脉率在每分钟 90 次以上，可以葛根 20 克代替白芍。临床实践证明此方效果较满意。供参考。

表 9–1　慢性六病框架

	三部	慢性六病	诊断标准	代表方
慢性六病证治（协调疗法）	表部	慢性表阳病	上鱼际脉＋胸胁苦满	调神汤
		慢性表阴病	上鱼际脉＋腹动亢进	桂枝调神汤
	枢部	慢性枢阳病	涩脉＋胸胁苦满	调心汤
		慢性枢阴病	涩脉＋腹动亢进	桂枝调心汤
	里部	慢性里阳病	聚关脉＋胸胁苦满	调胃汤
		慢性里阴病	长弦脉＋腹动亢进	桂枝调胃汤

第七节　慢性六病的存在形式和治疗原则

在临床实际中慢性六病有各自单独存在的情况，但大多是以复合的形式存在。复合有两种情况：一是本部病的复合，如慢性表阳病与慢性表阴病复合。按说本部的阳病和阴病是不能复合的，那指的是寒热虚实明显的急性六病。慢性六病本身就是寒热虚实不明显，三部病位较模糊的慢性病，只是在这种模糊不明的病理状态中找出寒热虚实稍有突出的状态来定病性，找出病位稍突出的某部定病位。再则，慢性病的热与寒分别主要存在于机体的上部和下部，常常是上热和下寒同时存在，无论是表部里部还是枢部都是这样的，所以每部本部的慢性阳病和慢性阴病都可以复合。如慢性表阳病是以气血盛于上为主，而气血亏于下较轻；慢性表阴病是以气血亏于下为主，而气血盛于上较轻。如果气血盛于上和气血亏于下都重，那就是慢性表阳病与慢性表阴病复合存在了。再如慢性里阳病是以气血郁结于中为主，而慢性里阴病是以气血凝于下为主，如果两种情况都很重那两病就复合存在了。所以三部各自的慢性阳病和慢性阴病都可以复合。二是本部的慢性病与他部的慢性病复合，这就更容易了，而且多少也能复合，最多六个慢性病能同时存在。这在临床上也是常见的。

那么，如何诊断复合情况呢？每个病的主要症状和易患病那么多，而且有些主要症状和易患病是相同的，要根据症状和易患病来诊断那太难了。凡事物总有个主要矛盾即事物的关键所在。前面各个慢性病的诊断就是该病的主要矛盾关键所在。诊断慢性六病的复合情况仍是以这些诊断标准为主要依据，其他症状和所患病为参考。如慢性表阳病的诊断是上鱼际脉和胸胁苦满；慢性表阴病的诊断是上鱼际脉虚而无力，腹动亢进，无胸胁苦满。如果是上鱼际脉有力，腹动也亢进，又有胸胁苦满，那就说明是慢性表阳病与慢性表阴病复合存在。治疗时就把调神汤和桂枝调神汤相合，两方相同的药以用量大者为用。三部间慢性病的复合也是靠各病的诊断标准来确诊。如既有慢性表阳病的上鱼际脉，又有慢性枢阳病的涩脉，又有慢性里阳病的聚关脉，又有胸胁苦满这个三病的共同症状，那就是调神汤、调心汤、调胃汤复合使用。若这三病没有胸胁苦满，而有腹动亢进这个共有症状，那就桂枝调神汤、桂枝调心汤、桂枝调胃汤复合使用。又如既有慢性里阳病的聚关脉和胸胁苦满，又有慢性枢阴病的涩脉和腹动亢进，那就调胃汤和桂枝调心汤复合使用。在诊断确定之后如果还有一些突出的症状时，这些症状往往代表着急性六病十二单证的同时存在，那就要复合十二单证的代表药。如兼见头痛或身痛就加葛根、防风；如恶心呕吐就加生姜、半夏；如腹内有水泛波就加茯苓、白术；如下肢浮肿就加附子、车前子等。这些加减法临床上可根据医生的经验灵活应用。

第八节　介绍其他协调方

在刘绍武先生的学说中，主要的协调方有四个，其应用标准是四个脉，又称四脉辨证法。那就是上鱼际脉用调神汤，聚关脉用调胃汤，右尺长弦脉用调肠汤，涩脉用调心汤。这些方子都是以小柴胡汤作基础。笔者在临床应用中体会到，应用这四个方子除以上四个脉为诊断依据外，还应有一个共同的诊断依据即胸胁苦满。因为胸胁苦满是气血郁结于中，郁而生热，所以是偏点实热证。柴胡、黄芩就是解决这个实热的。如果没有胸胁苦满说明胸胁没有实热，所以柴胡、黄芩不宜用。如果又有腹动亢进，说明不仅没有实热，而且虚寒更甚了，该用点温补剂了。所以笔者用桂枝汤为基础，仿照刘老的协调方组了相应的一些方子。这样把柴胡类方子和桂枝类方子共同应用于慢性病的治疗中，以四个脉、胸胁苦满和腹动亢进共同作为诊断依据，实践证明临床效果较好。刘老除以上四个主要的协调方外，还创了许多专病专用、专脏专用的协调方，临床效果很好。笔者学习有限，不可能把刘老的方子全部介绍，根据自己的临床应用体会，把自己熟悉的作一些介绍，供读者参考。

在介绍前先谈一下方剂内药物的用量。现在笔者所记的用量每味药都是原方的三分之二。比如原方的柴胡是 15 克，丹参是 30 克，现在所记的柴胡是 10 克，丹参是 20 克。这是为什么呢？这是因为我接触的大多是较贫困的患者，原方每剂药的价格较贵，要想使患者达到疗程很困难，我就试着用三分之二的量治疗，结果疗效基本差不多。我就一直这样用下来，已成习惯。现在这样记下来，望读者在实践中考证。

一、调肾汤

组成：柴胡 10 克　黄芩 10 克　党参 20 克　苏子 20 克　川椒 7 克　大枣 3 枚　黄芪 20 克　郁金 10 克　白茅根 20 克　金银花 20 克　丝瓜络 10 克　车前子 20 克

上药以水 800 毫升，煮取 300 毫升，取汁，再以水 500 毫升，煮取 200 毫升，取汁与前汁相合，煮沸。分早、午、晚空腹服。余如前法。

主治：肾脏疾病，水肿。

调肾汤是治疗肾脏疾病的一个很有效很可靠也很安全的方子，尤其对急慢性肾炎、肾病综合征、肾积水、肾盂肾炎等效果很好。调肾汤的组方看起来很简单，但确是一个很精良的方子。首先是小柴胡汤做基础，意在协调整体，在疏解枢部的基础上疏解全身的气血郁滞，加强枢部里部的功能，使气血不仅来源充足，而且运行畅顺。这是刘绍武先生所有协调方的共用方，共同目的。以下是该方的主体，由六味药组成，刘绍武先生称之为决渎汤。这六味药是专门对付肾脏的。对于急慢性肾炎、肾病综合征的治疗，提高机体免疫力、修复肾小球是一个治疗关键，能担当此任的中药以黄芪为最好。黄芪能补气以提高机体的免疫力，能修复肾小球之损害，并有利尿降压的作用。所以刘绍武先生首先选用了黄芪且用量大，一般为30克，当身体虚弱明显，浮肿较甚，尿蛋白多时可加大用量，最大可用到120克。笔者常用一般是60至90克。黄芪的质量必须中等以上。郁金的应用既是黄芪的需要，又是病理的需要。凡慢性病时气血的运行都较缓慢郁滞，今用大量的黄芪和党参补气欲加强气血运行的功能，那疏通气血运行的路径也是很重要的，方中虽有柴胡，但柴胡活血之力不足，所以用郁金与柴胡共同行气活血，使气血不仅补而不滞，而且运行更旺盛了，使肾脏得到了足够的气血供应。肾炎肾病的另一个病理是热毒和水毒对肾脏及全身的损害。为了清热解毒，选用了金银花和白茅根。这两味药的清热解毒原理一方面是有抗菌作用，更主要的是有利尿作用。尤其是金银花，其利尿作用很强，其清热解毒作用主要是通过利尿作用实现的。本方内的金银花和丝瓜络、车前子组成一个强有力的利尿小集体，这是刘绍武先生从民间得来的一个验方，刘绍武先生称之为半决渎汤。其利尿作用很强，全身任何部位的积水都可以用。金银花是一味很平和的药，既能清热解毒利尿，又无寒凉之弊，所以在急性期用量可大到30到60克。白茅根有凉血止血作用，尿化验血细胞多时用量可大到30到60克。关于甘草，因其有保钠储水作用，不利于利尿消肿，故一般不用，如确有甘草证时方可试用。在治疗期间常常有反复，比如尿蛋白消除又复现，浮肿消除又复肿。坚持治疗就会痊愈。

二、调肺汤

组成：柴胡10克　黄芩10克　党参20克　苏子20克　川椒7克　生甘草7克　麻黄10克　杏仁10克　生石膏20克　瓜蒌20克　沙参20克　麦冬10克　五味子10克

上药以水800毫升，煮取300毫升，取汁，再以水500毫升，煮取200毫升，取汁与前汁相合，煮沸。分早、午、晚空腹服。余如前法。

主治：急慢性气管炎，哮喘，肺气肿等。

调肺汤是治疗肺脏疾病的一个方子，效果很好。调肺汤首先仍是以小柴胡汤为基础，从协调整体气血入手，疏解开胸胁的气血郁结，使肺脏的周围环境得以改善，肺脏自身的气血运行也得以改善。在此基础上合麻杏石甘汤等药共奏清疏肺热，宽胸理气，祛痰止咳，滋阴润燥之功。现将全方用药归类如下。

党参、大枣和甘草加强枢部功能，改善肺动脉的供血和肺静脉的回流。尤其是改善肺静脉的回血以减轻肺部的郁血水肿，利于肺部炎症的吸收和组织功能的恢复。黄芩、生石膏清热以减轻胸腔和肺部的充血而消除炎症。柴胡、瓜蒌、麻黄疏解胸腔之气血郁结，缓解气管、支气管痉挛以利通气和痰液排出。苏子、五味子、杏仁祛痰镇咳，使过度咳嗽而极度疲乏的肺脏得以休息。每声咳嗽肺必胀满，必使肺动脉入肺的气血阻力增大而使心脏负担加重。所以镇咳不仅能使肺脏休息，而且能减轻心脏的负担而使心脏得以休养。沙参、麦冬滋阴养肺，使肺内的稠痰变稀而利于排出。川椒、大枣、甘草温养里部以养表部。这样看来，调肺汤是以调理肺脏为中心，调理表部为重点，调理枢部、里部为辅助的一个整体协调方。从总的功效看，调肺汤是稍偏于清热滋阴的方子，适用于肺部稍有实热的证候。在临床上使用时笔者常常把川椒换成干姜，既能温里又能止咳。供参考。

三、调肝汤

组成：柴胡10克　黄芩10克　党参20克　苏子20克　川椒7克　生甘草7克　大枣3枚　陈皮15克　白芍15克　大黄7克　茵陈20克　栀子10克　丹参20克　郁金10克　车前子20克

上药以水1000毫升，煮取300毫升，取汁，再以水500毫升，煮取200毫升，取汁与前汁相合，煮沸。分早、午、晚空腹服。余如前法。

主治：急慢性肝炎，肝硬化，胆囊炎等。

调肝汤是治疗肝胆疾病的一个专用方，效果很好。肝胆位居胸胁，慢性里阳病时肝胆是直接受害的脏器，所以肝胆疾病往往有聚关脉和胸胁苦满，因此调胃汤是调肝汤的主体，在此基础上又加了清热利湿、疏肝利胆的茵陈、栀子，使该方的作用专于肝胆。车前子辅茵陈、栀子使毒邪从小便去，大黄使毒邪从大便去。特别是丹参、郁金，不仅能改善肝胆内气血的运行和利用，更主要的是与党参共同改善心脏供血，加强心脏功能，从而改善右心回血，改善肝脏内的郁血缺氧状态，使肝脏被损害的组织得以修复，功能得以恢复。临床上根据湿热的严重程度可加大茵陈用量，一般可用到60克，刘老曾用到120克。如出现腹水可加金银花30克、车前子30克、王不留行40克以加强利尿作用。最好不要放腹水，放后再服此方效果不佳。

四、调肠汤

组成：柴胡10克　黄芩10克　党参20克　苏子20克　川椒7克　生甘草7克　大枣3枚　陈皮20克　白芍20克　大黄8克　川楝子20克　小茴香15克

煎煮服法禁忌同前方。

主治：慢性肠炎，十二指肠炎，前列腺炎等。

调肠汤是治疗以大、小肠疾病为主的一个方子。调肠汤由调胃汤加川楝子、小茴香而成。从组方看，本方是以慢性里阳病为主兼有慢性里阴病。从病理上讲不仅有气血郁结，而且有气血凝滞，并且凝滞已日久顽固。疾病的重点在大、小肠。大、小肠长期地痉挛，蠕动减弱，排空不力且不及时，使肠内长期地停留着有毒有害的黏液性物质，尤其是在升结肠皱褶处的黏液物质，由于其黏滑，且升结肠的蠕动是由下而上逆地心引力，所以更难排出。其长期停留附着于肠壁，阻碍了肠壁对营养物质的吸收，甚至被吸收入血，经枢部又达表部乃至全身。在枢部，这些物质沉积于血管壁上，逐渐使血管壁变厚而硬化。在表部，这些物质沉积于皮表而使皮肤萎黄晦暗无光泽，面部出现色素沉着。十二指肠长期痉挛排空不好而成十二指肠炎。在下，这些物质可影响肛门和前列腺而成痔疮和前列腺炎。本方调胃汤能疏解气血郁结，对胸胁胃肠及血管的痉挛有很好的缓解作用。川楝子对大、小肠有很好的缓解痉挛、增强蠕动的作用，而且性稍寒，对结肠炎和十二指肠炎有很好的消炎作用。小茴香对里部特别是大、小肠有改善气血循环、增强代谢的功能，使黏附于肠壁的黏液自动脱落排出体外。长期服药可将沉积于枢部、表部的有害物质经血液循环再回到里部而排出体外。如此使气血郁结和气血凝滞的病理状态得以消除，疾病痊愈，机体恢复健康。应用本方应以胸胁苦满，聚关脉和右尺长弦脉为诊断依据。长弦脉是脉弦而长，在尺部向后延长，病越久延长越长。用本方治疗结肠炎时，服药数剂后可随大便排出黏液物质，有的服十几剂到几十剂才排，这是因为疾病时间太长，黏液附着于肠壁很顽固，需改善肠壁的气血供应，待功能逐渐旺盛，推陈以致新才能使黏液自动脱落。排黏液时常常是排几天又停几天，又排又停。这是脱落一些排一些，过几天又脱落一些再排一些。直到黏液排完则大便正常，人的面色、精神、消化吸收功能等一切也随之正常。

五、溃疡汤

组成：柴胡10克　黄芩10克　党参20克　苏子20克　川椒7克　生甘草7克　大枣3枚　陈皮20克　白芍20克　大黄7克　川楝子20克　五灵脂15克　败酱草20克

煎服禁忌如前法。

主治：胃溃疡，十二指肠溃疡，结肠溃疡等。

溃疡汤是治疗消化道溃疡的一个很有效的方子。消化道溃疡的一个主要病理就是气血郁结。由于胃肠长期地痉挛，胃肠长期处于郁血缺氧营养不良状态，同时胃酸分泌增加，大量胃酸滞留于胃里腐蚀胃壁，形成胃炎、十二指肠炎，日久形成溃疡。所以溃疡汤也是以调胃汤为主体，加入川楝子和败酱草，增加行气解郁、清热凉血、消炎止痛的作用，这两味药稍寒，消炎止痛效果好而不寒中，利于久服。溃疡面形成后，在溃疡面周围必然有毛细血管破坏阻塞而有郁血和瘀血，所以方用五灵脂活血化瘀改善局部循环，使阻塞的毛细血管通畅，促进溃疡面的愈合。或曰人参、党参和五灵脂不是相畏吗？其实临床观察没有这回事。人参能加强枢部功能，促进气血循环，五灵脂能活血化瘀疏通气血运行的道路，确是相辅相成的一对好药。临床效果确实如此。

溃疡病治疗的关键一个是疗程，一个是忌口。疗程一般需3到4个月，每日一剂，坚持服药，疗程不到溃疡面不能完全愈合。忌口更严格，不吃酸，不吃辣，不饮酒，不吸烟，不吃肉，不吃鸡蛋，不喝奶，不吃饱，这八不一定要做到。前七不较好做到，第八不吃饱较难做。当症状减轻消化功能逐渐恢复时，食欲渐旺，患者往往在无意中吃得过饱，常常是吃完饭后才发现吃得过饱了。凡过饱一次症状就会反复并延长疗程，所以一定要严格控制食量，不吃饱。以上如果做不到则溃疡病较难治愈。还有就是精神调养和起居调养，这是治疗一切慢性病乃至养生都应该注意的问题，溃疡病患者更应该注意，要乐观豁达，宽容大量，使已郁结的气血疏解开来且不再郁结。同时不可过度劳累，注意冷暖起居，尽量不感冒。以上这些注意得好则疗效快疗程短，否则易反复而延长疗程。

在整个治疗过程中，一般仍是一个月症状消失快，二个月症状有所反复，三个月后痊愈。服药后大便增多，一天可达3到6次。一般一个月后次数减少且逐渐变稠，二个月后逐渐正常。这是服药后推陈致新，是好事，不必顾虑。

六、理消汤

组成：柴胡10克　黄芩10克　党参20克　苏子20克　川椒7克　丹参20克　郁金10克　黄芪30～120克　生石膏40克　天花粉20克　熟地20克　山药20克　五味子10克　茵陈40克　车前子20克　猪胰子半个

煎服禁忌如前法。

一般糖尿病的病理主要是两个方面：一是胰岛素分泌不足（相对不足或绝对不足），使糖不能被组织细胞充分利用，组织细胞处于一种饥饿半饥饿状态，反射地使血糖升高；二是组织细胞对胰岛素的敏感性降低，也使组织细胞不能充分利用糖而反射地使血糖升高。其他一切病理都是基于这两方面的病理而产生的。本方所治的糖尿病患者首先是有胸胁苦满、气血郁滞的病理。胰腺正处在胸胁，所以胰腺就处于气血郁滞的状态，久之就会功能降低，胰岛素分泌减少。所以本方仍是以小柴胡汤做基础，辅以丹参、郁金以疏解胸胁苦满，改善胰腺的气血供应以恢复其功能。黄芪是改善组织细胞对胰岛素的敏感性，促进组织细胞摄取利用糖的最好的一味药，所以可用到120克。这两方面是本方的主体，其他药物也是围绕这两方面从不同角度达到同一目的。血糖的升高是机能兴奋，是热证，加之小便增多津液丢失，这就形成了阴亏热盛的病理状态，故重用花粉、熟地、山药、生石膏滋阴清热以降低血糖。血糖的升高主要来源于肝糖原的分解，如此肝脏受累，故用茵陈疏肝清热养肝。肾脏对尿糖的回吸收任务加大，易使肾脏受累，故以车前子、熟地、五味子补肾利尿保护肾脏。同时五味子与黄芪有强壮大脑的作用，使脑健神旺而全身旺。猪胰子以脏补脏，促进胰腺功能的恢复，增加胰岛素的分泌。这样病理上两面皆顾，脏腑上心、脑、肾、肝同保，既能治疗糖尿病，又能避免并发证发生，是一个防治兼顾的好方子。如患者体壮，脉洪、实、大，且上鱼际脉实大有力时，说明实热较重，石膏用量宜加大，反之则应减轻。如体质较瘦，脉细数，口渴严重时，是阴亏较重，可加大花粉用量，可大到40到60克。如乏力不很严重时黄芪可适当量小。若乏力严重，脉细数无力时，应以人参易党参，取效后再改用党参。这是笔者的体会，供参考。关于饮食调养应按西医的要求合理安排。

七、理目汤

组成：柴胡 10 克　黄芩 10 克　党参 20 克　苏子 20 克　川椒 7 克　生甘草 7 克　大枣 3 枚　生石膏 30 克　知母 15 克　桂枝 7 克　车前子 20 克　大黄 7 克　桃仁 20 克　芒硝 7 克　白蒺藜 20 克　决明子 15 克

煎服禁忌如前法。

主治：眼病。

理目汤是治疗眼病的一个很有效的方子。眼居人体上部而最高，所以眼病常常是慢性表阳病的一个并发证。眼病患者多见上鱼际脉，其病理以充血为主，所以理目汤以调神汤为主体。方内虽无牡蛎但生石膏用量较大，且加了知母，增强了清除上热的力量。同时合入了桃仁承气汤，将里部和枢部的热从里部泻走，把上涌的气血引导下来，以解除上部之充血。白蒺藜和决明子是眼病的特效药。白蒺藜凉血明目，有改善局部微循环的作用。决明子能降低眼压，清除眼内多余物质。这样，整体局部相结合，对一切眼内外炎症、眼底动脉硬化、眼底出血、白内障、青光眼等眼病疗效都很好。

八、理鼻汤

组成：柴胡 10 克　黄芩 10 克　党参 20 克　苏子 20 克　川椒 7 克　生甘草 7 克　大枣 3 枚　陈皮 15 克　白芍 15 克　大黄 8 克　辛夷 15 克　苍耳子 20 克　王不留行 15 克

煎服禁忌如前法。

主治：急慢性鼻炎，急慢性鼻窦炎。

理鼻汤是治疗鼻炎很有效的一个方子。鼻炎、鼻窦炎的主要病理是鼻道痉挛肿胀阻塞，鼻窦内充满炎症分泌物而排不出。患者自觉鼻塞不通憋胀难耐，重者头闷头痛，以致不能脑力劳动。理鼻汤以调胃汤为主体，消除鼻道炎症，解除鼻道痉挛使鼻道通畅。辛夷和苍耳子是通鼻窍的特效药，能消除鼻道的炎性水肿。再加上王不留行能使鼻窦的脓性分泌物排出。服本方后首先是鼻道通畅，继而大量地排出脓性鼻涕，患者感到非常痛快舒服。有时脓性鼻涕是自动流出。治疗时要坚持服药，直到脓性鼻涕排尽才能痊愈。

九、以上协调方的应用

以上八个协调方是笔者在实践中较熟悉的方子。在应用时既可单独使用，更可复合使用。

所谓单独使用就是专病专用，如肾脏疾病用调肾汤，鼻炎用理鼻汤等。在单独使用这些方子时除专病专用外，还需有一个诊断依据就是胸胁苦满。因为这些方子的一个共同点都是以小柴胡汤作基础的。除理消汤没有甘草和大枣，调肾汤不宜用甘草外都是一样的。如果没有胸胁苦满而有腹动亢进时，可用桂枝汤代小柴胡汤组成相应的方子治疗。如桂枝调肾汤治肾病，桂枝理鼻汤治鼻炎等。实践证明这样疗效较好。

所谓复合应用是将这些方复合到慢性六病方里应用。通过实践观察，每一个慢性病患者无论他患的是什么病，总有一个不平衡的内环境也就是慢性气血失调，而这些慢性气血失调常常就是慢性六病。可以这样说，无论什么具体的慢性病，大多是在慢性六病的基础上形成的，所以慢性六病是产生具体慢性疾病的基础和根源。欲将具体疾病治愈，必先协调整体治愈慢性六病。在慢性六病逐渐好转的同时，具体病也逐渐好转。其实有些专用方就已经复合到慢性六病方里了，如调肝汤、溃疡汤、理鼻汤，就已经合有调胃汤，理目汤已经合有调神汤。因此，在诊治慢性具体病时，首先要诊断清该患者有无慢性六病。根据本章第七节的原则和方法，在确定慢性六病的基础上将专用方复合进去。这样整体局部双管齐下，疗效很好。在具体应用时，医生可根据自己的经验适当增减药物的用量和药味的取舍。这是一个医生的技巧，难以尽言。当然更希望医生创出更多更好的六病方和专用方。

第九节　介绍其他单方验方

刘绍武先生一生中创立了很多有效的单方验方，可惜笔者没有完全学到，现就笔者较熟悉的几个方剂做一介绍。除此之外，笔者在临床也组建了一些单方验方，临床效果也很好，现共享于各位同道，仅供参考应用。

一、疏肌散

组成：葛根30克　桂枝15克　防风15克　羌活15克　生甘草10克

上药按比例不拘多少为末，每服7克，早、晚两服或早、午、晚三服。温开水送服。

主治：肩周炎，腰、颈椎间盘突出，腰、颈椎骨质增生，腰痛，四肢痛。

本方是笔者自用的一个方子。方中四药疏风散寒，缓解肌痉挛，对表部风寒性肌痉挛有效。急慢性肌痉挛均可使用。急性者可如量作汤剂用之，每日一剂，煎服禁忌如前法。慢性者用散剂，需坚持服药，缓图疗效。

二、清喉汤

组成：葛根 30 克　薄荷 15 克　金银花 20 克　连翘 15 克　玄参 20 克　郁金 10 克　桔梗 15 克　生甘草 10 克　芦根 15 克

煎服禁忌如前法。

主治：扁桃体炎，喉炎，带状疱疹等。

本方以葛根、薄荷、芦根疏解表热；金银花、连翘、玄参、桔梗清解枢热；郁金理气，改善气血循环，加速炎症的吸收；甘草解毒，共奏疏风清热，解毒散结之功。此方治疗喉部疾病很好，同理治疗带状疱疹、腮腺炎等效果也很好。治带状疱疹以干性者为好。

三、祛风利湿汤

组成：浮萍 20 克　苍耳子 20 克　苦参 20 克　土茯苓 20 克

煎服禁忌如前法。

主治：荨麻疹，湿疹及各种皮肤病。

此方是治皮肤病很好的一个方子，以痒为主要症状者效果更好。方以浮萍、苍耳子祛风止痒，苦参、土茯苓清热解毒利湿，适应于各种风湿热所致的皮肤病。

四、攻坚汤

组成：生王不留行 80 克　夏枯草 20 克　苏子 20 克　牡蛎 20 克

煎服禁忌如前法。

主治：肿瘤，囊肿，肿物，顽固疮疡。

本方以王不留行为主，用量很大，刘绍武先生原方是 100克。王不留行能通经散结，祛瘀消肿。再伍以夏枯草清热散结，牡蛎软坚散结，苏子化痰散结，对一切肿块都有很好的疗效。临床上都用炮王不留行，但其炮制后体积很大，且易煎煮成面汤，故笔者在请教刘绍武先生后，常打碎生用，效果也佳。

五、小调胃汤

组成：吴茱萸 10 克　黄连 10 克　大黄 10 克

煎服禁忌如前法。

主治：胃炎。

本方也是笔者自用的一个单方。本方所治之胃炎必须有烧心吐酸的自觉症状。烧心是胃里有热，是胃黏膜稍有炎症。吐酸是胃本寒，胃体痉挛，胃酸分泌过多。胃酸又刺激发炎的胃黏膜，使炎症更重。黄连可去热消除黏膜之炎症，吴茱萸可温寒缓解胃体之痉挛。吴茱萸是较强的碱性药，黄连也是碱性药，二药可中和胃酸。烧心严重时可加大黄连之用量，吐酸严重时可加大吴茱萸之用量。大黄可泻肠胃之腐实，推陈致新。故本方对烧心吐酸之胃炎有良效。

六、调秘汤

组成：肉桂 10 克　白芍 18 克　生甘草 6 克　党参 20克　陈皮 15 克　大黄 7 克　芒硝 5 克　熟地 20 克　当归 18克　火麻仁 15 克　麦冬 15 克

煎服禁忌按常规。

主治：习惯性便秘，老年便秘，小儿习惯性便秘。

习惯性便秘、老年便秘，以里阴病为主兼里实证。里部虚寒，肠道蠕动无力，无法及时排便，此属里阴病。粪便在结肠长时间停留，水分被吸干，进而干结难下，此属里实证。此证在传统中医属"虚秘"或"冷秘"，此种情况切忌反复寒下，寒凉药导致里部更加虚寒，蠕动更加无力，加重便秘。调秘汤以桂枝调胃汤为底方，再配伍润肠通便药组成。肉桂温里，增加气血供应，党参补虚，伍陈皮以促进肠道蠕动，解决里阴病。大黄芒硝，软坚攻下，使大便顺利而下。便秘日久，肠道津液亏耗，熟地、当归、麻仁、麦冬共同润肠增液，解决肠道失润问题，更好地协助硝、黄通便，共同解决里实证。肉桂、当归相配更能改善里部循环，恢复肠道正常功能。调秘汤是笔者试组的一个方子，多药相配，共奏温里去实之效，标本兼治，临床应用较多。小儿习惯性便秘病机与此相同，处方时酌情调节剂量即可。服药后，大便利，服药量渐减，直到不服药时大便仍能正常排出。大便不干硬者不用芒硝。

七、振神汤

组成：制附子 12 克（先煎）　人参 8 克　生姜 15 克　白术 10 克　茯苓 15 克　白芍 15 克

附子先煎 1 ~ 2 小时，余药煎服禁忌按常规。

主治：一般心衰，枢部里部功能衰退，气血不足，水液代谢失常。

振神汤是笔者将《伤寒论》中附子汤、真武汤两方合用的一个常用方。枢阴病、里阴病常常相互为患，枢部功能低下，气血衰弱，常常累及里部；里部虚寒，功能衰弱，消化吸收障碍，水液代谢失常，常又加重枢部心脏负担，这也是将附子汤、真武汤两方合用的理论基础。枢阴为病，心脏收缩无力，胸闷气短，极度乏力，甚则肢冷恶寒；里阴为病，纳差便溏；水液代谢失常，轻则身重，重则身肿。振神汤中附子、人参合用，强心温阳，峻补气血，解决枢阴病，恢复全身功能；附子、生姜、白术、茯苓温里健脾，利水消肿，解决里阴病，恢复全身水液代谢；枢阴、里阴合病，全身血管网络可能缺血痉挛，白芍解痉，扩张血管，减轻循环阻力。振神汤可提振枢部里部功能，达到强心补气、温阳利水、峻补气血之功，适应于一般心衰，肿瘤晚期，以及气血极度虚弱且伴有水肿等病证。

八、二防二术汤

组成：制附子8克　人参8～10克　防风15克　防己12克　白术15克　苍术15克　桂枝15克　当归15克　牛膝20克　生王不留行20克　金银花15～20克　车前子20克
煎服禁忌按常规。
主治：膝关节积液。

膝关节积液属局部病，为膝关节局部的寒证合实证。关节拘挛疼痛，屈伸不利属寒证；局部关节积液是有形之邪积聚，属实证，在传统中医称之为"饮证"。膝关节积液虽属局部病，但局部的不健康肯定来源于整体的紊乱，故治疗膝关节疾病必须着眼于整体气血功能的改善，二防二术汤中附子、人参强心益气，改善整体气血大循环，从而促进膝关节局部恢复健康；桂枝、附子、防风温通止痛，当归、牛膝活血通络，共同改善膝关节局部循环，加快积液吸收，恢复功能；苍术为治风寒湿痹良药，防己为治痹利水要药，车前子、金银花为半决渎汤主药，功专利水，王不留行为攻坚汤核心药，局部积液也为攻坚对象，且王不留行亦能利水，故白术、苍术、防己、车前子、金银花、王不留行组成局部利水小集团，专门对付膝关节积液，水去而病安。以上药物共同发挥祛寒止痛、改善循环、蠲饮消肿之功效，临床多年实践，疗效可靠，这是笔者自组比较满意的一个方子。本方既可单独使用，亦可与协调整体的方剂相合使用，治疗膝关节积液最佳，对其他关节积液亦有效。

九、葛皮五苓汤

组成：葛根20克　陈皮10克　大腹皮10克　桂枝15克　白术12克　苍术12克　茯苓10克　猪苓10克　泽泻15克　厚朴15克　藿香10克　金银花10～20克　生甘草10克　煎服禁忌按常规。

主治：水疱型带状疱疹。

经过多年临床观察，水疱型带状疱疹有这样的病理基础：全身水液代谢不良，表部水液代谢异常，正气不足，外邪侵袭，故治疗必须着眼于全身水液调节。五苓散为改善全身水液代谢之良方，增强全身组织对水液的吸收、排泄功能；陈皮、大腹皮、厚朴、藿香行气化湿，燥湿利水，增强五苓散的水液代谢功能，吸收水疱型带状疱疹中的水液；葛根、金银花清表邪，透表热，解毒利水。上药为伍，共同发挥清热止痛、燥湿吸水之功，水邪去，正气复，肌肤安。葛皮五苓汤是笔者为水疱型带状疱疹试组的一个方子，经临床验证，对其他水疱型疾病亦有效。

十、解肌汤

组成：葛根30克　党参20克　黄芪20克　丹参20

克 郁金10克 金银花20克 丝瓜络10克 车前子20克
煎服禁忌如前法。

主治：风湿性心脏病，过敏性紫癜。

解肌汤是治疗风湿性心脏病和过敏性紫癜很有效的方子。解肌汤的解肌二字用得很形象准确，正是本方的主要功效。风湿性心脏病时心肌发炎水肿痉挛，功能降低。葛根既能祛风解除心肌之痉挛，又能扩张冠状动脉改善心肌供血。党参、黄芪助葛根强心、营养心肌。丹参、郁金活血解郁，改善心肌气血循环。金银花、丝瓜络、车前子为半决渎汤，利水以解除全身和心肌的水肿，以减轻心肌的负担。同时金银花可清热解毒消除和预防感染。这样可使衰竭的心脏较快地恢复。在临床应用时稍微加点附子效果更佳。供参考。

过敏性紫癜是一种血管变态反应性出血性疾病。黄芪是抗这种变态反应很好的一味药，再辅以党参其作用更好。过敏性紫癜的一个主要病理是毛细血管发炎，痉挛变脆，破裂出血，祖国医学称之为肌衄，可知肌肉也有所痉挛，这就是以平滑肌痉挛为主（胃肠也痉挛，严重者会有腹痛），同时横纹肌也有痉挛。所以葛根仍是本证的主药。丹参、郁金活血逐瘀改善气血循环，不仅能解除因血管痉挛造成的郁血状态，还能促进吸收已经出血造成的瘀血。金银花能清热解毒消炎、凉血止血，并能与丝瓜络、车前子组成半决渎汤利尿解毒。临证如热重时可加生石膏凉血抗过敏，若有里寒可加桂枝，腹痛严重时可加白芍。此证常常是里寒与枢热并有，故生石膏与桂枝同时加入效果更好。供参考。

十一、理心复脉汤

组成：当归10克 桂枝8克 白芍20克 川椒7克 细

辛5克　通草7克　甘草7克　大枣3枚　金银花20克　玄参20克　葛根30克　王不留行30克　牛膝10克　鸡血藤20克　桃仁10克　大黄7克　芒硝10克

煎服禁忌如前法并忌吸烟与房事。

主治：脉管炎，雷诺综合征。

脉管炎和雷诺综合征的一个共同病理是末梢动脉血管痉挛闭塞，循环障碍，以下肢多见。主要症状是手足冷痛，脉细或无脉，肤色苍白或变黑。本病的病位是表部和枢部，病性是以寒为主兼有热毒，溃烂时热毒重一些。本方以当归四逆汤为主改善末梢循环，玄参、金银花清热解毒，王不留行、鸡血藤、川牛膝助当归四逆汤活血化瘀，改善患病组织的气血供应，吸收炎症，促进再生。再合桃仁承气汤把热毒从大便泻走，推陈以致新。患病组织原本就痉挛，再加上疼痛的刺激其痉挛更甚，故加大量的葛根祛风解痉止痛。如此本方能温通血脉，活血祛瘀，推陈致新，疏表止痛。治疗脉管炎、雷诺综合征很有效。

本方药味用量较大，在临床实际中应根据病情适当调整。尤其是治疗较重的脉管炎，肢端已变黑坏死或腐烂时用量宜小。特别是温通血脉药更宜量小，可小到原量的三分之一或四分之一。这是因为肢端已因血管闭塞而坏死腐烂，动脉供血不良，静脉回流也不畅。若大量用温通血脉药，使动脉供血改善在先，静脉回流一时不能改善，会使患病组织更充血热毒更盛，炎症和疼痛更重。所以应小剂量用药，慢慢改善，使静脉回流的改善能适应动脉供血的增加，这样效果较好。

如热毒特重，炎症很严重时，金银花、玄参可加大用量，金银花可用到100克，玄参可用到30克。

禁忌：治疗脉管炎必须戒吸烟和房事。吸烟能使毛细血管痉挛，严重时抵消治疗作用。房事时全身特别兴奋，过后特别抑制，抑制时外周供血不良，特别是下肢患病时，房事后腹腔脏器抑制、痉挛，腹主动脉也痉挛而使通过的血量下降，下肢供血不良，这就影响疗效。故必忌!

以上所有单方既可单独使用，也可复合到急性六病或慢性六病方剂内使用。可以示人以法，不可示人以巧，方剂的取舍化裁，存乎医生个人的临床技巧之间。

第四篇

杂论与病案举例

第十章 杂 论

在前面的三篇，较系统地谈了三部六病学说、三部急性六病的证治和三部慢性六病的证治。这一篇是笔者在理论上和实践中的一些杂乱的体会和认识，对前三篇做一些补充，也许对读者有所启发和帮助。

第一节 急性六病和慢性六病的关系

急性六病和慢性六病的关系主要是互为因果的关系。当一个人患急性六病时，疾病的整个过程是病邪对机体的损害和机体对病邪的抗损害过程。在这个过程中，疾病对机体的损害和消耗是急剧的。如果机体的抗损害是有力的，积极的，那病性是阳性的实热证。实热证症状激烈，也易痊愈，但如果抗损害消耗过大，或误治，或调理不当，就易转为慢性六病。如果机体的抗损害是无力的，消极的，那病性就是阴性的虚寒证。虚寒证症状严重，病程较长，难以治愈，如果加之治疗不当或调理不当，则大多转为慢性六病。这样急性六病就成为造成慢性六病的原因了。在社会全面进步的今天，这种因果情况较少，而多见的是由慢性六病造成急性六病。

急性六病的病因是以自然因素为主，慢性六病的病因是以社会因素为主，先天因素是共同基础。自然因素对机体的损害大多是突然的急剧的；社会因素对机体的损害大多是点滴的逐渐的。正如张仲景所说，那些"竞逐荣势，企踵权豪，孜孜汲汲，惟名利是务"的人，正是被社会因素点点滴滴地逐渐积累所损害的人。当然，当时那些饥寒交迫、流离失所、饱受权贵欺榨的百姓，从不同角度也被社会因素点点滴滴地逐渐积累地损害着。在今天，虽然社会已经很先进很文明，但社会因素仍时刻点点滴滴地折磨损害着人们的机体。

如果按三部六病的理论和方法做一下健康普查，那40岁以上的人会有很大一部分不同程度地存在着慢性六病，处于亚健康状态。慢性六病的存在给自然因素的侵袭造成了机会，给急性六病打下了基础。这正是仲景所说的"悴其内"。这些人"卒然遭邪风之气"，就会"婴非常之疾"，这个邪风之气就是自然因素，这个非常之疾就是急性六病。原先是慢性六病的什么病，就容易发生急性六病的什么病。当然，外邪的强度也是造成急性六病差异的一个重要因素。如强度很强就容易造成阴性病，强度弱就容易造成阳性病，但总以原来的基础为主。

所以就机体的内因而论，平素没有慢性六病的人，被外邪侵袭易患急性阳病；平素存在慢性阴病的人被外邪侵袭易患急性阴病；平素有慢性阳病的人被外邪侵袭易患急性阳病，但由于慢性阳病毕竟是病，身体处于亚健康状态，所以常常形成难辨急性阳病阴病的并病。比如就普通感冒而言，一个有慢性表阳病，平素就头晕头痛的人，一旦感冒首先易出现的症状就是急性表阳病的头晕头痛；一个平素有里阴病胃胀胃痛消化不良的人，一旦感冒首先易出现胃胀胃痛消化不良加重的急性里阴病；一个平素有慢性枢阴病心慌气短恶寒肢冷的人，一旦感冒首先易出现恶寒肢冷心慌气短加重的枢阴病。这些患者有时会同时有发热恶寒、鼻流清涕等所谓的感冒症状，有时根本就没有这些所谓的感冒症状，所以往往被患者和医生不承认是感冒。这些患者实际是原有的慢性六病特别是慢性阴病，由于外邪的侵犯而急性发作。因为是外邪引起，故可看作感冒，否则找不到病因。《伤寒论》里的急性阴病大多是这样的，其次是因误治和调理不当以及疾病的发展而来。这样看来，慢性六病是急性六病发生的根据，外邪侵入是急性六病发生的条件，慢性六病是急性六病发生的相对内因。弄清这个关系，给医生的诊断带来了很多方便，给治疗也带来了更多的准确性。所以当医生接诊一个急性六病时，不仅要从各方面诊查现证，还要从各方面诊查患者的既往史。一定要诊查清患者的基础体质，即患者平素是否有慢性六病，是什么病。这样全面诊查，其诊断的正确性和治疗的准确性会大大提高。以上只是举例说明，在实践中并不是这样简单的规律。而且事物有它的一般规律，还有它的特殊性，总须认真诊治。这样看来，急性六病和慢性六病互为因果，治疗调理得当则为良性循环，若治疗调理不当则易成恶性循环而加重病情。在旧社会这样在恶性循环中送命的人太多了。

第二节 两大疗法的临床应用关系

三部六病学说里有三大疗法即纠偏疗法、协调疗法和复健疗法。最多用的是纠偏疗法和协调疗法，所以本节谈一谈在临床上如何使用这两大疗法。

在前面讲过，纠偏疗法主要是治疗那些急性的、病位病性明显的病证；协调疗法主要是治疗那些慢性的、较规律固定的、病位病性较模糊难辨的病证。那么，在实际中，是不是凡那些急性的病证就都是病位病性明显，反过来说凡病位病性明显的病证就都是急性的；凡慢性病证就都是病位病性模糊，反过来说凡病位病性模糊的病证就都是慢性病呢？是不是凡治急性病就都用纠偏疗法，凡治慢性病就都用协调疗法呢？

不是的，只不过这些情况较多而已。《伤寒论》是以治急性病为主，但里面有小柴胡汤证，有大柴胡汤证，有柴胡加龙骨牡蛎汤证，有柴胡桂枝汤证等，刘老的许多协调方就是从这些方化裁而来的，这就说明这些方既可治急性病，更可治慢性病。同时有好多慢性病虽病程较长，但其病位病性却很明显，用纠偏疗法的方子很有效，疗程也短，甚至陈年之疾能忽然治愈，所以《伤寒论》的方子都能在治疗慢性病时使用。这就说明急性病有时也需用协调方子，慢性病也常常用纠偏方子，总以疗效好疗程短为最佳选择。比如治疗急性肾炎常常用调肾汤，治疗急性气管炎、肺炎常常用调肺汤甚至合调心汤，治疗慢性胃炎常常用苓桂术甘汤、吴茱萸汤、大黄泻心汤、小陷胸汤，治疗慢性气管炎常常用小青龙汤、桂枝加厚朴杏子汤等。这里只是举例说明一下事理。

那么，临床上如何合理地用好这两大疗法呢？从临床实际看来，无论什么病证大致有两种情况。第一，只有急性六病或只有慢性六病。这就各自用纠偏疗法或协调疗法治疗。第二，急性六病和慢性六病同时存在。这种情况又分以下三种情况：一是诊出谁重谁轻，哪个是主要矛盾。如急性六病重而慢性六病轻时，用纠偏疗法把急性六病治愈，慢性六病也就无所谓了。如果是慢性六病重而急性六病轻时，那用纠偏疗法虽能较快取效，但一直拖延难愈，用协调疗法虽取效稍慢，但能较快治愈。二是急性六病和慢性六病都很重，那就先用纠偏疗法快速缓解症状，再用协调疗法善后直至治愈。三是急性六病和慢性六病都不太重，那就可将协调方和纠偏方合方使用，或协调方合单证药治疗。

这里要郑重地说一下，无论什么疗法都有个疗程问题。比如协调疗法有需 100 剂才能治愈者，纠偏疗法也有需 100 剂才能治愈者。只不过协调疗法可一方到底，而纠偏疗法需一边治疗一边观察，需调整方时要适当调整处方。

总之，在理论的指导下，方法是灵活的，应因人因证治疗。在诊断时最好找到一个最有代表性的症状，以此为中心为突破口，确诊病位病性，准确治疗。如此则疗效会更好一点。

第三节 腹 诊

腹诊是中医很重要的诊断方法之一，无论是急性六病还是慢性六病，其诊断意义基本一样，都很重要，有时甚至可从腹诊上一证定论。但是，很多中医对腹诊不够重视，所以本节谈一下腹诊。

中医的腹诊和西医的腹诊从方法上和目的上都有所不同。西医的腹诊主要是探知腹内脏器组织的具体病灶；而中医的腹诊主要是诊知三部证候的寒热虚实。在诊断意义上除定证的一面外，排除的一面也很重要，因为排除也是为了进一步定证。

腹诊的内容很广，也很深入细致，而且需要医生具备很好的手感功夫和丰富的经验。笔者理论上读书甚少，实践中功夫浅薄，经验更谈不上，所以只能就《伤寒论》里的一些腹证轮廓粗浅地谈一下，供读者参考。

一、腹诊的方法

腹诊前先让患者稍微休息，达到心平气和。然后慢慢仰卧到诊断床上，两腿自然伸直，足跟自然并拢，两臂自然放于身体两侧，头枕于枕头上。枕头不可过高或过低，能使腹部处于自然状态为宜。然后解开衣裤，使腹部充分暴露，全身自然放松，准备接受腹诊。医生应站在患者的右侧，也要心平气和。在腹诊过程中，既要全面腹诊，也要根据已得的情况有的放矢重点腹诊。但绝不可主观臆断削足适履，要客观地诊查。同时要注意环境的温度不可过低，过低会使患者的腹肌有痉挛现象而致误诊。医生的手的温度更不可过低，过低时与患者腹壁的温差过大，也容易引起患者腹壁的痉挛。以上是准备阶段。

腹诊时首先对患者的腹部要进行较详细的观察。看腹部之大小，凸凹。随后进行腹部的按诊。医生以右手五指并拢轻轻按于腹中央，也可将左手五指并拢覆压于右手上，以减轻右手的用力度，使右手更好地去感觉腹部的情况。此时若发现患者不自觉地憋气鼓肚，医生可与患者稍微交谈几句，使之恢复到自然状态。在一切正常的情况下，医生的右手开始对患者的腹壁轻轻按揉，依次为中央，中左，中右，上中，上左，上右，下中，下左，下右，这主要是测知腹壁的柔和性。然后用右手并拢的五指的前半部分慢慢加力，以探知腹部深处的情况。由于拇指和小指短，所以实际上用的是中指、食指和无名指。诊查的顺序也和按揉的一样。如有必要时可让患者将两腿屈曲，再次腹诊，这种诊查与西医的目的一样。

二、腹诊的内容

（一）腹诊的方式

1. 观察

对腹部外形的观察很重要。正常的腹部不肥，不瘦，不鼓，不凹，腹肌柔和而有弹性。腹部大而肥且腹肌较坚硬多为体质壮实者，得病多为实证；肥而松弛多为虚证。腹部瘦而坚硬多为寒证；瘦而松软多为虚寒。腹部胀满时胀时减多为里阴病；胀满不减多为里实证。患者言胀满而外观不胀满多为里寒。腹部凹如小舟多为虚寒。同时要看腹部有无浮肿，有无腹水。还要看肚脐，大而丰者先天较足，体质较壮；小而瘦者先天欠佳，体质较弱；瘦而较凸于腹壁，里部较弱。若有腹水，腹壁上有静脉怒张，肚脐翻出者不治。

2. 按揉

按揉是医生以右手由轻到重地有次序地对患者的腹壁进行按压搓揉。其目的是了解腹肌的张力情况即腹肌的柔和性。正常的腹肌不板硬，不软脱，柔和而富有弹性。男女间稍有差别，男性张力稍高，女性相对较软。年龄上也稍有差别，15 岁以上的青年人腹壁较坚，儿童较软，老年人较板硬。腹诊就是在这些正常情况下相对地诊出不正常的情况。

最容易诊出的是腹肌软脱，按揉时腹肌如一堆软棉花，其弹性和张力很差，是一种软弱脱力的感觉。这样的腹壁大多是虚证，宜用以人参、黄芪、白术之类药物为主的方剂治疗，如大建中汤。

其次是腹壁较坚硬。腹壁瘦而坚硬的大多是里寒证，宜用以桂枝、干姜、附子之类药物为主的方剂治疗，如《伤寒论》第

163 条桂枝人参汤证的心下痞硬。腹部丰满而硬的大多是枢部和里部的实证，如第 103 条大柴胡汤证的心下急。

还有一个重要的证即里部的水饮证，需用按揉的方法诊出。一般水饮主要是在胃里和升结肠。如第 71 条和第 82 条升结肠内就停留有水饮，第 40 条和第 41 条水饮在胃里，第 74 条升结肠和胃里都有水饮。

诊查升结肠水饮的方法是把右手五指并拢，平放于右中腹，掌托正对于升结肠部位，此时并拢的手指先用力向下而偏右按揉，逐渐移力于掌托缓缓用力向下按。当达到一定深度时，手掌会感到腹内有水泛波。这个诊断最好一次成功，因为当升结肠内水饮不多时，这一按就将水饮赶走了，再按就按不到了，那就漏诊了。如水饮多时可反复按到。

胃里的水饮也是用按揉的方法诊得，诊时将右手五指并拢，手掌对准上脘部胃的位置，由轻到重按压搓揉，手掌可感到有水泛波。胃里的水饮较难诊得，因为胃体较大，内容空间大，如水饮不多，按压时水在胃里缓缓散开，水泛波不大，不易测觉。再加上心下腹壁较坚，且有肋骨支撑，不易按下，故较难诊得。此时需用听诊器辅助听到水泛声。无论肠还是胃，只要诊得有水饮证，一般都是里部虚寒，宜用以白术、苍术、茯苓、半夏、桂枝、干姜、生姜等为主的方剂治疗。如五苓散、桂枝加茯苓白术汤、真武汤、苓桂术甘汤、小青龙汤、生姜泻心汤等。

3. 深按

深按是右手五指并拢，按住腹部的一个部位，最好将左手覆压于右手上以助右手，缓缓加力，慢慢向腹腔深部按去。其目的一是进一步诊知腹壁的柔和情况，二是诊知腹腔内脏器组织的柔和情况。

（二）腹诊的部位

1. 上腹部

胸胁苦满是上腹部最多见的一个腹证，所以从上腹部谈起。胸胁指的是上腹部两肋骨弓下。苦满既是个自觉症状，更是个他觉症状。自觉是患者自觉胸胁部位满闷不舒；他觉是医生以手触其肋骨弓下时，其腹肌痉挛紧张，抵抗力强。临床上以他觉症状为主，只要有他觉症状，不论有没有自觉症状，都可按胸胁苦满论治。

胸胁苦满是枢部实证的一个症状，是一个柴胡证。在《伤寒论》里，凡用柴胡类方剂治疗的证候都有胸胁苦满这一腹证。所以第101条"伤寒中风，有柴胡证，但见一证便是，不必悉具"所说的"但见一证"就是胸胁苦满。但是，各条条文里不是都说胸胁苦满，而是各有不同的形象描述。如第37条是胸满胁痛，第96条是胸胁苦满，第98条是胁下满痛，第99条是胁下满，第103条是心下急，郁郁微烦，第104条是胸胁满，第107条是胸满，第143条是胸胁下满，第146条是心下支结，第147条是胸胁满微结，第148条是心下满，第229条是胸胁满不去，第230条是胁下硬满，第231条是胁下及心痛，第266条是胁下硬满，等等。这些都是胸胁苦满，都是肋骨弓下腹肌痉挛绷急，只是其痉挛绷急的强度、范围及位置稍有不同而已。如第98条胸满胁痛，其强度就较高，甚至有压痛或不压也痛。这就说明可能有肝、胆、胰、胃等疾病。又如第103条的心下急，郁郁微烦，其痉挛的面积扩大了，从胁下扩大到心下部即上中腹了。如第146条心下支结是胸胁苦满较轻，但其面积稍扩大到心下，等等。不过，《伤寒论》里也有极个别条文没有胸胁苦满，但治疗方剂有柴胡，如第318条的四逆散证。其实四逆散证的胸胁苦满面积更大，已经扩大到满上腹，甚至到中腹部两侧的腹直肌也痉挛紧张了。所以方中不仅有柴胡，而且有枳实芍药散，使缓解痉挛的作用更强。总之，以上这些不同程度不同范围的胸胁苦满，笔者难以一一鉴别描述清楚，也只是在实践中细心体会。当然，能鉴别清楚的医生是很多的，那就让我们共同探索提高吧。

上腹部另外较多见的一个证是痞硬。痞硬实际是两个证，痞是一个自觉症状，是患者自觉上腹部胀满，但从外观上看并不胀满。硬是上腹部腹肌痉挛紧张较硬，有抵抗力，这是个他觉症状。在诊断上这两个症状的病性常常相互印证。如果有自觉的心下痞而无硬更无痛，说明这个痞是热痞，是胃里有点热，如第154条的大黄黄连泻心汤证。如既有痞又有硬，这往往是虚寒，如第163条桂枝人参汤证，或虚寒中又有点热，如第157条的生姜泻心汤证。如硬又有痛（自觉的痛或压痛）时，往往是里部的寒实合证，如第152条的十枣汤证。

上腹部还有一个腹证是硬痛，即硬与痛同时存在。这大多是里部的实热证。较轻的如第138条的小陷胸汤证。条文里虽没有说硬而只讲按之则痛，但说小结胸证正在心下，那么这小结胸证是什么呢？这当然就是硬（多在晨醒时发觉）。因为按之则痛，不按之则不痛，所以若不痛也不硬那患者就不需就诊了。因此硬和痛是同时存在的，只是症状轻而面积小，故曰小结胸证。这是胃里的实热证，治用小陷胸汤。第135条的心下痛按之石硬和第137条的从心下至少腹硬满痛不可近，这是里部严重的水热互结的实热证了，故用大陷胸汤治之。

2. 中腹部

中腹部最多见的一个证是悸动。悸动是腹主动脉搏动亢进，简称腹动亢进，主要是在当脐部位。正常人腹壁肥厚者触不到腹动，腹壁稍薄者稍能触到，这是正常的生理现象。当搏动亢进时则可明显触到，这就成病理症状了。在脐部明显触到时可向上沿腹主动脉逐步按压，严重者可直到上脘部还能触到。同时还可向下沿两侧髂动脉按压，严重者髂总动脉搏动也亢进。腹动亢进时大多是里部虚寒而以寒为主。一般多用以桂枝、附子、生姜等为主的方子治疗。如第64条"其人叉手自冒心，心下悸，欲得按者"的桂枝甘草汤证；第65条"其人脐下悸者"的茯苓桂枝甘草大枣汤证；第67条"心下逆满，气上冲胸"的茯苓桂枝白术甘草汤证；第82条"心下悸"的真武汤证；第102条"心中悸而烦"的小建中汤证；第356条"厥而心下悸"的茯苓甘草汤证；等等。这些证候都是以寒为主而兼别证，这些证候的寒是一样的，只是在程度和部位上有所差别。如第82条的寒就较重，故不用桂枝而用附子；第65条苓桂枣甘汤证是寒较重而以下腹部为重。再就是其他兼证有差别。如第67条、第82条、第356条证是兼有水饮；第102条小建中汤证是不仅里寒，枢部也寒了；等等。

中腹部还有一个较多见的证是脐的左、右、上方深部有压痛，腹肌也较紧张，这说明腹腔组织脏器痉挛较重。一般都是寒性痉挛，宜用以白芍为主配以温性药的方子治疗。如第100条"腹中急痛"的小建中汤证，第279条"腹满时痛"的桂枝加芍药汤证，第316条"腹痛"的真武汤证等。这类腹痛都是压痛（或自觉也痛）与腹肌紧张同时存在，但在按压时患者疼痛反应不强烈，常常是皱皱眉头而已。还有一种压痛其部位也在中腹部，以脐上和脐左多见，在横结肠和降结肠的部位。按压时腹壁不太紧张，但当按压到深处时患者的疼痛反应很强烈，常常是不自主地呼叫，或急骤躲闪，或以手阻止医生按压等。这一般都是里实证，如第241条、第254条"腹满痛"的大承气汤证。临床上凡是用承气汤类方子以攻下为主要治疗方法的证，都必须有这个腹证，否则不可随便使用。

3. 下腹部

下腹部最多见的是少腹急结。这是不仅腹壁痉挛紧张有抵抗感，而且深部有压痛。如第106条"少腹急结"的桃核承气汤证。根据腹肌紧张和压痛的程度不同，又有少腹硬满，少腹硬，少腹满等。如第124条抵当汤证的"少腹硬满"是腹肌痉挛较重，第125条的"少腹硬"较第124条的痉挛较缓，第126条的"少腹满"又次之，但都是腹肌紧张而有压痛。这类腹证都是腹腔内组织的郁血或瘀血证，也代表全身性的郁血或瘀血证，都应该用活血化瘀的方法治疗。反过来讲凡用活血化瘀的方法时都应具备这类腹证。如桂枝茯苓丸证，理血逐瘀汤证，大黄牡丹皮汤证等。

下腹部还有一个少腹里急（包括少腹弦急，少腹拘急），如第392条的"少腹里急"。这个腹证大多是下焦虚寒。在第392条虽设有烧裈散，但效果不佳，临床上多用六味地黄丸或八味地黄丸之类治疗。供参考。

任何事物的性质和外在表现都是相对的，都是在比较中认识。而且任何事物的矛盾有其一般规律，也有其特殊现象，有共性也有个性。所以在应用腹诊时，要与其他诊断所得全面分析，要具体病例具体分析，如此则能减少诊断失误，提高诊断的正确率，提高疗效。

第四节 疗 程

疗程是治疗疾病时从开始到疾病痊愈的过程。无论是急性六病还是慢性六病都有一个疗程。疗程的长短是由多方面因素决定的，如病程的长短，病变性质的严重程度，治疗方法的正确度，患者的自我调养，患者所处的周围环境的好坏等。这些都影响着疗程的长短，甚至能影响到疾病能否治愈。这里就一般情况下谈一下疗程。在一般情况下，疗程的长短主要取决于病变性质的严重程度和病程的长短。一般地说，疾病的病变性质越严重疗程越长；疾病的病程越长疗程也越长。当然也有特重病而轻取治愈者，也有数年之疾而忽然治愈者，这就是事物的特殊性了。

一、现代医学的"病"与中医三部六病的关系

疾病的病变性质主要指的是现代医学概念的病变性质，所以先谈一下现代医学的"病"与中医三部六病的关系。在现代医学如此发达，人们的文化素养日益提高的今天，医生和患者常常面对的是现代医学概念的一个个具体的"病"。如感冒、肺炎、慢性支气管炎、糖尿病、高血压、各种癌症等急慢性疾病。作为中医如何对待这些病呢？如何从病理上认识，如何治疗，如何从疗程上做个计划，并向患者及其家属解释宣传呢？要较合适地解决这些问题，就必须认清现代医学的"病"与中医三部六病的关系。

现代医学对疾病的认识是很深刻细致全面的，认为疾病是机体在一定条件下由病因与机体相互作用而产生的一个损伤与抗损伤斗争的有规律过程，体内有一系列功能、代谢和形态改变或

心理、社会适应的异常状态。这与三部六病学说的观点是一致的。所谓机体的一定条件就是机体已处于亚健康状态是内因，包括相对内因和绝对内因。所谓致病因素就是外因。机体发生形态结构改变，功能代谢紊乱或心理、社会适应的异常状态就是具体的"病"。现代医学对这个"病"的认识非常先进细致，而对机体的一定条件则认识较少。中医在这一点上较现代医学要好一些。机体的这个一定条件，无论是先天因素还是后天因素，主要地就是慢性六病的存在。三部六病学说认为，疾病是机体三部气血的生理特性被破坏，使三部与气血的矛盾即机体的基本矛盾失衡紊乱的一种生理病理状态，这也就是"证"。这个证既包括前面所说的机体的一定条件，也包括在外因作用下所发生的具体的病。中医认识疾病是以证为主，对具体的病的认识较粗略。现代医学对病的认识很先进细致，但对证的认识较少。三部的急性六病和慢性六病说到底还是证，而不是具体的病。在讨论现代医学"病"与三部六病的关系时，为叙述方便简称为"病"与"证"的关系。

机体的三部气血和平时，机体阴平阳秘，保持着三部与气血的矛盾的动态平衡稳定。在这种状态下是丝毫没有证的。无论任何原因打破这个基本矛盾的平衡稳定状态时，就出现三部功能紊乱，气血运行逆偏的热、实、寒、虚的证。急性的逆偏为急性证，慢性的逆偏为慢性证。无论急性证还是慢性证都会涉及整体，使整体的气血逆偏。但常常是以某部为重点而称某部的证。当机体有了证时，就给病的发生创造了条件。此时体内的细胞、组织、器官、脏腑等已在证的环境里开始有所变化，先是功能性的变化，继而可能出现器质性的变化。功能性变化的阶段是量变，是渐变；出现器质性的变化时就成为质变了。这个量变的过程有长有短。急性病时数日内甚至数小时内则可发生质变。如急性脑炎、中毒性痢疾等。慢性病时可达数年到数十年，甚至有的人终生都没有发生质变。现代医学的病大部分是质变后的病。所以"证"是发生"病"的基础和条件，"病"是"证"的发展变化的主要结果之一。这就是说当机体存在"证"时未必存在"病"；但当机体存在"病"时必然存在"证"。无"证"时不能有"病"，有"病"时必然有"证"（外伤、中毒等除外）。急性病慢性病皆如此。所以在治疗上治病必须治证，证愈病才能愈。

那么什么证发生什么病是不是有规律的呢？这是没有的。同一种证可以发生许多种病；而同一种病又可由各种证发生。这就是同病异治、异病同治的来由。比如急性肺炎可由任何一个证发生，所以就很难确定一个方子可治所有的肺炎。又比如慢性肾炎，什么慢性证都可能使之发生，所以也难确定什么方能治所有的慢性肾炎。这就是说任何证都可以发展成任何病。当然也有些参考规律，如慢性病大多以虚寒为主要矛盾。

二、确定疗程

在治疗疾病时，大致确定一个疗程是很必要的，尤其是慢性病。而且要把这个疗程的大概内容，比如治疗的方法和步骤，治疗过程的一些反应，治疗过程中的一些注意事项，治疗所需的时间等，向患者及其家属做一个耐心的解释和嘱咐。这样不仅医生有一个大致的治疗计划，更主要的是患者及其家属对治疗的过程有个全面的了解，尤其对所需时间的了解，以便树立治愈的希望和信心，积极配合，坚持治疗，这样就会提高疗效，提高治愈率。

那么如何确定一个比较准确的疗程呢？影响疗程的因素很

多，其主要的是病程的长短和病变性质的严重程度。

所谓病程是指患者自从有证的那一天到接受治疗的这一天的时间，而不是从有病的那一天才算起。但是证的开始大多是从无到有，从微到渐而到症状明显。细心的人或可一开始或开始不久就能察觉，但大多数患者是不清楚的。这就需要医生详细询问，耐心诊查，主要是从脉诊、腹诊和望诊上推断。对于慢性病，症状越是明显容易诊出，则证的发生时间一般越长。比如诊得涩脉非常明显，其证的发生至少在二年以上了。如诊得非常明显而且较硬的聚关脉，其证的发生至少在三年以上了。再如腹诊，诊得腹动亢进明显而且已上延到心下，或下延到下腹髂总动脉，那证的发生也至少在三年以上了。从望诊上，已诊得精神颓废，面色憔悴，或大肉已消，其证的发生也已经在三年以上了。

病程对疗程的影响一般是病程短则疗程短，病程长则疗程长。急性病的病程短疗程也就短，慢性病的病程长疗程也就长。这是因为急性病时机体的病理变化即由正常变为病理状态是急骤的，所以其逆转恢复正常也是较快的短时间的。慢性病时机体的病理变化是慢慢地渐变的，其形成的病理变化是顽固的，其逆转时也必然是慢慢地渐变的，需较长的时间才能逆转到正常状态。再加之患慢性病的人大多已到后半生，其机体的再生能力也较弱了，所以其疗程较长。

这里有两点需说明一下：一是有些急性病本身就是慢性病在外因作用下的急性发作，将这些急性症状缓解后，只是这个急性发作缓解了，原来的慢性证仍然存在，若要彻底治愈仍需较长的疗程。如慢性里阴病急性发作的胃痛，缓解后仍需继续治疗。二是有些慢性病虽然没有急性发作，但症状也较明显严重，治疗时这些症状也容易很快减轻，但原来的证仍未彻底治愈，故不久又易复发，所以仍需较长时间地治疗。比如高血压病，虽很快使头晕等症状减轻，甚至血压也正常了，但不久就又如原来了，所以仍需较长时间地治疗。也有很快治愈再不复发的情况，这是原有证病程短或很轻，经药物调整，机体乘势自己调整好了。

在治疗急性病时，由于疗效明显见效快，疗程也短，所以确定其疗程的意义不太大。治疗慢性病时确定疗程的意义就大了。治疗慢性病时不可能像治疗急性病那样一两剂药就有明显的效果，而是十剂二十剂以后才有疗效。有的慢性病当时症状严重，服三五剂药效果也很明显，但严重症状稍缓解后疗效又不大明显了，总需长时间治疗才能痊愈。有些病程特长病变严重顽固者，在治疗过程中症状和客观检查指标容易反复，一般都是在 50 到 70 剂左右出现反复。以上这些情况在确定疗程中都应向患者及其家属交代明白，使之预先心中有底，不至于到时候因疑惑而放弃治疗。再者定个疗程患者及其家属就有希望，就容易树立信心，同时经济上也可有个预算。中药治病要每天煎药服药，中药也较难服，需患者有一定的毅力才能坚持。这个毅力需来源于疗程，就是有个能看到头的希望。如果没有预期的时间，盲目地治疗，那就很容易半途而废。那么如何按病程确定疗程呢？一般从患者感觉有明显症状到诊治时有一年者，结合脉诊、腹诊、望诊可推测其病程已两年以上了。这样的患者大约需 70 剂药左右，每日一剂需 70 天左右的疗程。在这个基础上病程每增加一年，疗程需加 10 到 15 天。最长的疗程一般是 100 到 120 天。这只是一般规律，有的患者可能比这短一些，有的可能比这长一些。

确定疗程的再一个依据是病变性质的严重程度，病变性质越严重其疗程越长。这个病变性质的程度主要依据现代医学检查诊断的结果而定。比如在相同证和相同病程的情况下，慢性胃炎可能 30 天治愈，而胃溃疡则最少需 90 天，而且溃疡面越大疗程越长。

总之，根据病程的长短和病变性质的严重程度，就可以大概地确定一个疗程。这就使医生和患者有了一个治疗计划，医患就可相互沟通，相互信赖，相互配合，最终治愈疾病。

三、影响疗程的因素

在确定疗程以后，是不是就可以顺利地按时治愈呢？这也未必。因为还有许多因素影响着治疗效果，也就影响着疗程。

1. 医生治疗的准确度

在治疗中，影响疗效的首要因素是所用方药的准确度。用药要准确，首先诊断要正确。只有在正确地诊断清什么证什么病后，才能因证因病准确用药。所以在临床上必须细心地诊断，反复推敲，努力做到诊断正确无误。确诊以后就要选方用药。选方用药是医生的主要技巧之一，一定要选最合适的方药，才能达到预期的效果，否则易走弯路，就会延长疗程。在治疗慢性病时，常常有这样的情况，医生的诊断也正确，用药也准确，但因病情顽固，服几剂药后仍不见效，此时须坚持服药。但医生却改换了方药，这就越治越糟治不下去了。还有的是开始治疗效果很好，但治疗一段后症状有所反复，这是治疗中的正常反应，但医生不知，认为治疗方药不正确而又改换了方药，这样也就治不下去了。以上这两种情况一定要仔细分析，正确处理。

2. 患者的调养

患者的调养分两个方面，一是患者自己的调养，二是周围环境对患者的影响。首先是患者自己的调养，包括饮食、起居、劳逸和精神调养。在饮食上需注意的一定要做到。起居上注意气候变化，尽量避免感冒。不能过度劳累，也不能过分养尊而缺乏锻炼。在精神上要乐观，心胸开阔，不怨不怒等。如能做到这些则治疗能顺利进行，可按期治愈，否则就会延长疗程。环境对患者的影响主要是生活环境，而生活环境主要是家庭和睦。如果家庭和睦，家庭的其他成员能积极地协助患者治疗，关心患者鼓励患者，尽量地创造适宜患者调养疾病的氛围，那疗效就好，能如期治愈。如果家庭的其他成员对患者有抱怨指责甚至嫌弃的情绪和举动，那这个患者是很难治愈的。在实践中笔者有这样的体会，在治疗一个很重的很顽固的慢性病患者时，是否可治就要观察一下他（她）的家庭。如果患者是个老者，要看他（她）是否有很孝顺的儿女；如果患者是妇女，要看她是否有个好丈夫；如果患者是男士，要看他是否有个好妻子；如果患者是孩童，要看他（她）是否有好父母。假若这些条件是好的，那他（她）们的病就较易治愈，否则疗效难以保证，常常半途而废。

总之，在治疗慢性病时要定准证，选好方，大致定个疗程。那些病程长病变较严重的顽固性慢性病，大多需 100 天左右的疗程。在整个疗程中症状可能时好时坏。一般规律是一个月内一天比一天好，患者及其家属很高兴。一个月后症状有所反复，尤以两个月左右最明显。此时可能使患者失去信心，医生一定要做好思想工作。三个月后症状逐渐消失，疾病痊愈。

这里谈谈守方问题。守方是指在确定证和病后，制定一个适宜的方子，整个疗程始终用这个方子，或以这个方子为主体，根据证情稍加增减，不可有方向性的更方，否则不易治愈。守方大多宜用协调方。特殊病例在诊断正确的情况下，用纠偏方治慢性病也可守方，但一定要仔细观察，以防矫枉过正。

第五节　组　方

中医用中药治病时用的是方剂。方剂是医生根据病情用相应的药物组成的。从古到今，历代先贤已经创立了成千上万的现成方剂供后世医生使用。但是那么多的方剂哪个医生能都记下来呢？即使记下很多方剂，各个方剂的适应证谁又能都掌握得很准确呢？而且每一个成方所治的证再具体细致也相对地是一个共性代表，而每一个患者的证与病常常有它的个性特点，需要一个特制的方剂。所以只用成方是难以应付所有的患者的。因此，一个医生每天接诊的患者有一部分可用成方治疗，有一大部分需要医生自己另组方治疗，哪怕是成方的加减也算是另组方了。

方剂是治疗疾病的武器，一个方子与病情越吻合其疗效越好，说明其水平越高。组方是一个很难的很具探索性的甚至有点神秘奥妙的技术。有很多有效的方子特别是单方验方，往往是在实践中偶然发现的，从理论上很难解释。因为单味中药的药性和功能就很难像西药那样能解释得很清楚，更何况一经炮制配伍并煎煮后相互已经发生了结合和化合反应，那就更难确切地认清它的功能了。所以中医对中药方剂的功能的认识，主要是通过临床实践来认识的。因此，组一个疗效好、使用指征明确、适应面较大、经得起反复使用的方子，往往需要反复实践才能完善。在临床上针对每一个患者随证组一个有效的方子很难。笔者组方能力很低，这里只是在学习刘老的组方方法的基础上，以《伤寒论》的组方为例谈一点认识，供参考。

首先说组方的主要原则和方法是因证组方，即有什么证用什么药。有寒证用热药，有热证用寒药，有实证用泻药，有虚证用补药。再具体点讲就是在三部里，何部有何证，就用与其相应的药。能治某部某证的药很多，在第一篇里，本着尽量选疗效好毒性低的选药原则，针对三部六病十二单证选出了十一味具有代表性的药（生石膏是表热证和枢热证的共用代表药），并且组了代表方。这些代表药和代表方是该证该病的代表，而不是唯一。在临证具体组方时，单证用单方，合证合病用合方，兼证用兼药。其次还要避讳于治疗不利的药物。下面就以《伤寒论》的组方为例，谈一下具体方法。

这里所说的单方是只有单一作用的方，就是只治某部某单证的方。比如治表实证的麻黄汤，治表热证的麻杏石甘汤，治里实证的调胃承气汤等。在三部共有十二个单证，所以列举了具有代表性的十一味药（生石膏是表热证和枢热证的共用代表药）和十二个单方。在临床上如果患者只是有某部的某个单证，那治疗就只用某部某个单证的某个单方。

在《伤寒论》里单证用单方最小的是第311条的甘草汤，该方只有甘草一味药，治少阴病二三日，咽痛。其证是在晚上11点至次日凌晨5点这段时间咽痛较厉害，天明后则减轻或不痛。这只是枢部稍有点热，用甘草一味即可治。如不差是热较重，甘草一味不能胜任，故又加桔梗一两名桔梗汤，但仍是单方。

《伤寒论》里最具代表性的单方是第61条的干姜附子汤。该条首要症状是昼日烦躁不得眠，夜而安静。条文辨证用了排除法，不呕是里部胃寒不明显，不渴是没有里热证和枢热证，并且说无表证，就是没有麻黄汤类证和桂枝汤类证。经过这样排除显然就是枢寒证了。随后又举出了脉沉微，这就肯定了是一个枢寒证，用干姜附子汤很好。

《伤寒论》里较大的单方是第351条的当归四逆汤。这个方虽然组方药味多，且各味药物作用也有差别，但整个方的作用只有一个，就是治疗表寒证的手足厥寒、脉微欲绝。这类方虽较大，但方内必有担当主要作用的代表药。本方的代表药是桂枝与当归，其他药都是协同这两味药来加强作用的。再如麻黄汤的主药是麻黄，其他药也是协同麻黄加强作用的。《伤寒论》里的单方很多，如芍药甘草汤、大黄黄连泻心汤、甘草干姜汤、栀子豉汤等。

《伤寒论》里合证用合方最小的是第 64 条的桂枝甘草汤。其证是发汗过多，使气血津液丢失过多，枢部血容量不足，造成枢部以寒为主的虚寒证。治疗重用桂枝四两且是顿服，去寒以缓解腹主动脉痉挛，用甘草二两补虚扩充血容量，还可助桂枝缓解腹主动脉痉挛。《伤寒论》里最具代表性的合证合病用合方是第 357 条的麻黄升麻汤。从脉证与方药的对应看：寸脉沉而迟，手足厥寒，下部脉不至是表寒证，相应的药是麻黄、桂枝、当归、芍药、甘草；咽喉不利，唾脓血是枢热证，相应的药是升麻、黄芩、玉竹、天门冬、生石膏；泄利不止是里阴病，相应的药是白术、干姜、茯苓、桂枝。从上面的组方可以清楚地看到有什么证用什么药，有什么病用什么方。在表部有表寒证，故基本上用了当归四逆汤；在枢部有枢热证，故基本上用了白虎汤；在里部有里阴病，故基本上用了桂枝加茯苓白术汤。按常规推理，有利下不止的里阴病怎么可以用白虎汤呢？有白虎汤证怎么又可用当归四逆汤和桂枝加茯苓白术汤呢？而仲景就是有什么证用什么药，有什么病用什么方。临床上如此运用效果很好。

兼证用兼药是在临床上出现以某病或某证为主，又兼本部或他部有较轻的某个证或症状，治疗时就在某方里兼用治疗这个证或症状的药。

比如《伤寒论》第 14 条："太阳病，项背强几几，反汗出恶风者，桂枝加葛根汤主之。"本条证就是一个桂枝汤证而兼项背痉挛较重，故加葛根以缓解之（本方麻黄可能是误加）。

又如第 33 条："太阳与阳明合病，不下利，但呕者，葛根加半夏汤主之。"本条证是里阴病与表阴病合病而突出了一个呕。呕本来也就是里阴病的症状，但因其突出，故加半夏止呕。

再如第 76 条"发汗吐下后，虚烦不得眠，若剧者，必反复颠倒，心中懊憹，栀子豉汤主之；若少气者，栀子甘草豉汤主之；若呕者，栀子生姜豉汤主之"。本条证原是表阳病，误加发汗和吐下，造成了枢热证的栀子豉汤证。若兼有少气是吐下使气血丢失枢部略虚，枢部血容量稍有不足，心脏供血稍有不足，故加甘草以补虚；若兼有呕者，是吐下损伤里部而使里部成以胃寒为主的里寒证，故加生姜温胃止呕。

兼证用药在《伤寒论》里体现较集中的是一些方子的加减应用上。如第 96 条寒热往来，胸胁苦满，嘿嘿不欲食，心烦喜呕是一个标准的小柴胡汤证，是一个寒热虚实俱有而又较平均的一个证。如不呕而胸中烦，是里寒较轻而胸中热较重，故去半夏、人参而加瓜蒌；若腹中痛是里寒较重肠痉挛较重，故去黄芩而加芍药；若胁下痞是枢部实较重，故去大枣而加软坚之牡蛎；若心下悸，小便不利是里部枢部寒较重，故去黄芩而加茯苓；若不渴外有微热是稍有表寒，故去人参而加桂枝；若咳者易有痰，故去人参和大枣而加五味子并以擅长止咳的干姜易生姜。如此加减的还有第 40 条的小青龙汤，第 386 条的理中丸等。通过这些条文方剂的学习，可以明显地看出张仲景在组方时兼有什么证兼用什么药，没有什么证就去掉什么药。

通过以上学习，已经看清了张仲景的组方原则和方法。为了进一步学习，这里以桂枝汤为例，再综合地看一下张仲景的组方。

首先从第12条的桂枝汤谈起。桂枝汤实际是由三个方组成的，即桂枝甘草汤、芍药甘草汤和生姜大枣汤。第12条证的主要病理是阳浮而阴弱。阳浮是表部气血浮弱难御外邪，阴弱是里部虚寒难以供应表部气血。实际上阳浮是由阴弱所致。所以本条证是一个从里部、枢部到表部的虚寒证而以表部为主要病理表现。桂枝甘草汤是对付从里到表的虚寒；芍药甘草汤是在桂枝甘草汤的配合下对付里部的痉挛；生姜大枣汤既可帮助桂枝甘草汤对付从里到外的虚寒又可协助芍药甘草汤缓解里部的痉挛，同时还能帮助甘草补从里到外的虚。按说仲景没有设立生姜大枣汤，但在实践中生姜大枣汤确能单独治病。这样组成桂枝汤就能对付阳浮而阴弱的病理。

到第14条，太阳病仍是第12条的病理，但兼有个项背强几几，这是背部肌肉痉挛严重，故加葛根以缓解之。

第20条太阳病仍是第12条的病理，因发汗失当而使汗漏不止，这是枢部寒重而有阳脱之象，故加附子以回阳。

第21条太阳病也是第12条的病理，因误下使气血大伤出现了心衰的脉促胸满，这是里部枢部虚已较重，故去缓解痉挛之芍药。

第22条是在第21条证的基础上出现了背恶寒，这是枢寒进一步加重，故加了附子。

第28条是在第12条病理的基础上出现了心下满微痛，小便不利，这是里部虚寒，吸水功能低下障碍了水液代谢，故加了茯苓和白术，同时去掉了有碍水液代谢而会加重小便不利的甘草。

第43条是第12条证误下伤里而微喘（应有腹满），故加厚朴和杏仁。

第 62 条是第 12 条证汗不如法使里部更寒，故加重了芍药和生姜的用量，脉沉迟是枢部已虚故加人参以补之。

第 112 条是在第 21 条证的基础上气血上逆较重，出现了惊狂，故加牡蛎和龙骨以降逆镇惊。

第 117 条是在第 12 条证的基础上又出现了气从少腹上冲心，这是里寒极盛腹主动脉痉挛严重，故加重桂枝以去寒而缓解腹主动脉痉挛。

第 279 条仍是第 12 条证，因误下加重了里部的寒，使胃肠痉挛加重而出现了腹满时痛，故加重了芍药以解痉止痛；如果大实痛，则是里部又积了实物而成了里部的寒、虚、实合证，故又加了大黄以去实。

以上是以桂枝汤为主的随证加减，再看一下桂枝汤与其他方的合方。

第 23 条脉微而恶寒者，此阴阳俱虚，这是轻微的桂枝汤证。如果又有面部反有热色，身痒无汗，这是又有轻微的麻黄汤证，故用桂枝麻黄各半汤。

第 25 条证也同于第 23 条证的病理，但桂枝汤证偏重，故用桂枝二麻黄一汤。

第 27 条证之病理也基本同第 25 条证，但表热已有向枢部内传的迹象，故用桂枝二越婢一汤，少加生石膏以去热。

第 146 条证既有发热、微恶寒、肢节烦痛的桂枝汤证，又有微呕、心下支结的小柴胡汤证，这就把桂枝汤和小柴胡汤合起来了。

这里顺便谈一下仲景用药剂量的一般原则。从《伤寒论》的组方看，一般是方子越小，单味药的用量越大；方子越大，单味药的用量越小。比如第 64 条的桂枝甘草汤，桂枝用量为四两，且是顿服，而其他方一般不超过三两，且大多分三服。第 117 条桂枝加桂汤虽桂枝是五两，但也是分三次服，一服也不到二两。而桂枝汤和小柴胡汤合用时，各味药的用量都是原方的二分之一。为什么要这样呢？一般地说，方越小，力越专，治疗面越小，效越速，所治病的病性病位较简单，病势较急，故药量宜大；方越大，力越宽，治疗面越大，效果较缓，所治病的病性病位较复杂，病势也较缓，需多方面药物配合作用，故药量宜小。

通过以上较全面的学习，基本上认识了仲景组方的一般原则与方法，这也是中医应该运用的一般原则与方法。运用这种原则与方法，既可以因证组方，也可以因方找证，这就是说既可以提高组方能力，也可以提高应用成方的能力。我们要努力学习，勤于实践，既要用好成方，也要努力组创更有效的方子。

第十一章　病案举例

　　本章病案举例并非这些病例有什么奇难之处，也非笔者有什么经验或独到之处值得读者学习，只是想交流一下临床上应用三部六病学说诊断和治疗疾病的方法，供初学者参考。

　　首先，诊断是两步工作。诊是应用各种方法诊得患者的一切自觉和他觉症状；断是依据所得症状经分析判断，将患者所患病证的病位病性定下来，必要时还须进行排除性诊断，就是除定下之病证外，证明再没有其他病证。在临床上，一个患者所反映的自觉症状和所诊得的他觉症状是很多很复杂的，而且证的表现有多样性，症状出现的本质又有多意性。那么如何依据所得之症状来定证呢？刘绍武先生曾多次教导要"抓住主要，带动全面"，就是抓住主要症状，定下证来，再以此证的病理解释其他症状产生的机理。那么什么症状是主要症状呢？就是能准确地反映病位病性的主要症状，可以简称为主证。在第一篇和第三篇里所列的主要症状就是主证，但不能拘泥。一旦称之为主证那就既是症状也是病位病性了，即证了。在接诊患者时，其主证可能是一个，也可能是多个，也可能是多个主证共同反映一个证，也可能各个主证各自反映一个证而合成病，或合病、合证、兼证、牵连证等。定证以后就要组出相应的方药治疗。所以临床上治病须过好三关，主证抓准，定证准确，方药正确。

第一节　急性表部病

例一：赵某，5岁，2004年12月13日。

患者前天下午发热，经用西药治疗，短时间内体温可稍降低，很快就又升到39℃以上。现体温39.5℃，无汗，微恶寒，微渴，面稍赤，食稍差，大便正常。

主证：发热，微恶寒。

辨证：表阳病。

治疗：葛根麻黄汤。

葛根20克　桂枝8克　麻黄10克　杏仁8克　生石膏20克　生甘草8克

常规煎分三服。下午5点服第一次，晚12点服第二次，次日早上6点服第三次。服第三次后仍发热，到上午9点汗出而愈。

本患者口微渴不足定为枢阳病，大便正常可排除里阳病，无汗可排除表阴病，无腹动亢进和水泛波可排除里阴病和枢阴病，故可定为表阳病。

刘绍武先生组葛根麻黄汤没有桂枝，笔者在临床上用时往往加一点。一则可助麻黄、葛根发汗，二则防生石膏寒中。这也可能是画蛇添足，望同道实践断之。

例二：朱某，男，25岁，农民，2003年5月10日。

患者已发热两日。现体温38.5℃，恶寒，体痛，无汗，舌苔白而中心黄稍厚，大便两日未行，饮食欠佳。

主证：发热，恶寒，舌中心稍黄厚。

辨证：表阳病兼里实证。

治疗：葛根麻黄汤加大黄。

葛根 30 克　桂枝 10 克　麻黄 15 克　杏仁 10 克　生石膏 20 克　生甘草 10 克　陈皮 10 克　大黄 10 克

服一剂体温稍降，服两剂后大便两行，汗出而愈。

例三：康某，男，4 岁，2003 年 1 月 12 日。

患者发热两日，或服点解热西药，或自动出点汗，热便退，过三四个小时又发热，微恶寒。食欲不振，腹动亢进。

主证：间断发热，腹动亢进。

辨证：表阴病。

治疗：桂枝汤。

桂枝 10 克　白芍 10 克　生姜 10 克　生甘草 6 克　大枣 2 枚

服一剂热退，两剂饮食正常。

本患者大便正常可排除里阳病，口不渴可排除枢阳病，间断性发热可排除表阳病。

例四：靳某，男，3 岁，2005 年 12 月 7 日。

患者于 12 月 2 日发热，经西药治疗热度已不高，常在 37℃ 至 38℃ 之间，恶寒，无汗，恶心，食欲不振，鼻炎严重，两鼻孔均不通气，用口呼吸，睡觉时张口，口干，闭口时便憋醒。腹动亢进，胃里稍有水泛声。

主证：发热恶寒，腹动亢进，水泛声，恶心。

辨证：表阴病兼里寒证。

治疗：葛根汤。

葛根 15 克　麻黄 8 克　桂枝 10 克　白芍 10 克　生姜 15 克　生甘草 5 克　辛夷 8 克　苍耳子 15 克　大枣 2 枚

服一剂热退，两剂鼻通。

例五：石某，女，40 岁，农民，2003 年 11 月 2 日。

患者感冒已 10 余日，自服西药，症状时轻时重。现间断性发热，体酸痛，项背强，乏力，食欲不振；腹动亢进，口渴，鱼际脉大。

主证：腹动亢进，项背强，口渴，鱼际脉大。

辨证：表部并病。

治疗：葛根加石膏汤。

葛根 30 克　麻黄 15 克　桂枝 15 克　白芍 15 克　生姜 15 克　生甘草 10 克　生石膏 30 克　天花粉 20 克　大枣 4 枚

服两剂而愈。

例六：郝某，男，3 岁，2006 年 2 月 9 日。

患者每日下午发热，晚 12 点后热渐退，但手心仍热，纳差，大便少，舌苔稍厚腻，腹动亢进。

主证：午后发热，手心热甚，苔厚。

辨证：表部并病兼里实证。

治疗：葛根汤加大黄。

葛根 15 克　桂枝 8 克　白芍 8 克　生姜 10 克　生甘草 5 克　半夏 4 克　陈皮 5 克　大黄 2 克　大枣 1 枚

服两剂而愈。

第二节　急性里部病

例一：李某，女，50 岁，农民，1984 年 8 月 20 日。

患者于十天前突发脑出血，深度昏迷，左侧肢体瘫痪，住乡卫生院治疗。住院 10 天症状渐重。因家贫而回家邀我试治。时患者深度昏迷，口目闭，左侧偏瘫。撬口观其舌苔黄厚而腻，脉沉实。腹诊按其脐上时，患者蹙眉为痛苦状，用健侧之手把我按诊之手很快拿开，反复试之均如此。问其家人，其自病以来未解大便。

主证：舌苔黄厚腻，脉沉实，腹痛拒按。

辨证：里阳病。

治疗：大承气汤。

大黄 15 克　枳实 15 克　厚朴 15 克　芒硝 15 克　白芍 15 克

服一剂后大便污物很多，神稍清，减量又服一剂，又便污物很多，神志清楚，能进食，渐好转。但因家贫，偏瘫未能治疗。

例二：王某，女，25 岁，干部，1986 年 4 月 20 日。

患者产后 20 余日。近日乳少，纳差，舌苔黄厚腻，脉稍沉，腹按痛，大便干，体温下午稍高，无恶寒。

主证：舌苔黄厚腻，大便干，腹按痛。

辨证：里阳病。

治疗：小承气汤。

大黄 10 克　枳实 15 克　厚朴 15 克　党参 20 克　当归 20 克　生地 10 克　生甘草 8 克

服两剂苔退，乳增，饮食正常。

例三：康某，男，64岁，乡医，1997年4月20日。

患者发热4日，已治疗。现仍发热，以前半夜为重，可达39℃，上午可接近正常。发热时不恶寒，体温降下来时恶寒，得衣被可解，咽干，食欲不振，体较瘦。发热时脉浮弦，腹动亢进，有水泛波，腹稍有压痛，苔白，口淡，纳差。

主证：腹动亢进，水泛波。

辨证：里阴病。

治疗：真武汤。

制附子12克　白术15克　苍术15克　茯苓18克　生姜20克

服一剂热退，又服两剂痊愈。

本患者发热时不恶寒，可排除表阳病，苔白、口淡可排除里阳病和枢阳病。

例四：刘某，女，60岁，干部，2005年12月10日。

患者近二年有美尼尔氏综合征（梅尼埃病）病史，此次发作特重。头晕已两天不能睁眼，不能抬头，睡倒更甚，稍恶心，未吐，口渴，腹动亢进，有水泛波，纳差，脉沉弦。

主证：腹动亢进，水泛波。

辨证：里阴病。

治疗：苓桂术甘汤。

桂枝18克　白术25克　茯苓40克　苍术18克　生甘草6克

服一剂减轻，服8剂痊愈，至今未发。

例五： 段某，女，7 岁，1995 年 6 月 18 日。

患者已高热 7 天，屡经服西药输液治疗，体温一直是上午稍低，下午则升到 39℃。患儿不恶寒，恶心，呕吐，纳很差，大便数日未行，可听到腹内有很强的水泛声。

主证：水泛声，恶心呕吐，大便秘。

辨证：里部并病。

治疗：生姜泻心汤。

生姜 15 克　半夏 7 克　黄连 5 克　干姜 10 克　生甘草 6 克　党参 8 克　大黄 5 克　大枣 1 枚

服一剂便下污物很多，热退进食，减大黄量又进一剂痊愈。

例六： 程某，男，14 岁，学生，2005 年 12 月 3 日。

患者既往易发口腔溃疡，此次发作尤甚。从舌面到口腔多处溃疡，不能进食，胃中稍有嘈杂，大便稍干，腹动亢进，稍有水泛波。

主证：腹动亢进，水泛波，嘈杂。

辨证：里部并病。

治疗：黄连汤。

半夏 15 克　黄连 15 克　桂枝 15 克　干姜 15 克　生甘草 10 克　党参 20 克　大黄 6 克　白术 10 克

服三剂痊愈。

第三节　急性枢部病

例一： 王某，男，38 岁，干部，1996 年 10 月 20 日。

患者发热两天，高达 39℃，每发热前必恶寒，发热后不恶寒，口渴，脉浮弦数，体质壮，胸胁苦满。

主证：胸胁苦满，寒热往来，口渴。

辨证：枢阳病。

治疗：小柴胡加石膏汤。

柴胡 20 克　黄芩 15 克　半夏 5 克　生姜 15 克　党参 20 克　生甘草 7 克　生石膏 30 克　大枣 3 枚

服一剂愈。

例二：康某，男，66 岁，干部，1997 年 4 月 21 日。

患者于 4 月 7 日发热，遂按感冒治疗，热渐高便住县级医院治疗。治疗 9 天热不退，也未查出具体疾病。每天下午体温可高达 39℃以上，直到次日天明可稍降，上午稍低，38℃左右。于是又转某市级医院住院治疗。又过四天，热仍如故，也未查出具体疾病。因患者与我是亲戚，便邀我诊视。时患者大肉已脱，说话少气无力，站立时两腿发抖，身体摇晃站立不稳，饮食一般，口渴不欲多饮，腹柔和，脉涩，稍恶风。

主证：脉涩。

辨证：枢热证兼枢虚证。

治疗：竹叶石膏汤。

生石膏 60 克　竹叶 10 克　麦冬 15 克　人参 10 克　生甘草 10 克　粳米 15 克　制附子 5 克

一剂分三服，服第二次后热开始退，服完一剂后体温正常，再没升高。后减量调理，两剂出院。

患者发热不恶寒可排除表阳病，无汗可排除表阴病，腹柔和可排除里阳病。

例三：家母，80 岁，农民，2006 年 3 月 20 日。

患者感冒数日，无热，恶寒特重，无汗，鼻流清涕不止，头痛，脉沉。

主证：无热恶寒，脉沉迟，无汗。

辨证：枢寒证合表实证。

治疗：麻黄附子细辛汤。

麻黄 15 克　制附子 15 克　细辛 8 克　辛夷 15 克　苍耳子 20 克　生甘草 3 克

服两剂愈。

例四：张某，男，35 岁，农民，2005 年 3 月 12 日。

患者 5 年前曾患病毒性心肌炎。现感冒发热已 3 天，体温在 38℃左右，腹满，恶心，不欲食，舌苔稍厚腻，脉浮虚数，脉率每分钟 100 次。

主证：脉浮虚数，腹满。

辨证：枢阴病兼里寒证。

治疗：自拟方。

制附子 8 克　人参 8 克　生甘草 8 克　生姜 25 克　半夏 12 克　厚朴 20 克

服三剂愈，脉率成每分钟 80 次。

例五：康某，男，3 岁，2005 年 10 月 22 日。

患者于本月 18 日发热，流清涕，咳嗽，不大便。按以往经验给小青龙汤一剂，不效。细诊之，每发热前必身发冷，尤以手足为重。腹诊有胸胁苦满。

主证：寒热往来，胸胁苦满。

辨证：枢部并病。

治疗：小柴胡汤。

柴 胡 15 克　黄 芩 6 克　半 夏 6 克　生 姜 8 克　党 参 6 克　生甘草 4 克

22 日早上服完第三次后仍发热。到中午 11 点大便两次，量特多，热渐退。下午 3 点遍身汗出而愈。这真是"上焦得通，津液得下，胃气因和，身濈然汗出而解"。

例六：杨某，男，35 岁，农民，2003 年 3 月 16 日。

患者平日身体欠佳，已感冒发热、咳嗽 3 天。现发热 38℃，咳痰清稀，背恶寒，胸胁苦满，口稍渴。

主证：胸胁苦满，背恶寒。

辨证：枢部并病兼枢寒证。

治疗：小柴胡汤加减。

柴 胡 20 克　黄 芩 12 克　半 夏 10 克　干 姜 15 克　太子参 20 克　生甘草 10 克　制附子 8 克　五味子 10 克　天花粉 15 克

服三剂而愈。

第四节　慢性表部病

例一：畅某，女，65 岁，农民，2003 年 10 月 11 日。

患者患颈椎增生一年余。近来症状加重，头晕恶心，俯仰加重，遇寒也加重，两臂酸麻难耐，体型较胖，双手鱼际脉大而有力，胸胁苦满。

主证：胸胁苦满，鱼际脉。

辨证：慢性表阳病。

治疗：调神汤合疏肌散。

柴胡 10 克　黄芩 5 克　党参 20 克　半夏 8 克　生姜 20 克　生甘草 7 克　大枣 2 枚　生石膏 20 克　牡蛎 15 克　桂枝 18 克　大黄 10 克　茯苓 15 克　葛根 30 克　防风 15 克　白芍 10 克　陈皮 10 克　制附子 6 克

服 30 剂症状消失。

例二：施某，女，29 岁，职员，2005 年 3 月 7 日。

患者乳腺增生数月，右乳有约 1 厘米宽条状肿块 2 个，常隐隐作痛，经前疼痛加重。近日又患乳腺炎，双乳腺有肿块数个，疼痛严重。胸胁苦满，上鱼际脉细弱。

主证：胸胁苦满，鱼际脉。

辨证：慢性表阳病。

治疗：调神汤合攻坚汤。

柴胡 20 克　黄芩 10 克　太子参 20 克　苏子 20 克　川椒 7 克　生甘草 8 克　天花粉 30 克　牡蛎 15 克　桂枝 15 克　茯苓 15 克　生王不留行 20 克　郁金 10 克　瓜蒌 30 克

服四剂乳腺炎愈，服 20 剂乳腺增生也愈。

例三：闫某，女，51 岁，干部，2005 年 11 月 24 日。

患者患高血压数年，常服西药降压药，我也曾用调神汤治之，效果不佳。现体较胖，血压 180/110mmHg，头晕，脉上鱼际。细问之，其血压一到开春便一天天降低，到夏天正常。秋后又一天天升高，到三九天可升到 200/120mmHg。并且多年来不易出汗，偶尔出点汗觉得很舒服。

主证：鱼际脉，血压冷升暖降，不出汗。

辨证：慢性表阳病。

治疗：葛根麻黄汤。

葛根 60 克　麻黄 12 克　杏仁 10 克　生石膏 20 克　生甘草 6 克　桂枝 12 克　苏叶 15 克　羌活 10 克　柴胡 10 克　大黄 5 克

服到 30 剂血压降到 130/90mmHg，服 60 剂血压为 125/85mmHg。后作丸剂巩固，血压一直未再升。已基本能正常排汗。

例四：郝某，女，85 岁，2005 年 12 月 15 日。

患者患慢性咽炎数月，咽中有异物噎塞感，咳之不出，咽之不下。体较瘦，腹动亢进，脉上鱼际而弱。

主证：鱼际脉，腹动亢进。

辨证：慢性表阴病。

治疗：桂枝调神汤。

桂枝 12 克　白芍 12 克　生姜 15 克　生甘草 10 克　大枣 3 枚　天花粉 20 克　牡蛎 15 克　瓜蒌 20 克　苏叶 8 克

服 10 剂愈。

例五：刘某，男，15 岁，学生，2004 年 4 月 11 日。

患者患类风湿已一年余。现身体较消瘦，面色晦暗，恶寒，双手指关节稍肿大，疼痛严重，不能写字，脉弦，腹动亢进，饮食不佳，大便稀，腹诊有水泛波。

主证：腹动亢进，水泛波，恶寒，指关节肿痛。

辨证：慢性表寒证合里寒证。

治疗：葛根汤合理中汤。

桂枝 15 克　白芍 15 克　知母 15 克　麻黄 10 克　干姜 10

克　苍术 15 克　白术 15 克　党参 15 克　薏苡仁 15 克　防风 15
克　黄芪 15 克　葛根 15 克　制附子 6 克　羌活 8 克　当归 10
克　牡蛎 10 克

前后药量和药味稍有变动，共服 70 剂愈。

例六：乔某，女，18 岁，学生，2006 年 2 月 14 日。

患者患过敏性紫癜数月。现体瘦，双下肢仍有很多出血点。
尿常规化验正常，脉弦细、上鱼际弱，腹动亢进，大便初硬后微
溏，小腹稍压痛，有水泛波。

主证：腹动亢进，鱼际脉，水泛波，小腹压痛。

辨证：慢性表阴病合里阴病兼枢实证。

治疗：桂枝调神汤合解肌汤、理中汤。

桂枝 20 克　白芍 20 克　干姜 12 克　生甘草 15 克　大枣 3
枚　金银花 20 克　葛根 30 克　黄芪 15 克　白术 30 克　云苓 20
克　苍术 15 克　浮萍草 15 克　苍耳子 15 克　大黄 8 克　桃仁
20 克　牡蛎 15 克

服 60 剂愈。

第五节　慢性里部病

例一：赵某，男，41 岁，农民，2005 年 12 月 8 日。

患者窦性心动过缓数月。现心率每分钟 54 次，气紧，胸胁
苦满严重，脉弦聚关，体胖壮。

主证：胸胁苦满，脉弦聚关迟。

辨证：慢性里阳病。

治疗：调胃汤。

柴胡 20 克　　黄芩 6 克　　党参 20 克　　苏子 20 克　　川椒 8 克　　陈皮 30 克　　白芍 30 克　　香附 20 克　　枳实 15 克　　大黄 5 克

服 20 剂，脉率达每分钟 73 次，痊愈。

例二：田某，男，42 岁，干部，2005 年 7 月 9 日。

患者体壮，患糖尿病多年，空腹血糖 11mmol/L，从未服西药治疗。心率 100 次 / 分钟，心情抑郁，胸胁苦满特重。

主证：胸胁苦满。

辨证：慢性里阳病。

治疗：调胃汤加味。

柴胡 30 克　　黄芩 10 克　　生晒参 15 克　　苏子 20 克　　川椒 7 克　　生甘草 7 克　　陈皮 15 克　　香附 20 克　　黄芪 50 克　　丹参 15 克　　郁金 15 克　　天花粉 20 克　　肉桂 12 克　　僵蚕 20 克　　泽泻 15 克　　白术 10 克　　灵芝 10 克

服 80 剂，空腹血糖 6.8mmol/L，心率 70 次 / 分钟，胁下软，有腹动。服 100 剂痊愈。

例三：陈某，女，50 岁，干部，2005 年 12 月 10 日。

患者体较胖，近期心下满闷，双腿浮肿。查血脂、血黏度高。胸胁苦满，小腹稍有压痛，脉弦而聚关。

主证：胸胁苦满，脉弦聚关，少腹压痛。

辨证：慢性里阳病合枢实证。

治疗：调胃汤合桃仁承气汤。

柴胡 10 克　　黄芩 10 克　　党参 30 克　　苏子 20 克　　川椒 7 克　　生甘草 7 克　　大枣 2 枚　　陈皮 20 克　　白芍 20 克　　大黄 10 克　　桃仁 20 克　　桂枝 10 克　　厚朴 20 克　　川楝子 20 克　　车前子

20 克

服 20 剂症状消失，血液检查正常。

例四：张某，女，3 岁，2006 年 2 月 14 日。

患者消化不良，纳很差，大便干，挑食，体瘦，营养不良，面色无华，经常感冒，腹凹，腹动亢进。

主证：腹动亢进。

辨证：慢性里阴病。

治疗：桂枝调胃汤。

桂枝 10 克　白芍 10 克　川椒 5 克　生甘草 5 克　大枣 2 枚　陈皮 10 克　党参 15 克　大黄 5 克

服 20 剂饮食正常，过 2 月面色体质大有好转，很少感冒。

例五：段某，男，55 岁，乡医，2005 年 3 月 29 日。

患者右腹痛并牵连右背痛已 2 月，近日加剧。去某县级医院诊治，经查有胆结石，遂做了胆囊切除术。术后疼痛不减，又做腹部 CT 和肠镜，见回盲部到升结肠段有很多出血点，定为溃疡性结肠炎。现患者右腹痛并牵连右背剧烈，每晚 12 点加剧，曾注射杜冷丁止痛。舌苔白黄厚腻，饮食尚可，大便基本正常。腹诊右下深部拒按，腹动亢进，脉弦聚关。

主证：右下腹拒按，腹动亢进，脉弦聚关。

辨证：慢性里阴病。

治疗：真武汤加味。

制附子 10 克　白术 15 克　茯苓 10 克　白芍 18 克　干姜 15 克　厚朴 12 克　枳实 12 克　大黄 6 克　五灵脂 20 克　人参 6 克　吴茱萸 10 克　生姜 18 克　小茴香 30 克　牡丹皮 15 克

服一剂后疼痛减轻，服三剂后白天很轻，晚上也减轻很多。前后药量药味稍有增损，共服 180 剂痊愈。

例六：武某，男，47 岁，农民，2006 年 3 月 18 日。

患者患结肠炎已半年，面无华，体较瘦。腹痛剧烈，自觉腹内有气上逆，不能食，便黏液便，后重，舌白黄厚腻，腹动亢进，脉弦浮大。

主证：腹动亢进，脉弦浮大，上逆。

辨证：慢性里阴病。

治疗：桂枝调胃汤加味。

桂枝 20 克　白芍 35 克　干姜 15 克　小茴香 30 克　薤白 20 克　陈皮 20 克　党参 20 克　大黄 8 克　白术 30 克　金银花 30 克　藿香 15 克　木香 10 克

服四剂后症状大减，逆平，苔薄，大便顺，能食，脉变细软不浮。共服 20 剂愈。

第六节　慢性枢部病

例一：魏某，女，43 岁，农民，2003 年 6 月 29 日。

患者患功能性子宫出血已年余，一个月只能干净二三天，经期出血量大。现患者稍有贫血表现，神疲乏力，腰凸，胸胁苦满，稍有腹动亢进，脉细涩无力而数。

主证：胸胁苦满，脉涩。

辨证：慢性枢阳病。

治疗：调心汤。

柴胡 10 克　黄芩 10 克　人参 8 克　苏子 20 克　川椒 7

克 生甘草7克 大枣3枚 百合20克 乌药7克 丹参20克 郁金10克 瓜蒌20克 牡蛎20克 仙鹤草20克 黄芪15克 桂枝12克 当归10克

服5剂出血减少，服30剂痊愈。

例二：韩某，女，50岁，农民，2004年12月26日。

患者心慌乏力已半年。我初诊嘱其检查甲状腺功能和血糖。经省级医院检查定为甲状腺机能亢进，空腹血糖9.6mmol/L。现患者心率104次/分钟，心慌，失眠，乏力，颤抖，眼球稍突出，胸胁苦满，脉涩数，上鱼际脉有力。

主证：胸胁苦满，鱼际脉，涩脉。

辨证：慢性枢阳病合慢性表阳病。

治疗：调心汤合调神汤。

柴胡10克 黄芩10克 人参8克 苏子20克 川椒7克 生甘草8克 百合20克 乌药7克 丹参20克 郁金10克 瓜蒌20克 牡蛎20克 五味子10克 生石膏30克 知母40克 钩藤10克 桂枝12克 黄芪20克 天花粉30克 生山药15克 生枣仁20克

前后药量稍有变动，共服120剂痊愈。

例三：刘某，女，51岁，农民，2002年5月14日。

患者患胃溃疡已2年。现体形极瘦，无力行走，恶寒，纳很少，失眠，胃痛，脉弦细而涩，腹动亢进，胸胁苦满。

主证：胸胁苦满，脉涩，腹动亢进。

辨证：慢性枢阳病合慢性里阴病。

治疗：调心汤合桂枝溃疡汤。

柴胡 10 克　黄芩 10 克　人参 8 克　苏子 20 克　川椒 7 克　生甘草 7 克　百合 20 克　乌药 7 克　丹参 20 克　郁金 10 克　瓜蒌 20 克　牡蛎 20 克　五味子 10 克　桂枝 15 克　白芍 10 克　陈皮 10 克　大黄 5 克　败酱草 15 克　五灵脂 15 克　制附子 6 克　干姜 12 克　生枣仁 15 克　大枣 2 枚

开始两天服一剂，分 6 次服。症状减轻饮食增加后一天服一剂，严格禁忌，共服 100 剂痊愈。

例四：武某，男，50 岁，农民，2003 年 3 月 15 日。

患者患窦性心动过速数月。现心率 110 次/分钟，心慌，气短，行走不能快，失眠，心下满，自觉胃内食不下，纳差，腹动亢进，脉涩数。

主证：腹动亢进，脉涩数。

辨证：慢性枢阴病。

治疗：桂枝调心汤。

桂枝 15 克　制附子 6 克　川椒 8 克　太子参 20 克　大枣 5 枚　百合 20 克　乌药 7 克　丹参 20 克　郁金 10 克　瓜蒌 20 克　牡蛎 20 克　五味子 10 克　吴茱萸 10 克　大黄 6 克

服 30 剂心率为 78 次/分钟，症状消失，痊愈。

例五：张某，男，34 岁，农民，2001 年 10 月 5 日。

患者患慢性心肌炎 2 年余。现体形消瘦，面色暗黑，严重恶寒，食则胃胀食不下，乏力。心率 130 次/分钟，心律不齐，脉沉弦细数。腹如小舟，心慌，腹动亢进，有水泛波。

主证：脉弦沉细数，恶寒，腹动亢进，水泛波。

辨证：慢性枢阴病合慢性里阴病。

治疗：附子汤。

制附子 10 克　人参 8 克　白术 20 克　茯苓 15 克　干姜 15 克　甘草 6 克　葛根 30 克

前后药量药味稍有变动，共服 110 剂而愈。

例六：刘某，女，39 岁，农民，2004 年 6 月 27 日。

患者浮肿数月，经市级医院诊断为弥漫性肾病。现患者浮肿，下肢为重，重度腰困，尿潜血两个加号，脉涩数，100 次 / 分钟，口燥渴，舌红少苔，腹动亢进，脐上有压痛，心慌失眠。

主证：脉涩数，腹动亢进。

辨证：慢性枢阴病。

治疗：桂枝调心汤合调肾汤。

桂枝 12 克　白芍 12 克　川椒 6 克　生甘草 7 克　大枣 2 枚　党参 20 克　百合 15 克　乌药 5 克　丹参 15 克　郁金 7 克　瓜蒌 15 克　牡蛎 15 克　五味子 7 克　黄芪 30 克　金银花 20 克　车前子 20 克　葛根 30 克　续断 30 克　熟地 10 克　生石膏 15 克　大黄 6 克

服 60 剂，症状消失，经原诊断医院复查痊愈。

条文索引

方剂索引

（同笔画方剂优先按类方排序）

后　记

此书完稿前，远在海南的恩师刘绍武先生就仙逝了。首先以沉痛的心情、不尽的哀思和无限的感激，深切悼念我的恩师！

恩师高尚的人格和广博的学识，真可谓如高山阔海！他的知识面很广而以医为最；道德修养很高而以医为责。他从医一生，苦心钻研，创立新说，愈病无数，从不受赠一米。他为人类健康无私奉献和脚踏实地努力实践的伟大精神，诚乃后辈之楷模。在随师学习之岁月，师不仅悉心传授知识，而且从身心上对我关怀备至。每当我心有苦闷时，师总是以宽广的胸襟、丰富的知识和通俗的哲理，数句春风语，散我心中郁，顿觉神清气爽。师每当见我因求学而吃苦时，总是关切地说："来日方长，不要强求，强求身体就受伤了。"每闻此言，我心里总是温暖幸福而感激。每次在师家留食留宿，师总是让我与他同入内室而食，同在一屋而眠。师的教诲和关心，我虽感激万分却从未有报，师也不让有报。师最大的愿望是能让更多的医生学习和应用三部六病学说，能让三部六病学说解除更多患者的疾苦，能让三部六病学说普及充实提高。所以我不仅努力学习，而且向师承诺：不论水平高低，谬误多少，我一定要承师之教，以三部六病学说逐条学习《伤寒论》并整理成册，为发扬三部六病学说尽我所能。师听了很高兴。今天，我总算实现了诺言，尽管水平很低，谬误很多。

恩师在教导我时还反复说过一句话："要学算法，不要只学得数。"这就是说主要是学方法论，学思维方法，要从宏观上整体地学好三部六病学说的原理与方法。三部六病学说是中医的一个崭新的思维方法，既是祖国传统医学的继承，又是结合现代医学的发展，是中医与时俱进可走的一条路。这本小册，虽倾我所有，但对于深广的三部六病学说和刘老广博的医学知识，以及他丰富的临床经验和高超的诊疗技巧，实难学其万一。但我认为对三部六病学说的思维方法是基本学到了。此册将对三部六病学说的普及和提高起到一定的启迪引导作用。此即我之愿，亦师之愿也。

此书主要是反映了三部六病学说的思维方法，所以望读者能整体地全面地读之。如能将这个思维方法熟练地应用于临床，那将能解决很多疑难问题。对许多原来不敢承担的疑难病敢大胆而轻松地承担下来。急性病认证正确，用方准确，疗效立竿见影；慢性病定证，定方，定疗程，最终治愈。

学习与实践三部六病学说，我主要是通过学习和实践《伤寒论》和协调疗法逐步深入提高的。其实对各家学说都可以用这个方法学习，汲取其精华来充实提高三部六病学说。这如蜜蜂酿蜜，是采百花之精而酿成。在这方面师兄臧东来做得好。他中医知识面广，善于创新性思维，临床诊疗技巧也高，并善于总结，对我影响很大。

我虽竭尽全力，但也仅能如此。如有志同者，能将此书之谬误与您实践之得赐教于我，则万分感激！

康守义

2009 年 10 月